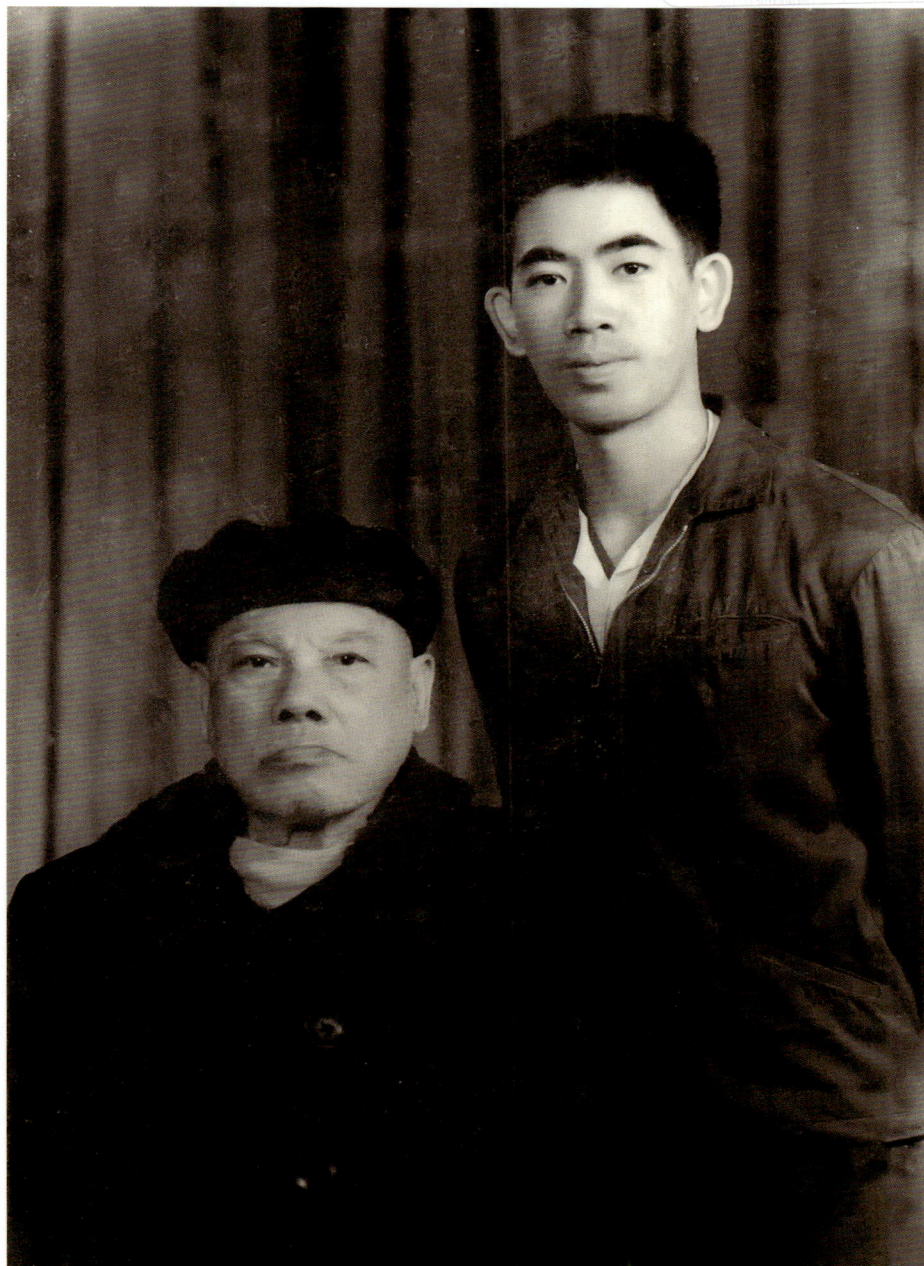

霍列五与其子霍毅摄于 20 世纪 70 年代

一代名中医霍列五

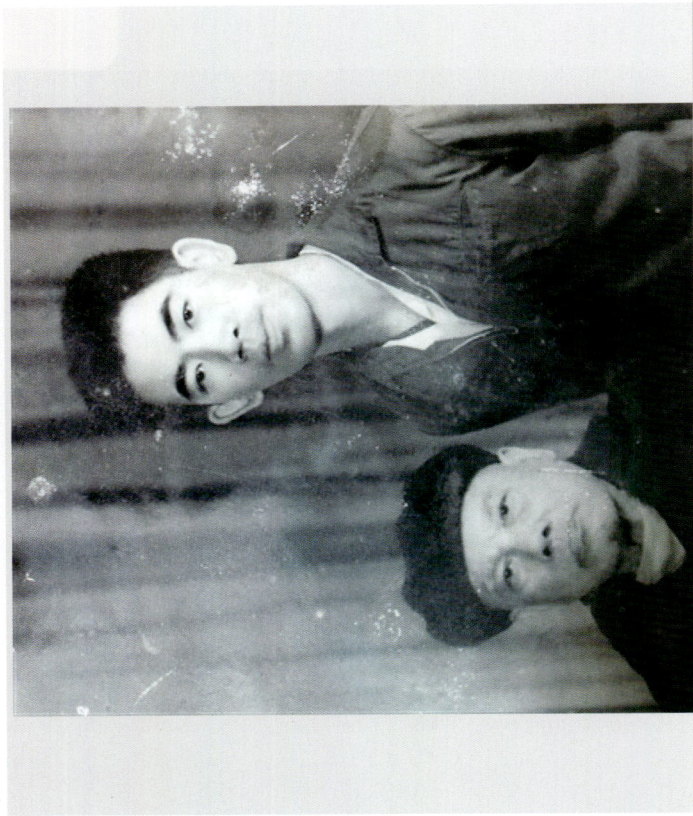

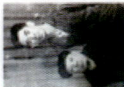

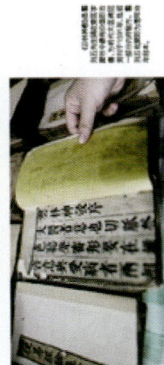

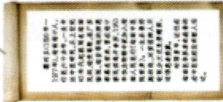

海南日报 2014 年 7 月 14 日连续两个整版报道

霍列五药方手迹——鼻衄方

老中医霍列五60年

单验方秘传

霍毅 霍筱薇 整理

中国健康传媒集团
中国医药科技出版社

内 容 提 要

　　本书为海南名老中医霍列五后人从其收集并验证过的大量单验方中精选了400余则集结而成。这些单验方具有简单方便、省时省钱、安全可靠、疗效显著的特点。为方便读者选用，本书所录单验方，力从药性、方义、适应证等方面详细说明，部分单方还附有霍列五的诊疗体会，以及历代医家医著医刊的治验案例。不仅可为基层医务工作者和中医爱好者提供参考，更可为众多患者提供帮助。

图书在版编目（CIP）数据

　　老中医霍列五60年单验方秘传 / 霍毅，霍筱薇整理 . — 北京：中国医药科技出版社，2016.10

　　ISBN 978-7-5067-8692-8

　　Ⅰ . ①老… Ⅱ . ①霍… ②霍 Ⅲ . ①单方（中药）– 汇编 ②验方 – 汇编
Ⅳ . ① R289.5

　　中国版本图书馆 CIP 数据核字（2016）第 216692 号

美术编辑 陈君杞
版式设计 也　在

出版　**中国健康传媒集团** | 中国医药科技出版社
地址　北京市海淀区文慧园北路甲 22 号
邮编　100082
电话　发行：010 – 62227427　邮购：010 – 62236938
网址　www.cmstp.com
规格　710×1000mm ¹⁄₁₆
印张　19
字数　225 千字
版次　2016 年 10 月第 1 版
印次　2024 年 5 月第 6 次印刷
印刷　大厂回族自治县彩虹印刷有限公司
经销　全国各地新华书店
书号　ISBN 978-7-5067-8692-8
定价　36.00 元

获取新书信息、投稿、为图书纠错，请扫码联系我们。

林 序

　　《老中医霍列五60年单验方秘传》是海南省第一本老中医单验方著作，这本书的编写非常清晰明了，最大的特点就是方便有效。本书的方子皆由霍老临床实践过，又经过后人的多次验证，同时书中附上了历代医生的应用体会，很有实用价值。

　　本书出版后深受读者欢迎，2个月内加印了4次，在科技出版领域，这种发行量还是比较难得的。为什么销量好？就是因为有效，群众需要。

　　单方验方，多是民间中医谋生的绝技，往往秘而不传，霍老后人能够贡献于社会，造福于大众，非常难得。我除了敬仰霍老，更佩服霍老的后人，为中医事业的发展呕心沥血，做了大量工作，可贵可敬！

　　近期，我国首部中医药法正式颁布，这是中医药发展史上的重要里程碑，将产生深远的影响。中医药是中华民族的瑰宝，流传民间千百年的单验方，更是中医药的瑰宝，药味简单，寻找方便，用之对症，往往疗效神奇，即使是没有学医的人也容易掌握。尤其在现在看病难、看病贵的情况下，大力推广单验方，非常必要！

原海南省中医院院长
第三批全国老中医药专家
国务院特殊津贴医学专家
全国老年病学科带头人之一

2016 年 12 月

李 序

经验一词,《西游记》第 26 回云:"菩萨道:'我这净瓶底的'甘露水',善治得仙树灵苗.'行者道:'可曾经验过么?'菩萨道:'经验过的.'"

经验者,亲身历练也,国医之道,在乎历练,在乎真实。

海南名医霍列五先生为广东第一届人大代表。虽然从没有读过霍老先生的书,只在《海南医案医话选辑》中读到霍老小传云:"在群众中医誉威信颇高",心中更为释然,更增敬仰之情。一字一句读完由霍老后人整理的《老中医霍列五 60 年单验方秘传》。感慨颇多:一则,分类简明扼要,实用精当;二则,文字简约,无浮华虚伪之辞;三则,中医立论符合辨证论治。医书能有此三者,可泽被后世,先生之经验永存,先生之高风永存。

这本书的特点是辨证论治,首先要分清寒热阴阳,哪种情况适合用,哪种情况不适合用,哪种情况是应该去看医生的,哪些情况是可以自己调理好的。比如感冒,普通的感冒大多为病毒引起,吃药要一个星期,不吃药一般也需七天,怎么样让自己过得舒服点,这时候单方就非常有效果了。

如果说经方是一个大菜,验方就是一个开胃菜。这些方子,效捷价廉,在医疗资源匮乏的年代,发挥了相当大的作用。中医其实就来源于生活,是有情怀的,这本书取材方便,信手拈来,让老百姓知道了神秘的中医并不神秘。

感谢霍老后人，以国医之任为己任，发凡此二十二万字之心血长文，告慰霍老在天之灵，也让国医国术能有传承。

《隋书·杨素传》云："记德丰碑，所以垂名迹于不朽，树风声于没世。"而名老中医经验，经过后人整理得以流传，就是最不朽的丰碑。

湖北省武汉市名老中医会诊中心主任

（网名：儒医、万木草堂堂主）

李　杰

2016 年 12 月

畅销背后的文化自信

——代 序

最近，有一本书，在海南创造了一个不小的销售奇迹，这是我这些年来所见到的，在海南最畅销的一本书。这本书并非是有话题性的书，却由于其实用性，让很多人愿意把这本书买回来，放到家里，成为一本随时翻阅的工具书。该书就是由中国医药科技出版社出版的《老中医霍列五60年单验方秘传》。此书汇集了海南著名老中医霍列五数十年所收集的单验方，是由其儿子和孙女整理，其书的实用性、简便性，可以让很多人从中受益。

当我试图从这本书火爆背后，试图梳理出为什么一本应该很冷门的单方书会如此受到欢迎时，我想到了几点质朴不变的原因。

1. 中医仍然有着巨大的活力。中国人讲究天人合一，讲究人与周围事物的共存相依，而这其实也是中国人内心深处的医学观。通过一些常见之物，治好一些常见之患，对中国人来讲，太自然不过，万物相生相克，有了问题，向大自然去寻找，总不会错。可惜，这种与自然共存共荣的医学观，却往往在现代医学面前显得尴尬。但我们应该要思考的是，尴尬并不能否认一种多年来流传不绝的医学的合法性，我们要做的，是挖掘、了解中医这一巨大的宝库，惠及天下。中医和西医不是非此即彼的存在，而是一种互相补充的存在，近来，央视一部关于中医的纪录片《本草中国》极为火爆，其实也证明了中医巨大的生命力。习总书记提过的四种自信之一的"文化自信"，当然也包括了对传统医学的自信。

2. 质朴的医者仁心与家族情怀。目前，很多浮躁的中国人最缺的是什么？

真正的耐心，真正的情怀。《老中医霍列五 60 年单方秘传》一书，耗费了一个家族三代人数十年的心血，本书的诞生，就是惠及更多人的仁慈之心，就是一个家族情怀的传承与延续，这种"医者仁心"和为家族圆梦的情怀，使得这是一本有用处也有情感的工具书。

3. 只有新的思维，才能给传统的文化注入新的活力。这本书在出版之前，就曾在互联网上有过广泛的传播和良好口碑，这充分证明了，传统的东西不是不受欢迎的。只有更新思维，以更新、更有活力的方式来推广，才能让传统的好东西流动起来。《老中医霍列五 60 年单方秘传》一经出版就如此热销，和此前网络上的传播积累下来的人气关系极大。这种现象，值得关注文化传播的人研究。

当我们谈文化自信时，其实就是要真正理解我们自信的来源、真正用心去投入、真正找到好的传播方式。不仅对《老中医霍列五 60 年单方秘传》这本书来说是这样，对中医是这样，对任何一件事物，也是如此。

《天涯》杂志副主编
海南省青年诗人协会主席　　林　森

2016 年 12 月

前　言

　　我国各地流行的民间单方，具有用药简单、取材方便、花钱不多的特点，用之对症，往往奏效神奇。如葱姜煎汤治疗感冒，川芎炖鸡蛋治头痛、头晕，芋梗治蜂螫等。

　　有人认为单方只能治小病小患，这是对单验方实用价值的低估。谚语说得好："单方一味，气死名医"，这是广大人民经过实践，对单方的高度评价。一方面说明单验方治病有确切效果，另一方面说明有时单验方可以解决名医处理不了的疑难大病。民间便流传着不少单方治大病的逸闻。如某人久患眩晕，百医无效，偶用单方鳖肉炖吃即病情好转；某人患肝病晚期水肿，束手待毙，后用田基黄治之，得以康复等等。

　　历代医书有不少单方治大病的记载，唐代武宗皇帝李炎患病，心热气促，众太医治之无效，后一道士献方，用梨绞汁内服，唐武宗服用几天后，果然病愈。宋徽宗时医官李某治徽宗宠妃咳嗽不愈，忧惧计无所出，返家时忽闻有人叫卖咳嗽药："一文一帖，吃了今夜得睡。"李医官购此药以奉贵妃，服之果愈。问卖药人方知为黛蛤散，药虽平淡，却能收到立竿见影之效。明代李时珍《本草纲目》第十三卷也记载有他20岁时患骨蒸病，肤如火燎，咳嗽烦渴，寝食几废，已到了"皆以为必死"的地步，还是他父亲力排众议，用金元大医家李东垣的一味黄芩汤救了他的命。李时珍感叹："药中肯綮，如鼓应桴，医中之妙，有如此哉！"正因如此，《本草纲目》收录医方一万多首，其中相当一部分便是历代流传的单方。

历代名医大儒往往喜收单方，唐代名医孙思邈为人治病，不收分文，只要求病者帮他收集验方，他的《千金方》就有不少单方，如一味芦根汤治呕哕；生地、竹沥、独活三味治中风等流传千年，仍用之卓效。有趣的是，在宋代连皇帝都喜欢用单方，宋仁宗当东宫太子时患痄腮（流行性腮腺炎）就是用赤小豆研末调醋的单方治好的。宋代名臣王安石患偏头痛，宋神宗更是亲自采用内府禁方萝卜汁、龙脑（即冰片）给他医治。北宋和南宋由官方出面编纂的《太平圣惠方》《圣济总录》更是收集了大量的单方。至于历代收录单方的医学专著更是不胜枚举，如晋代葛洪的《肘后方》、北宋苏轼和沈括的《苏沈良方》、南宋洪迈的《洪氏集验方》、南宋严用和的《严氏济生方》、金代张子和的《世传神效名方》、元代罗天益的《卫生宝鉴》、清代鲍相璈的《验方新编》、清代王孟英的《潜斋简效方》、民国名医张锡纯的《医学衷中参西录》等。

先父霍列五，是海南著名的老中医，为人治病喜用单方。在其60多年的行医生涯中，收集了大量的单验方。这些单验方或来自历代医学专著和名医传授，或从山乡村野间搜集，或为医林同道交流所得，经过甄别，反复验证，日积月累，集腋成裘，计有数千首。

先父晚年有一心愿，就是效明代名医徐升泰所云："手拯之及无几，曷若辑书寿世，施济大且远也。"因为医者尽自家能力也治不了多少患者，而把祖传、师传及本人所用验方辑录传世却可广布广传，有益万千患者，可谓功德无量。但由于种种原因，直至他去世时都没能实现。为帮先父完成这一愿望，在小女筱薇的大力协助下，以"切于实用，灵验奇效"为宗旨，特从先父收集的单方中选择部分（以治疗多发病、常见病为主）集为本书。

在本书初定稿后，有友人建议先在"天涯社区"网上开帖连载。本书在

2014年10月17日在天涯社区开帖连载，得到众多网友的欢迎和支持，曾出现7天内点击超10万，跟帖过2000的火爆场面，至2016年5月，网贴点击量超过60万，跟帖上万。许多网友还提出了不少中肯建议和对本书介绍单方的用后反馈，根据网友建议，本书作了相应调整，数易其稿。

历代都有不少有关单方、秘方的中医书籍出版，但美中不足的是，不少单方书，在介绍方子时，对涉及该方的性质适合何种体质或病机，如属寒属热，适合虚性体质还是实性体质，并无具体说明，从而造成病者因未明药性，而不敢试用，甚者更有因不辨病证的寒热虚实，药方的适用范围而误用造成不良后果者。

本书力纠此弊，对所介绍的单方将一一介绍其宜忌、具体药性及适应病症。为方便读者，其中部分单方，还特地附上先父霍列五的应用体会和验案，以及历代医家对该方的评价和治验案例。这不仅可为众多医者，尤其是基层（乡村）医务工作者和中医爱好者提供参考，也为众多病者，特别是偏远地区不便延医的患者提供帮助，能够遇疾辨证，按方疗治，解除病困。此外，还期待本书能够进入众多家庭，有此一书，便相当于请来一位家庭医生，随时翻阅，妙用无穷，不仅利己也能利人。

但愿这些前人的智慧结晶能造福广大的患者，为他们的防病治病提供便利，这也是出版本书的目的和意义。

特别提示：本书提供单验方的目的是为患者或医生提供一种治病祛痛的辅助方法或选择，建议患者在应用前务必咨询专业医生，先判断自己是否适合应用。

霍　毅

谨记于2016年5月

凡 例

1. 本书所收录的药方，以单方为主，并大多可以就地取材，如生姜葱蒜，无家不备，糖蜜醋酒，随时可取，具有简单方便、省时节俭、安全可靠、疗效显著的特点。其次，考虑患者需求，本书还收录少许不属单方范畴的验方（复方）。此外，"药补不如食补"，本书还特地收录一些深受民众欢迎的食疗方。

2. 因考虑本书的读者并不局限于熟悉中医药的从医人员，更多的是对单方感兴趣的中医爱好者和患者，因此本书所录之方，力求从药性、方义、宜忌等方面尽量详细说明，让那些对中医药并不熟悉者，亦易懂易用，从容选择。清代鲍相璈在《验方新编》自序中说："凡人不能无病，病必延医服药。然医有时而难逢，药有时而昂贵。富者固无虑此，贫者时有束手之忧。为方便计，自莫良于单方一门矣。单方最夥，选择宜精，果能方与证对，则药到病除，无医亦可。"先贤之言，可谓本书立意。

3. 本书收录的方子主要应用于部分常见病、多发病，而对肿瘤癌症及疑难病症，以及脑膜炎、肺炎、阑尾炎等急性病症，为免耽误病情，故暂不涉及。同时对某些含有一定毒性药物的单方，尽管疗效显著，但因其炮制、用量、用法多有讲究，须在有经验的中医师指导下运用，为安全计，也暂不收录。

4. 本书数易其稿，从初稿五万多字，收方二百来则，扩展为十八万多字，收方四百多则。本书所收录的方子，绝大部分是从先父霍列五行医 60 多年中收集的数千则效验单方中精选而来，安全方便，对于患者，只要注意方证相符，均可疗效立见。同时，为了方便读者，还有一些方子，针对如小儿误吞铁钉、小儿异物入鼻、小儿蜈蚣入耳、小儿误吞鱼钩等情况，虽然此等病症较为少见，但均为前辈医者亲用有效，故特地收录，以防读者万一遇到类似情况时，能有所借鉴，不致束手无策。

5. 本书常一症多方，是因病症的寒热虚实不同而需要采用不同方子医治，同时多方也是为病者提供便利，能有多个选择，甲方寻找不便时，可采用乙方等。本书也有一方治疗多症，如绿豆解百毒、防中暑、治尿血。玉米须治高血压、咯血、消渴。大黄治跌打青肿、汤火烫伤、痈肿疮疖等。这是由于一些单方本身就能治疗多种不同病症，为方便病者特一一分别收录。

6. 关于本书中使用的几个名词，特解释如下：文火即小火；武火即猛火、大火；炖，有二种，一种是将药放在有盖的碗或瓦罐内，然后放在饭锅里隔水炖，另一种是直接放在砂锅里用文火久炖；煎药需要加水分量除方中已明确标明者外，有些方子所说加水适量，是视药物的分量多少而定，通常是将药物放在药罐里加水以浸过药面约 1 节指头即可；加糖适量、加盐少许则是加糖的分量不要过甜，加盐不要过咸等。

7. 关于煎药时间长短，除方中特别要求者外，通常水沸后再煎 10~20 分钟即可。芳香药物不宜久煎，煎久反会失效。滋补类药物可小火慢煎 30~40分钟，药效才会充分释解。煎药时因部分药物为种子类，如车前子、莱菔子、菟丝子等常需要用纱布袋装后再入煎，是为了避免黏结锅底，造成糊焦，影响疗效。同时方便倒出药汁。

8. 有些药物根据需要，需经过炒、焙、烧炭等工序者，如药店不备，还需自己加工，可采用砂锅（忌用铁锅）用小火细心炒焙。

9. 为方便读者掌握用水分量，寻常用碗容量约为 300ml，寻常矿泉水瓶容量约为 500ml。

目录
CONTENTS

外　　科

皮　肤　科

五 官 科

杂　证

妇　科

儿　科

内科

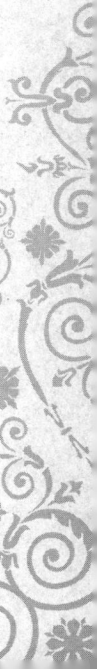

感 冒（4方）

感冒，俗称"伤风"，是最常见的疾病，四季均可发生，冬春季节尤为多见。本病可分为风寒感冒，风热感冒两类。风寒者症见发冷重、发热轻，头痛鼻塞打喷嚏，浑身酸痛，流清鼻涕等；风热者症见发热重、发冷轻，头痛咽痛，流黄鼻涕，口干等。

神仙粥治风寒感冒

［组成与用法］糯米50g，煮成稀粥，加入米醋半杯，葱白7根（切碎），生姜7片（切碎），煮片刻，乘热饮服。服后盖被睡卧，避免风吹，以出汗为度。

［功效与适应证］方中糯米性味甘平，功能暖脾胃、补中益气。葱白性味辛温，功能发表解肌、利肺通阳、解毒消肿。生姜性味辛温，入药以老姜最佳，功能发表散寒、温中止呕、健胃进食。米醋能敛能散，具有增进食欲，促进消化等功效。此外，醋有很好的防治流感的作用，能杀灭多种病菌。数味合用，功能发散风寒，适用于风寒感冒。

按语：

此方为宋代验方，并深受历代医家所看重，认为疗效可信。民国名医沈仲圭在其《食物疗病常识》中对神仙粥便有这样的评价："神仙粥专治风寒感冒，暑湿头痛，并四时疫气流行等，初得病三日，服之即解。""此粥专为风寒感冒而设，如属风热感冒，症见高热烦躁、恶寒不明显、咽喉灼痛、痰黄、舌苔黄等热证表现，均不宜选用。""此方糯米以补养为主，葱白、生姜以发散为辅，而又以酸醋敛之，屡用屡效，非寻常发表剂可比。"

蒜头葱姜治风寒感冒

[组成与用法] 蒜头 1 个，葱白 7 根，生姜 3 片，白糖适量，水煎服，连服 2~3 次。

[功效与适应证] 方中蒜头是一味很好的调味品，入药能消炎杀菌。冬春季节呼吸道传染病流行时和夏秋季肠道传染病多时，多吃蒜头可以防治。蒜头和葱白、生姜合用，治疗感冒效果更好，加入适量白糖，能使患者特别是儿童喜欢服用。

银菊汤治风热感冒

[组成与用法] 金银花 15g，菊花 15g，红枣 30g，加水 300ml，煎 20 分钟，将药汁倒出，渣再加水适量煎，两次药汁混合，当茶饮。连服数剂。

[功效与适应证] 方中金银花性味甘寒，功能宣散风热、凉血解毒，治热毒疮疡、湿热痢疾、外感风热等；菊花功能疏风清热、解毒明目，主治头痛眩晕、目赤烦热、疔疮肿痛等；红枣功能安中益气、调和百药，能减轻银花和菊花的寒凉性。本方不仅治疗风热感冒，还可预防感冒。

预防感冒方

[组成与用法] 菊花 10g，桑叶 10g，薄荷 6g，加水 500ml，煎 15 分钟去渣取汁，代茶常服。

[功效与适应证] 方中菊花性味甘苦平，功能清热、祛风、明目、解毒，主治感冒身热、头痛目赤、头眩耳鸣、痈肿疔毒等；桑叶味苦甘性寒，有祛风清热、凉血明目之功效，可治头痛、目赤口渴、肺热咳嗽等；薄荷辛凉，功能疏解风热、清头目、利咽喉、透痧疹。本方可治风热感冒，亦能预防感冒。

中 暑 (7方)

中暑是由于气温过高或长时间受烈日曝晒引起，得病者尤以老年人、体弱者以及产妇多见。中暑的症状有轻重之分，轻症中暑主要表现为口渴、大量出汗、面色苍白、恶心、头昏、四肢无力；重症中暑则可出现昏迷、痉挛等症状。中暑重症患者在进行必要的救急手段后，应及时送往有条件的医院救治，以免延误病情。

双豆汤清暑

[组成与用法]绿豆150g，赤豆150g，洗净，加水1000ml，用砂锅煎煮至豆熟烂，加糖或盐调味服食，每日一次，连服数日。

[功效与适应证]方中绿豆被明代李时珍誉为"济世之良谷"，绿豆功能清热解暑、止渴利尿、消肿止痒、收敛生肌、解一切毒物中毒；赤豆，又名红豆、赤小豆，具有止泻消肿、滋阴健体、健脾养胃、促进消化、补血、利尿、抗菌、解毒等功效。二味合用，功能清暑解毒、利尿。本方亦可预防中暑。

苦瓜汤治中暑

[组成与用法]苦瓜200g，猪瘦肉100g，将苦瓜去核切片，猪瘦肉切片，洗净，放砂锅内加水800ml煎30分钟，加食盐少许调味，饮汤吃肉及苦瓜，每日一次，连服数次。

[功效与适应证]方中苦瓜味苦性寒，有清暑涤热、解毒明目的功效，可治疗中暑、痢疾、赤眼肿痛、痈肿丹毒等症；猪瘦肉性平、味甘咸，具有补虚养血、滋阴润燥等功效；两味同煎汤，可清暑解热，益气止渴，适用于中暑烦渴。

银花瓜皮汤防治中暑

[组成与用法]银花10g，西瓜皮250g，水2碗，煎20分钟后，去渣，加入冰糖适量调匀，温服或凉服均可。每日1剂，连服数日。

[功效与适应证]方中银花性味甘寒，功能清热解毒，主治风热感冒、温病初期咽喉肿痛、急性眼结膜炎、痢疾、大叶性肺炎、痈疖脓肿等；西瓜系清甜生津之品，其皮性味甘凉，功能清暑、止渴、利尿，主治暑热烦渴、小

便不利、口舌生疮等。二味合用，功能清凉解暑，可治疗和预防中暑，也可用以治疗感冒发热，口渴烦闷等。

绿豆汤防暑

[**组成与用法**] 绿豆适量加水煮烂，搅成豆泥，再加水煮沸，放入少许食盐（也可以按个人口味，改用白糖或冰糖），待凉服用。

[**功效与适应证**] 方中绿豆甘寒，功能清热、解毒、消暑，主治暑热烦渴、疮毒痈肿、食物中毒、药物中毒等。本品是夏令饮食中的上品，盛夏酷暑煎汤常服，能防暑消热。

鲜荷叶饮防暑

[**组成与用法**] 鲜荷叶一片，冲洗干净，置竹笼子上，放进开水锅里，加盖煮5分钟，待有荷叶清香时将荷叶取出，在汤水中加糖或盐适量服用。

[**功效与适应证**] 方中荷叶味苦性平，其气清香，新鲜者善清暑邪，以之煎水，能清热解暑。

西瓜翠衣饮防暑

[**组成与用法**] 将西瓜皮洗净，用小刀刮下表面的绿皮即西瓜翠衣。每次用量30g，加入500ml开水稍煮，加白糖两勺调匀，去渣后饮用。

[**功效与适应证**] 方中西瓜翠衣性味甘凉，善清暑热，能解烦渴，对暑热所引起的小便短赤或小便不利等症，用之亦佳。

金菊饮防暑

[**组成与用法**] 金银花15g，菊花15g，开水适量泡服，凉后饮用。

[**功效与适应证**] 方中金银花性味甘寒，气味芳香，功能清热解毒，适用于温病发热、斑疹咽痛、血痢便血，以及痈疽肿毒等；菊花性味清凉，有清热祛风，明目解毒之功，主治感冒身热、头疼目赤、头眩耳鸣、痈疽疔疮。夏季用此方泡水饮，清香可口，可消暑退热。

咳 嗽（8方）

　　咳嗽是最常见的呼吸系统症状，引起咳嗽的原因很多，主要分为外感咳嗽和内伤咳嗽两大类。外感咳嗽发病较急，病程较短，多伴有鼻塞、流涕、头痛等，因致病原因的不同，可分为风热或风寒咳嗽；内伤咳嗽多属虚证，发病较缓，病程较长，常见肺阴虚损（干咳少痰、咽干口燥）和痰湿犯肺（痰多白黏，胸脘满闷）等。

雪梨炖川贝治热咳

　　[**组成与用法**] 取大雪梨1个，切去顶盖，挖去核仁，加入川贝末12g，把顶盖盖上，用竹签插定，放碗内隔水炖1~2小时，喝汤吃梨，每日一服，连服数日。

　　[**功效与适应证**] 方中雪梨性味甘寒，功能止渴生津、清心润肺、润喉消痰、降火止咳；川贝性味苦甘、微寒，功能润肺止咳、化痰散结，主治肺热咳嗽、肺虚久咳、咯血肺痿等症。二味合用，有润肺止咳作用，除治热咳（主要症状为咳嗽痰黄、咳而不爽、口唇干燥、心烦尿赤、苔薄黄等）外，还可治疗慢性支气管炎，须连服较长时间。

花生治久咳

　　[**组成与用法**] 生花生米250g，剥去红衣后捣烂，放砂锅内加清水2碗，文火煮，水沸后将浮油除去，加入冰糖适量，再煮至呈乳汁状，晚上临睡前服一半，另一半次日清晨加热服，连服五六次即愈。

　　除上法外，也可用花生米、红枣各50g，加水煎熟，兑入蜂蜜50g，日服2次，连服数日，效果也很好。

　　[**功效与适应证**] 花生是人们喜爱的一种干果，营养丰富，生吃、熟吃均可。花生还是一味良药，据清代赵学敏《本草纲目拾遗》记载，花生有悦脾

和胃、润肺化痰、滋养调气、清咽止疟等功效。能治疗营养不良、脾胃失调、咳嗽痰喘、乳汁缺乏等症。民间常用花生治久咳，效果颇佳。

燕窝银耳汤治干咳

[组成与用法] 燕窝 6g，银耳 9g，冰糖适量。先将燕窝、银耳用清水泡发，用镊子将杂质择取干净，然后放入冰糖，隔水用文火炖 2~3 小时，至燕窝、银耳将化时服食。

[功效与适应证] 方中燕窝性味甘平、微咸，《本草纲目拾遗》谓其"大养肺阴，化痰止嗽，补而能清，为调理虚损痨瘵之圣药"；银耳性味甘平，有清热润肺、生津养胃、滋阴益气、活血补脑等功效，主治肺燥干咳、痰中带血、便秘下血、神经衰弱等。二味合用，功能养阴补肺，治疗干咳（症见咳嗽无痰或连咳数十声方有少量黏痰咳出，多因火郁或肺阴不足所致），亦可治疗盗汗。

银耳炖冰糖治燥咳

[组成与用法] 银耳 10g，用凉开水泡浸至发胀，换水淘净。另用开水一碗加冰糖适量熬化，再加入银耳，用小火隔水炖 2~3 小时，至银耳将化，汤质稠浓时服用。每天 1 次，连服数天。

[功效与适应证] 方中银耳性味甘平，具有滋阴润肺、益气补脑、养胃生津、降压强心之功效；冰糖性味甘平，功能补中益气、和胃润肺、止咳嗽。二味合用，有滋阴润肺、生津止咳的功效。适用于秋冬燥咳、干咳无痰等。病后体质虚弱及心情烦躁，夜难入眠者，也可用上方治疗。

萝卜治咳嗽

[组成与用法] 生萝卜 2 个，削皮切片洗净，加水 1500ml，放砂锅内不断火从早煲至晚，将汤水冲蜂蜜适量服用，可分数次饮完，连服数日，效果显著。

[功效与适应证] 萝卜在我国最早用于中药而治病，历代本草均有萝

内科

卜药用的记载。其有顺气消食、止咳化痰、除燥生津、散瘀解毒、清热止渴、利大小便等功效。与功能补中润燥的蜂蜜同用，对各种咳嗽都有疗效。

📝 **按语：**

上方亦可用于小儿百日咳，《中医临床验方集》介绍：白萝卜250g，水煮去渣，入蜂蜜60g和匀瓶装，分数次服，日服3~4次，每次开水送服。本方功能下气定喘，消食化痰。

《小方治疗常见病》载白萝卜洗净去皮切碎，用洁净纱布包好挤出汁，每取60ml，加蜂蜜适量调匀顿服，每日3次，连服3~5天。可主治冬季燥咳，此方对便秘者疗效亦好。

久咳嗽方

[**组成与用法**] 香油50g，蜂蜜100g，生姜汁150g，放砂锅中文火久煎至色变黑，瓶贮备用，每日服3次，每次一汤匙（小儿量减半），开水冲服，饭前服。

[**功效与适应证**] 此为民间验方，方中香油为花生油，姜汁即取生姜块适量洗净后捣烂绞汁，此方功能祛寒止咳消痰，适用于日久咳嗽属于寒证者（痰多白黏）。

📝 **按语：**

清代鲍相璈《验方新编》有一治久嗽连至四五十声者方，用药比上方少香油一味，方用生姜汁半杯，白蜜二匙，同放茶碗内，滚水冲，温服，三四次而愈。

1987年第2期《新中医》也介绍有姜汁蜂蜜妙治咳嗽。取生姜30~50g，捣烂取汁为1份，再加蜂蜜4份，即为1日成人量（儿童酌减），按此比例混匀于碗中，再置锅内隔水蒸热约10分钟，早晚2次分服，连用2天。风寒或虚寒咳嗽，咯稀白痰或少痰，咽喉发痒，或咳嗽夜甚，无论新久咳，凡见上症者均可用之。并附有验案：郑某，22岁，头痛鼻塞流清涕，咳嗽，咯少量白稀痰，咽痒数天，检查仅见咽部轻微充血，余无特殊。经对症处理，诸症减，唯咳嗽咯痰加重，入夜更甚。用多种抗生素、止咳药治疗罔效。后改用姜汁蜂蜜法，当晚睡前服一次，即见咳嗽顿减，夜寐安宁，次日再服一次，咳止痰消。

燥咳方

[**组成与用法**] 川贝母30g，沙参150g，百合90g，共研细末，瓶贮备用，每次用9g，开水冲服（如用米汤更好），早晚各服1次。

[**功效与适应证**] 此方出自《四川省中医秘方验方》：方中川贝母性味苦甘、凉，功能润肺散结、止嗽化痰；沙参性味甘淡、微寒，功能润肺止咳、养胃生津；百合性味甘淡、微寒，功能润肺止咳、清心安神。三味合用对润燥、镇咳有特殊效果，可用于肺燥咳嗽不止。

款冬花止咳

[**组成与用法**] 款冬花10g，冰糖15g，加水500ml，煎至味出，趁温服用。此方亦可放茶壶内加开水冲泡，当茶频频饮用。每天1剂。

[**功效与适应证**] 此方清代名医陈修园《医学从众录》有载。可用于大人小儿咳嗽，方中款冬花味辛性温，具有润肺下气、化痰止嗽的作用。其辛散而润，温而不燥，凡一切咳嗽，不论外感内伤，寒热虚实，皆可应用。特别是肺虚久咳不止，最为适用。但本品辛温，易散气动热，对咳嗽痰中带血者慎用。

📝 **按语：**

1981 年第 3 期《新中医》刊载有款冬花治咳嗽的验案："某妇人有咯血史（支气管扩张症），1972 年冬受寒复发咳嗽，服药日久不效，恐其久咳出血，即购款冬花 30g，分成三份，用 1 份加冰糖 2 块（10g 左右），冲开水 1 大碗（约 500ml 左右），嘱其在 1 天内频频服完，第 2 天即咳止病愈。

支气管扩张，是较为常见的呼吸道慢性疾病，主要表现为慢性咳嗽，大量脓痰，反复咯血及继发性肺部感染。主要病因为支气管的感染与阻塞，属中医"咯血""咳嗽"范畴。

《湖北卫生》亦载有应用款冬花治疗支气管扩张咳嗽。方用款冬花、冰糖（即晶糖）各 9g。将上药用开水冲泡，频频服之，每天 1剂。该方功能润肺止咳。服药期间，戒烟酒，避风寒，忌食辛辣刺激之物。

哮 喘（5 方）

哮喘是一种常见病症，引起哮喘的原因很多，如过敏、肺气肿、气管炎等都可引起哮喘。其主要表现为呼吸困难（呼多吸少），上气不接下气，不能平卧并伴咳嗽、咯痰，及口唇青紫等症状。中医认为本病常分为肾阴不足型、脾肾阳虚型、痰热犯肺型。

肾阴不足型：喘息痰鸣，口燥咽干，咯痰白黏，面红足冷。舌质红，脉细数或正常。治宜滋阴敛阳、纳气平喘。

脾肾阳虚型：面青肢冷，形瘦神疲，呼长吸短，动则气急，心悸汗出，咯痰稀薄，或兼少食，便溏。舌质淡，苔薄白，脉象细沉，治宜温阳健脾、纳气归肾。

痰热犯肺型：呼吸急促，喉中痰鸣，痰胶黏难出，口苦咽干，常欲冷饮，病情随食辛辣及肥甘而重，苔黄，脉滑数。治宜宣肺定喘。

海螵蛸治哮喘

海螵蛸又名乌贼骨，性味咸涩微温，功能收敛止带。用于治疗胃十二指肠溃疡、下肢慢性溃疡、哮喘、上呼吸道出血、鼻衄不止、赤白带下等。

[**组成与用法**] 民国名医路清洁《万病验方大全》载用本品研末吞服，可治哮喘。其法用海螵蛸置瓦上（可用砂锅替代）焙枯研细末，成人每次15g，小儿6g，加红砂糖适量拌匀，每日3次，开水送服。可连服1~2星期，服药期间禁吃萝卜。此方功能收敛定喘，治哮喘有明显疗效。

📝 按语：

《四川中医》也载有此方：海螵蛸、红糖各等量。用新瓦将海螵蛸焙后研末，成年人15g，小儿6g，以红糖拌匀，温开水调服，1次顿服，每天服1次，连服数次。此方功能燥湿散寒，化痰平喘。用此方试治5例，连服5~7次，近期控制4例（1年后随访，1例复发），显效1例，效果确实。

《祖国医学》载有病史长达27年的哮喘患者，经服本方半月而愈，后未复发。《一味中药祛顽疾》亦载有此方，并附有统计治疗效果：治疗慢性哮喘患者（最短3年，最长27年）8例，其中痊愈7例，好转1例，一般在7~15天内治愈，服药中禁食萝卜。未发生不良反应。

柚鸡治哮喘

[**组成与用法**] 取沙田柚1个，于顶上切开一盖，将瓤挖去，另杀乌骨鸡1只（约斤余，去毛及内脏不用），洗净后切成小块，置柚子内，加开水少许，不放盐及其他配料，仍将先前切下之盖盖好，用竹签扎住，以桑皮纸沾湿包裹，再用水调红土（或黄土）把整个柚子厚敷一层，约2、3cm厚，在冬至前三五日，于地上挖一坑约40cm见方，架干柴或木炭于坑内，燃着后将柚

安上，任其烧炙，不可断火，约七、八小时鸡当熟透，除去柚子外面包裹的泥土，将盖打开，取出鸡肉连汤服下。

[功效与适应证]此方出自 1941 年代医刊《验方集成》，适用于咳嗽气急，唾白沫痰，喉中有水鸡声，甚或不能卧倒，须用枕头垫高，半卧半坐，天时愈冷，病势愈剧，舌苔发白或腻或滑的哮喘病患者。如非上述症状或咳嗽而不气急，或吐黄厚浓痰，或坐卧自由，或舌苔不白滑腻、反红而无苔者，则不宜用。

按语：

乌骨鸡又称绒毛鸡，有白毛乌骨、黑毛乌骨、斑毛乌骨、有骨肉俱乌，但观鸡舌黑者，则骨肉俱乌，以之入药更佳。本草记载柚子性味酸寒，主治孕妇食少、口淡、去胃中恶气、解酒毒、消除饮酒后口中异味、消食、快膈、化痰、散愤懑之气。

霍列五老先生从《验方集成》得到此方后，初未深信。适遇一位老友患哮喘多年，虽每次发作都是经霍老治之而愈，然亦以未能根治为憾。霍老遂将此方介绍给他，老友依言如法炮制，仅吃了一只鸡便觉病愈大半，欣喜来信，霍老复嘱其依法再服二只，自后旧疾果真不再复发了。霍老自得此方后，数十年来凡遇此种病状的患者用之皆效。但若非上述症状者不宜用，此外，如非冬至前三五天，则用之无效，此中缘故，有待探讨。

如上方因环境条件不便采用时，可用柚子一个剥去外皮，取果肉半个或整个，和雄鸡 1 只（宰杀后去毛及内脏）同炖服。

沙参玉竹治哮喘

[组成与用法]北沙参 30g，玉竹 60g，瘦猪肉 200g，加水适量炖熟后，加盐少许（淡服更好），连汤带肉分 2 次服，每日 1 剂，连服 5~6 剂。

[功效与适应证]方中沙参有南北二种，南沙参力较薄，入药以北沙参为佳，性味甘淡微寒，功能润肺止咳、养胃生津，用于治疗肺虚有热、干咳少

痰、热病后口干；玉竹性味甘平，功能养阴润燥、生津止渴，用于治疗热病伤阴、口燥咽干、干咳少痰、肺结核咳嗽、糖尿病、心脏病；猪瘦肉有滋阴润燥之功效，可治疗热病伤津、消渴、羸瘦、燥咳、身体虚弱无力等。三味合用功能滋阴润肺止咳，适用于肾阴不足型哮喘。

海带治痰热犯肺型哮喘

[组成与用法] 海带 120g，加水适量煎汤，用红糖适量调服，每日 1 剂，连服 1~2 周。

[功效与适应证] 方中海带性味咸寒，功能软坚散结、清热利水、镇咳平喘、祛脂降压；红糖不仅可以调味，其营养成分是白糖的 3 倍。本方善祛顽痰，适用于痰热犯肺型哮喘。

芝麻姜汁治久哮

[组成与用法] 黑芝麻 1000g（炒研末），生姜汁 200g，冰糖 200g（捣末），蜂蜜 200g（放砂锅中炼过），四味共搅匀，瓶贮，每日早晚各一汤匙，开水送下。

[功效与适应证] 方中黑芝麻味甘性平，功能补肝肾、润五脏，可治虚风眩晕、便秘、须发早白、妇人乳少、病后体虚等；生姜功能发表散寒、温中止呕，治感冒风寒、胃寒呕吐、痰饮喘咳、腹满泄泻等；冰糖功能润肺生津、和中益脾、舒缓肝气；蜂蜜功能补中润燥、解毒止痛，可治咳嗽、便秘、胃疼、口疮等。数味合用，适用于脾肾阳虚久哮患者。

咯 血（3方）

呼吸道出血称为咯血，大多伴有咳嗽。它是肺络受伤引起的病症，少则痰带血丝，多则大口咯出，多见于肺结核、支气管扩张的患者。

百合炖老鸭治咯血

[**组成与用法**] 老母鸭 1 只去毛及内脏，纳入百合 150g，隔水炖熟加适量调味品服食。

[**功效与适应证**] 方中鸭肉营养丰富，是滋补妙品，《日用本草》称其能"滋五脏之阴，清虚劳之热，补血行水，养胃生津，止嗽息惊"。百合性味甘平，功能清热润肺、止咳、宁心安神，主治热咳吐血、虚火上浮、梦多失眠等。二味合用，功能滋阴补血、清肺热。凡咯血咳嗽症状较轻者连服二只即可，重者多服亦效。

柿饼川贝治咯血

[**组成与用法**] 柿饼（切开去核）1 个，川贝研末 9g，二味加开水 80ml，放锅中隔水炖 30 分钟后服用，每日 1 次，连服 3~4 次有效。

[**功效与适应证**] 方中柿饼性味甘平，可润心肺、止咳化痰、健脾涩肠、和胃止血，可治吐血和痔疮下血，适量熟食，可止泻、止痢。贝母有川贝、浙贝两种，清火散结，川贝不及浙贝；清润化痰，浙贝不及川贝。本方所用为川贝。二味合用，功能润肺止血，对咳嗽咯血者平稳可用。

玉米须治咯血

[**组成与用法**] 玉米须 60g，冰糖 60g，加水适量炖服，分数次服，每日 1 剂，连服数剂，即可见效。

[**功效与适应证**] 方中玉米须味甘性平，有泄热利尿、平肝利胆之功效，可治疗肾炎水肿、黄疸肝炎、高血压、糖尿病、胆结石、胆囊炎以及吐血衄血等病症。冰糖功能清热、消炎、降火气。本方治疗咯血，服用数次即可见效。

高血压（5方）

高血压有原发性和继发性之分。原发性高血压是一种独立的疾病，多发生于中老年人。继发性高血压则为某些疾病的一种症状，常见于某些肾脏、血管和内分泌疾病。

高血压患者早期一般多无症状，或仅有头昏、头痛、失眠、记忆力减退、乏力和心悸等症状，往往在量血压时才发现血压增高。高血压的并发症较多，可以引起全身动脉硬化、冠状动脉粥样硬化性心脏病和肾脏等脏器的系列病变，甚至可发展为中风。

冰糖炖海参治高血压

[**组成与用法**] 水发海参 50g，炖烂后加入适量冰糖，再炖片刻。早饭前空腹吃，疗程不限。

[**功效与适应证**] 方中海参有刺参、光参等多种，因其补益作用类似人参，故名海参。本品食用前应经过加工（俗称水发海参），其法先以温水将海参泡软后，剪开参体，除去内脏，洗净，再用开水煮 10 分钟左右，连水倒入锅内盖好浸泡 3~4 小时，然后再煮沸，即可使用。海参性味甘温，微咸，功能益气滋阴、通肠润燥、除湿利尿、止血消炎，主治精血亏损、虚弱阳痿、梦遗尿频等。本品和冰糖合用，功能补肾益精、养血润燥。适用于高血压及血管硬化症。

雪羹汤治高血压

[**组成与用法**] 荸荠（去皮切片）、海蜇皮（浸洗去盐分）各 30~60g，加水 2 大碗煎存多半碗服用，每日 2~3 次，连服 3~5 日。

[**功效与适应证**] 此方出自清代名医王孟英所著的《温热经纬》，方中荸荠性味甘寒，功能清热化痰、消积凉血，主治热病烦渴、咽喉肿痛、痰热咳嗽、便血、高血压等；海蜇又名水母，性味咸平，功能清热降压、化痰软坚、消积润肠，主治痰咳哮喘、便秘、高血压等。二味合用，功能清热化痰、消肿散结、舒肝除烦，除治疗高血压外，还可用于治疗肺热咳嗽、咳吐黄痰、肝气郁结、大便不通等。

内科

玉米须治高血压

[**组成与用法**] 玉米须 60g，洗净，加水适量煎服，分 3 次饮用，连服一段时间。

[**功效与适应证**] 方中玉米须性味甘平，功能利尿消肿、平肝利胆，主治急、慢性肾炎，水肿，急、慢性肝炎，高血压，糖尿病，慢性鼻窦炎等。本品配合白茅根 40g，同煎服，对高血压效果更好，同时亦适用于糖尿病。

📝 **按语：**

> 《中国百年百名中医临床家丛书》载玉米须可治高血压及慢性肾炎等病：玉米须鲜品 30g 或干品 15g，洗去灰尘，滤干，切碎，放入茶杯中开水冲泡，泡后加盖，10 分钟后即可代茶饮服，头汁饮将尽，再冲再饮，冲淡为止，此方具有清热利水、舒肝利胆、降血压、降血糖等功能，对高血压病、慢性肝炎、慢性胆囊炎、胆石症、糖尿病、肾炎水肿，均有一定的疗效。此外，尚能促进血液凝固，增加血小板数量，对于慢性肾炎，服用玉米须（每用干品 100g，加水 1200ml，文火煎煮半小时，约得 500ml，过滤后分 4 次喝完，以上为一日量），坚持 3~6 个月，可使水肿逐渐消退，尿蛋白减少或消失。因此，本品可以作为肾炎、高血压、糖尿病、肝胆病患者的常用饮料。

醋浸花生治高血压

[**组成与用法**] 生花生米（带衣）适量，倒入宽口玻璃瓶内（约 500g 装）半瓶，用好醋倒至瓶满，把瓶盖盖严，浸泡一星期后，每日早晚各吃 10 粒花生米，血压下降后可隔数日服一次，每次 10 粒。

[**功效与适应证**] 此为民间验方，近代众方书多有记载，方中花生因有滋身益寿作用，又被称为"长寿果"，花生含有不饱和脂肪酸、胆碱、卵磷脂等营养成分，可增加毛细血管的弹性，预防心脏病、高血压、脑溢血的产生，

防止胆固醇在血管中沉淀、堆积而引起动脉硬化。本品用醋浸泡，功能清热活血，主治高血压，对阻止血栓形成有较好的作用。

丹参五味子治高血压

［**组成与用法**］丹参 9g，五味子 6g，加水 500ml，煎 20 分钟去渣取汁内服，每日 3 次，连服一段时间。

［**功效与适应证**］方中丹参功能活血祛瘀、安神宁心；五味子功能敛肺滋肾、生津、敛汗、涩精。二味合用，具有活血平肝的功效，可用于高血压病。

脑血管硬化（1方）

黑白木耳治脑血管硬化

［**组成与用法**］黑木耳 10g，白木耳 10g，冰糖适量。先将黑白木耳用温水浸泡半天，放入碗内，加水和冰糖，置饭锅中用文火隔水蒸 1 小时左右，饮汤吃木耳。每天 1 次，连服一段时间。

［**功效与适应证**］方中黑木耳是久病体弱、腰腿酸软、肢体麻木、贫血、高血压、冠状动脉粥样硬化性心脏病、脑血栓、癌症等患者理想的康复保健食品，经常食用可防止血液凝固，有助于减少动脉硬化症的发生；白木耳又称银耳，药用价值极高，被称为"延年益寿"之上品，适宜高血压病、血管硬化、慢性支气管炎、肺源性心脏病、咽喉干燥及营养不良、病后产后体弱者食用。黑白木耳和冰糖炖服，功能滋阴益气、软血管、降血脂，可用于治疗脑血管硬化、高血压、冠状动脉粥样硬化性心脏病等。

高脂血（2方）

高脂血症是指血浆胆固醇、甘油三酯、总脂等血脂成分的浓度超过正常标准。高脂血症的主要危害是导致动脉粥样硬化，进而引发众多的相关疾病。

海带绿豆汤降血脂

［组成与用法］海带 150g，绿豆 150g，红糖适量，将海带浸泡洗净切块，绿豆洗净，加水 1500ml，煎煮至绿豆烂熟，加红糖调服，每日 2 次，连服一段时间。

［功效与适应证］方中海带功能软坚化痰、利水泄热；绿豆功能清热解毒、消暑利水。两味合用，能治高血脂、高血压。

女贞子治高血脂

［组成与用法］女贞子 30g，山楂 15g，加水 800ml 煎 20 分钟内服，渣可再煎一次，早晚分服，每日 1 剂，连服 1 个月。

［功效与适应证］方中女贞子性味苦平，功能滋补肝肾、乌发明目，用于治疗高脂血症、口腔炎、腰酸膝软、视力减退等；山楂消食化积、活血散瘀。本方久服可降血脂。

心 悸（5方）

心悸是指患者自觉心跳心慌、悸动不安，甚则不能自主的一种病症。本病多因气虚、血虚、停饮，或气滞血瘀所致。其治法气虚者宜补气调神，血虚者宜养血安神，停饮者宜化饮行水，气滞血瘀者宜行气活血。

参归炖猪心治心悸

［组成与用法］猪心 1 个（破开），党参 30g，当归 30g，用纱布把药包好，加水适量与猪心共炖，去药渣，吃猪心饮汤汁。

［功效与适应证］方中猪心性味甘平，有安神定惊，益心补血作用；党参性味甘平，功能补中益气，治食少便溏、四肢无力、心悸气短等；当归性味辛温，功能补血、活血、调经，治月经不调、血虚头痛、眩晕、风湿疼痛。三味合用，功能安神补虚。凡气血虚引起的心悸不眠或心虚自汗失眠者，可每日服用此方一次，连服2周。方中党参如用人参3g替代，效果更好。

龙眼枣仁汤治心悸

［组成与用法］龙眼肉15g，酸枣仁（炒）9g，芡实12g，加水600ml煎汤睡前饮。

［功效与适应证］方中龙眼肉性味甘平温，功能补心脾、益气血、健脾胃、养肌肉，主治头晕、失眠、心悸怔忡、病后或产后体虚，龙眼肉鲜者多食易生湿热及引起口干，入药多用干者；酸枣仁性味甘平，功能养心、安神、敛汗，主治虚烦不眠、惊悸怔忡、健忘、虚汗；芡实性味甘平温，功能健脾除湿、固肾益精，主治泄泻不止、小便不禁、腰膝痛等。三味合用，功能养血宁心、安神定志。凡因气血虚弱，心气不足而引起的心悸及失眠均可服用。

茯神远志治心悸

［组成与用法］茯神10g，远志6g，桂圆肉6g，橘饼1个，大枣5枚，加水800ml煎20分钟取汁代茶服，每日1次，连服数日。

［功效与适应证］方中茯神功能养心安神，主治心悸怔忡、恍惚健忘、失眠惊痫；远志功能补心肾、安神、化痰，主治惊悸健忘、痰迷心窍、咳逆多痰、痛肿等；桂圆功能补心脾、益气血，主治思虑伤脾、心悸怔忡等；橘饼为鲜橘以蜜糖渍制而成，具舒肝、润肺、和胃、健脾等功能；大枣有健脾和胃、益气生津、调和营卫、解除药毒的功效。数味合用，功能安神定志、消除心悸，且药性平和，可代茶饮，多服无碍。

莲子桂圆治心悸

[**组成与用法**] 莲子肉（带心）50g，桂圆肉 30g，冰糖适量，先将莲子磨成粉，先用清水调成糊状，然后倒入适量沸水，再将桂圆肉放入同煎数分钟，最后加入冰糖，每晚临睡前服一小碗。

[**功效与适应证**] 此方出自李时珍所著的《本草纲目》，方中莲子功能养心益肾、补脾涩肠，可治夜眠多梦等；桂圆肉，《本草纲目》言其有"开胃益脾，补灵长智"之功；冰糖功能清热消炎。三味合用，功能养心安神，可用于心血不足所致心悸。

玫瑰花治怔忡心跳心虚

[**组成与用法**] 干玫瑰花 10 朵，桂圆肉 30g，加水和白糖适量煎熟食，每日 1 次，连服数日。

[**功效与适应证**] 方中玫瑰花甘微苦温，《本草正义》称："玫瑰花，香气最浓，清而不浊，和而不猛，柔肝醒胃，流气活血，宣通窒滞而绝无辛温刚燥之弊，断推气分药之中，最有捷效而最为驯良者，芳香诸品，殆无其匹。"本品与功能补心脾、益气血的桂圆肉同用，对怔忡心跳心虚者有效。

冠状动脉粥样硬化性心脏病（2方）

冠状动脉粥样硬化性心脏病是常见的一种心血管疾病，常因冠状动脉血液供应不足或冠状动脉粥样硬化产生管腔狭窄或闭塞，导致心肌缺血、缺氧或坏死而引起。主要表现为心绞痛、心肌梗死、心津失常、心力衰竭或猝死等。以中老年人发病居多。

醋花生治冠状动脉粥样硬化性心脏病

[**组成与用法**] 花生米 500g，米醋 500ml，将花生米用米醋浸泡一周以上，

每晚睡前嚼食花生米 10 粒，连服一段时间。

[功效与适应证] 本方具有活血化瘀作用，适用于冠状动脉粥样硬化性心脏病。此外，本方亦有降压功效，可用于高血压症，服法为早晚各1次，每次10粒。

首乌山楂治冠状动脉粥样硬化性心脏病

[组成与用法] 首乌 15g，山楂 12g，白糖适量，加水 800ml 煎 1 小时，去渣取汁加白糖分 2 次服，每日 1 剂，连服一段时间。

[功效与适应证] 方中首乌功能补肝益肾、养血祛风；山楂功能消食积、散瘀滞。二味合用，功能补益肝肾、活血化瘀，可用于冠状动脉粥样硬化性心脏病。

贫血（附再生障碍性贫血）（5方）

贫血是一种常见的症状，轻者一般症状不明显，较重者皮肤和黏膜苍白，活动时容易引起心跳、气急，还有头昏、眼花、耳鸣、记忆力减退、肢体软弱无力、食欲减退等症状。

再生障碍性贫血，简称"再障"，是一种由多种病因所致的骨髓造血功能障碍。典型病例末梢血液中的红细胞、白细胞（主要为中性粒细胞）与血小板减少，可分为急性型和慢性型两种。属于中医的"虚劳""血证"等范畴。

枸杞枣蛋汤治贫血

[组成与用法] 枸杞子 30g，红枣 10g，鸡蛋 2 个，加水 500ml 煎至蛋熟，将蛋取出剥去外壳再煎片刻，加红糖适量调味，每日或隔日一服。

[功效与适应证] 方中枸杞子性味甘平，功能补肾益精、养肝明目，主治肝肾阴虚导致的腰膝酸软、视力减退、遗精、头目眩晕；红枣营养丰富，素有"活维生素丸"之称，功能养阴健脾、益血安神，主治脾胃虚弱、气血不

足、贫血萎黄、肺虚咳嗽、四肢无力和失眠等；鸡蛋性味甘平，功能养阴宁心、润肺补脾，主治脾胃虚弱、心悸怔忡、虚损眩晕等。三味合用，功能补虚劳、益气血、健脾胃、养肝肾，除治疗贫血外，还适用慢性肝炎、肺结核等慢性消耗性疾病。

姜汁黄鳝治贫血

[**组成与用法**]黄鳝 150g，姜汁 20ml，将黄鳝宰杀去肠肚洗净切段，以姜汁、花生油适量拌匀，待米饭（二人量）煮至水分将干时，放黄鳝于饭面，小火焖 15~20 分钟即可。用黄鳝佐饭吃用，每日 1 次，连服 15~20 次。

[**功效与适应证**]方中黄鳝性味甘温，功能补脾益气、除湿理血；姜汁性味辛温，有健胃的功能。二味合用，功能补血健胃，适用于贫血、病后虚损、消瘦、疲倦等。

龙眼莲子治贫血

[**组成与用法**]龙眼肉 9g，莲子 15g，糯米 100g，加水 1000ml 煎粥，用白糖调味，早晚服食。

[**功效与适应证**]方中龙眼肉性味甘平温，功能补心脾、益气血、健脾胃，主治思虑伤脾、头昏、失眠、心悸、病后或产后体虚等；莲子功能补中养神、健脾开胃、止泻固精，主治心烦失眠、大便溏泄、腰疼遗精、妇女赤白带下；糯米功能暖脾胃、补中益气、缩小便。三味合用，功能补虚劳、益气血、健脾胃，可治疗贫血体弱，亦可用于病后或产后体虚者。

木耳红枣治贫血

[**组成与用法**]黑木耳 15g，红枣 50g，冰糖适量，先将黑木耳以温水泡发并洗净，红枣去核仁，放入小碗内，加适量水和冰糖，将碗置锅中隔水蒸约 60 分钟，喝汤吃木耳和红枣，每日 1 剂，连服数日。

[**功效与适应证**]方中黑木耳性味甘平，《随息居饮食谱》称其："补气耐饥、活血、治跌仆伤。凡崩淋血痢、痔患肠风，常食可瘳。"红枣性味甘温，

功能补脾和胃、益气生津、调营卫、解药毒，治胃虚食少、脾弱便溏、气血津液不足、营卫不和、心悸怔忡、妇人脏躁，《中国药植图鉴》还称其："治过敏性紫癜、贫血及高血压。"黑木耳、红枣和冰糖同用，适用于阴液亏损、气血不足引起的贫血（症见面色苍白、头晕耳鸣、心悸气短、低热口干、腰腿酸痛不适等）。

羊肝治再生障碍性贫血

[组成与用法] 羊肝 1 具，黑芝麻 100g，先将羊肝隔水蒸熟，用竹片将羊肝切片（不要用钢刀），于瓦片（可用砂锅代替）上文火焙干，去筋杂。另将黑芝麻用文火炒之微黄，共研粉末，瓶贮备用。每天早晚各服 10g，温开水送服。

[功效与适应证] 此方为民间验方，方中羊肝味甘苦性凉，能益血、补肝、明目；黑芝麻亦称胡麻，有黑白两种，性能大致相同，但入药多用黑芝麻。黑芝麻味甘性平，为滋养强壮剂，有补血、润肠、生津、通乳、养发等功效，适用于身体虚弱、头发早白、贫血萎黄、津液不足、大便燥结、头晕耳鸣等。两味合用，功能滋养肝肾、补益精血，可作为再生障碍性贫血的主药或辅助用药使用，但如感冒发热可暂时停用。

📝 按语：

> 1989 年第 5 期《浙江中医杂志》刊载有此方，并附有案例：邵某，男，31 岁，3 次骨穿确诊为再障，虽经多方治疗，病情日趋严重，即投予以上药后 3 个月，病情缓解，1 年后恢复工作。化验复查，血常规三系均上升至正常范围。

紫　癜（5方）

血小板减少性紫癜有急、慢性二种，本症多由于血管壁本身的缺陷，血小板的质量异常，凝血机制紊乱所致。其临床症状主要为皮下、结膜多发性出血,如鼻、牙龈、泌尿道、消化道出血,月经过多等,皮肤出血多见于四肢,出血较多时可有贫血现象。此病在中医属于"血证"及"发斑"的范围,主要分血热妄行、气不摄血和阴虚火旺等型。

血热妄行:热毒内陷营血或阳明热盛,迫血妄行,起病较急,初起恶寒发热,斑块紫赤,连接成片,面赤舌红,心烦脉数或有尿血衄血,宜清热解毒,凉血止血。气不摄血:症见斑色淡红,面色姜黄,食欲不振,头晕耳鸣,舌淡脉缓,宜补气摄血。阴虚火旺:低热盗汗,舌红少津,头晕心烦,脉象细数,宜滋阴降火止血。

过敏性紫癜是一种微血管变态反应性出血疾病,临床主要表现为皮肤瘀点和黏膜出血,重者可见皮肤有大片瘀斑、腹痛、便血或肾脏病变等。引起此病的因素有感染(细菌、病毒、寄生虫)、食物(鱼虾、蛋、奶等异体蛋白)、药物(抗生素、水杨酸、磺胺等),其他如花粉、昆虫叮咬等亦可导致此病。

花生红枣汤治血小板减少性紫癜

[**组成与用法**]花生仁(不去红衣)25g,红枣(去核)25g,加水适量煎汤,并用白糖调味服用,每日1次。

[**功效与适应证**]方中花生性味甘平,功能悦脾和胃、润肤化痰、滋养精气,主治营养不良、脾胃失调、咳嗽痰喘、乳汁缺乏等;花生红衣对各种出血性疾病具有止血效能;红枣功能调和营卫、补血安中,主治紫癜、自汗、尿血等。二味合用,功能调补脾胃、补气生血,凡患血小板减少性紫癜者,坚持服用一段时间即可见效。如无红枣,可用龙眼肉15g代替。此方亦可用于贫血体弱者。

黑豆土虱鱼治血小板减少性紫癜

[**组成与用法**]黑豆60g,土虱鱼2条,黄芪15g,将土虱鱼切去头部和除去脏肠洗净,同黑豆、黄芪加水适量用砂锅文火炖熟吃,可分2~3次吃,隔天1剂,连服数剂。

［功效与适应证］方中黑豆味甘性平，功能活血、利水、祛风、解毒，主治水肿胀满、风毒脚气、痈肿疮毒等。土虱鱼学名胡子鲶，营养丰富，功能补血滋肾、调中兴阴，主治腰膝酸痛、鼻衄不止等；黄芪功能益气固表，可治自汗盗汗、内伤劳倦、脾虚泄泻、气虚血脱等。本方适用于气不摄血的血小板减少性紫癜。

鱼鳔治血小板减少性紫癜

鱼鳔民间每用之为滋补品，功能补益，如烹调适宜，清脆软滑，味极可口，炖胶则成黏稠液，质腻隽永。

［组成与用法］鱼鳔150g，洗净后放入砂锅内加水适量，用文火炖24小时，炖时要经常搅动使其溶化，全料分作4日量，每日2次分服，服时需加热。

［功效与适应证］方中鱼鳔俗称鱼肚，性味甘平，功能补肾、滋肝、止血、抗癌。据1961年1期《广东中医》刊登李启焜的文章介绍，应用本品一味，作为每天之食用品，治疗血小板减少性紫癜，效果很好。

生大枣治血小板减少性紫癜

大枣原产于我国，已有三千多年的栽培历史，本品秋季果实成熟时采收，晒干或烘干或鲜吃，因加工不同而有红枣、黑枣等之分，但均可入药。

大枣性味甘温，具有养胃健脾、益血壮身功效。据《日华子本草》载，枣"润心肺，止嗽，补五脏，治虚劳损，除肠胃癖气"。

每天将生大枣当点心常服（或用红枣60g，煎汤服，每日3次），因大枣具补气养血之功，通过补气以摄血，可有效缓解出血，故可治疗心脾两亏、营卫虚损引起的血小板减少性紫癜（过敏性紫癜亦可采用）。

红枣炖兔肉治过敏性紫癜

［组成与用法］红枣15个，兔肉250g，放瓦盅内再置锅中隔水炖熟，加

适量调味品服用。每日或隔日 1 次，连服一段时间。

[**功效与适应证**] 方中红枣性味甘平，功能补脾益阴、调和营卫、补血安中、润肺止咳、固肠止泻、和百药；红枣皮为治疗血液病要药，对治疗过敏性紫癜有显著疗效；兔肉性味辛甘寒，功能补中益气、止渴健脾、滋阴凉血、解热毒、利大肠，主治阴虚失眠、热气湿痹。二味合用，功能补中益气、添血增力、利大肠，除治疗过敏性紫癜外，亦可作病后体虚之调补品。

呕　吐（5方）

有声无物为呕，有物无声为吐，但呕与吐往往同时存在。任何疾病损及于胃，使胃气上逆，即可引起呕吐。

干呕是由胃气上逆引起，症见患者作呕吐之态，但有声而无物吐出，或仅有涎沫而无食物吐出。其病因可分为胃虚气逆以及胃寒、胃热等。

胃热呕吐为呕吐的一种，因脾胃积热，或热邪犯胃所致。症见食入即吐，面赤，脉多洪数。本症可见于急性胃炎、胆囊炎、胰腺炎、肝炎等。

甘蔗生姜汁治干呕

[**组成与用法**] 甘蔗捣汁半茶杯，生姜捣汁 1 汤匙，和匀，隔水炖温饮服，每日 1~2 次，连服数日。

[**功效与适应证**] 方中甘蔗味甘性平，有滋阴润燥、和胃止呕、清热解毒之功，主治心胸烦热、呕哕反胃、妊娠恶阻等；生姜性味辛温，有"呕家圣药"之誉，功能发表散寒、去湿去水、止呕祛痰、健胃进食，主治中寒呕吐、咳逆痰饮、腹中冷气、胃纳不佳等。二味合用，有清热解毒、和胃止呕之功效。可治疗干呕，还可用于反胃吐食（胃癌初期）、妊娠恶阻以及神经性呕吐。

芦根粥治胃热呕吐

[**组成与用法**] 鲜芦根 100g，竹茹 15g，粳米 60g，生姜 2 片。先将芦根、竹茹加水 1000ml 同煎取汁，去渣，入粳米煮粥，粥欲熟时加入生姜，稍煮即可，趁温内服。

[**功效与适应证**] 方中芦根，性味甘寒，功能清热生津，治热病烦渴、胃热呕吐、肺热咳等；竹茹性味甘凉，功能清热化痰、止呕凉血，治肺热咳嗽、胃热呕吐、呃逆、妊娠恶阻等；粳米即大米，性味甘平，益肠胃；生姜功能止呕祛痰、健胃进食。数味合用，具有清热生津，除烦止呕的功效。

陈皮姜汁治呕吐不止

[**组成与用法**] 陈皮 10g，白米 5g，加水 300ml 煎好后冲姜汁 3g 服。

[**功效与适应证**] 方中陈皮性味苦辛温，功能理气健脾、燥湿化痰，主治胃腹胀满、呕吐呃逆、咳嗽痰多；姜汁止呕祛痰，健胃进食。本方药简效宏，适合于胃炎引起的呕吐不止。

蜂蜜姜汁止呕

[**组成与用法**] 蜂蜜 2 汤匙，鲜姜汁 1 汤匙，放入碗内，加水 1 汤匙，调匀，放锅内隔水蒸热，稍凉后服用。

[**功效与适应证**] 方中蜂蜜润肺补中，姜汁健胃进食止呕。二味合用，功能和胃止呕，用治反胃呕吐有效。

老谷止呕

老谷即陈仓米（陈旧的粳米），本草载："陈仓米甘淡，可以养胃，煮汁煎药，亦取其调肠胃、利小便、去湿热、除烦渴之功。"民间单方对有反胃呕吐不止，饮食刚入即吐出者，仅用多年老谷一味 50g 加水适量煎，稍温频频饮之，自能见效。可连服 3~5 日。

呃 逆（3方）

　　呃逆，俗称打嗝，因胃气冲逆而上，呃呃有声，故称呃逆。饮食不节、胃失和降、情志失调、肝郁犯胃、脾胃素虚、误食生冷等，皆可引发此症。不因其他疾病而偶发者，大多轻微，可不治而愈。如因其他疾病而致连续发作不止者，应及时治疗。

姜蜜饮治呃逆

　　[组成与用法] 鲜生姜 30g，蜂蜜 30g，先将鲜生姜捣烂取汁去渣，冲入蜂蜜调匀，一次服下（炖热后服更佳）。

　　[功效与适应证] 此方出自清代梁廉夫的《不知医必要》，方中生姜和胃降逆，专治胃气上逆，故用生姜汁配合蜂蜜，对呃逆频繁不止者有良效，且无明显的不良反应。

白糖治呃逆

　　取白砂糖一汤匙，含入口中，待砂糖化完，呃逆即止。持续呃逆者，可重复使用此法数次。此方简便，对呃逆有较好疗效，不可轻视。

柿蒂生姜汤治呃逆

　　[组成与用法] 柿饼蒂 10 只，生姜 10g，用水 1 碗煮存多半碗，饮汤，能止呃逆，适用于突然呃逆不止，久病、重病、体弱者呃逆不宜采用本方。

　　[功效与适应证] 方中柿饼蒂性味涩平，功能降气止呃，为治疗呃逆良药。本草载，古方单用柿蒂煮汁饮之，取其苦温能降逆气，后人加以生姜（或丁香）之辛热，以开痰散郁，深得寒热兼济之妙用。

胃 痛 (7方)

胃痛，多在肚脐上，心窝下。受惊、饮食不当、心情忧郁或精神过于紧张，都可引起胃痛。有的人痛的时间很有规律，伴有嗳气、泛酸，而且反复发作，多年不愈。

本病分为气滞型：胃痛常牵引胁肋，上腹胀满，进食后疼痛，打呃或放屁后疼痛减轻，多有泛酸；虚寒型：胃部隐隐作痛，有凉感，喜热熨，按压痛减，饥时则痛，食后好转，呕吐清水或食物，大便清稀，精神不佳，懒言懒动，手脚发凉；胃热型：口渴面赤，身热便闭，其痛或作或止。

猪肚生姜治胃痛

[**组成与用法**] 将猪肚 1 个洗净，塞入切碎的生姜 250g，用线结扎好，放入瓦罐里加水两大碗，用文火炖至熟烂，使姜汁充分渗透，然后将姜渣取出，把猪肚切成细丝，净吃或当菜下饭均可。最好是淡吃，但拌入少量酱油麻油同吃也可以，一个猪肚分 3 日吃完。余下的汤也要服下，如嫌味辣，可用适量开水冲淡，分几次服完。汤中可加入少许盐、酱油调味。

[**功效与适应证**] 方中猪肚又称猪胃，有一定的滋补强壮及提高食欲的作用，古方常用它制成丸剂，名曰猪肚丸，用于治疗身体衰弱的患者。生姜有散风寒、去痰湿、止呕定痛、健胃的功效。此方用猪肚配合生姜，具有健胃温中，止痛的作用。适用于治疗因寒、湿、胃阳虚弱而引起的胃痛，但因胃热而作痛者不宜服用。

✎ 按语：

《食物疗法精粹》亦有猪肚姜治胃寒痛的介绍，并附有验案。取猪肚 1 个洗净，生姜 120g 切片放入猪肚内，加适当调料煮熟吃。每日三餐佐食猪肚1个。应按日连续食用。可温中和胃，散寒止痛。用治胃寒而引起的胃脘痛。

某胃病患者，48岁，身体极度瘦弱，舌苔薄白，脉象沉细。痛时多在午后，劳累、受凉、生气、吃寒凉食物即引起疼痛。时作时止，2年后痛益甚，面条、大米均不能吃，茶、水不能多饮，否则胃部疼痛不已，但吃饼干四五块，其痛立止。次年食用此方治疗，连吃30多个，胃痛痊愈，饮食大增。

白胡椒炖猪肚治胃寒痛

胡椒有黑白之分。采未熟果，干燥后为黑胡椒；成熟果，经加工擦去外皮，即为白胡椒。

[**组成与用法**]白胡椒15g，猪肚1个，将胡椒捣碎，装入洗净的猪肚中，略加水，然后把猪肚两端用线扎紧，放砂锅内，加水1000ml，文火炖熟，取出胡椒晒干研末另服，猪肚及汤加盐、酱油调味后趁热吃，每3日吃1个，连食3~4个。

[**功效与适应证**]方中胡椒为芳香刺激性健胃药，性味辛热，功能温中祛寒，治脘腹冷痛、寒痰食积、呕吐、泄泻等。猪肚有健脾胃、补中气、止渴消积之功效。两味合用，功能暖脾胃、除寒湿、通血脉、补虚损，适用于胃寒冷痛。

鸭内脏治体弱胃痛

[**组成与用法**]鸭内脏全副（不要用水洗，以防肠内杂物流出，可用线将肠头扎住），用水1000ml（如用第二次淘米水更好），煎至汤变红色（久煎则味甘香），服之。重者日服3次，轻者1次，连服数日，治胃痛效果很好，尤其适合于久患胃痛身体虚弱者。

如久病者加入干芝麻根30g（洗净）同煎效果更好。

[**功效与适应证**]方中鸭肉营养丰富，肥而不腻，具有滋阴养胃、利水消肿的作用，能清虚劳之热，补血又行水，是滋补妙品。其中鸭内脏按民间

传统吃啥补啥的说法，其滋阴养胃的功效更佳。此外，鸭以老鸭白毛者为佳。此方还可治疗肾囊卵子肿大（疝气），用法同上，唯汤煎好后冲酒一杯服。

📝 按语：

> 此方霍老先生用于治疗体弱胃痛，愈者甚多。曾治一男子，患十二指肠溃疡，历经数家大医院和十多位医生治疗不愈，人已垂危，家人已为其准备后事。其妹力主请霍老先生治疗，霍老往视时，病者已大小便不通，饮食不进，奄奄一息，霍老遂介绍用上方治之，并要求病者家人用第2次淘米水煎鸭内脏，并加入芝麻根30g(洗净)同煎。嘱每天用3副鸭内脏，煎服3次。至大年初四再往霍老家报信（看病时为农历十二月二十七日），后患者不待约期，在大年初二便亲往霍老家，喜色满面地告诉霍老先生，数载沉疴得以解脱矣。霍老复嘱其再服此方数次以巩固疗效。以这位患者得病之重而竟能以一味单方获效，可见民间之单方自有其相当价值。

猪心胡椒治心胃气痛

[组成与用法]新鲜猪心1个，胡椒研粉9g，将猪心洗净后，把胡椒粉放在猪心内（从管内塞进去，管口用线扎住，以免进水），加水800ml煮熟后将猪心切片淡吃之（切莫用盐、酱油调味）。

[功效与适应证]此方出自民国医刊《验方集成》，方中猪心性味甘平，功能安神定惊、益心补血；胡椒味辛大温，本草说它可"去胃口冷气、宿食不消、霍乱气逆、心腹卒痛、冷气上冲"。二味合用，对心胃气痛(症见呕恶清水，手按稍减，得食稍瘥，但食后仍痛苦如常）者，效果很好，可连服2~3剂。

乌贝散治消化性溃疡

[组成与用法]乌贼骨（刮去外膜，轧为极细末），象贝母（轧成极细末），可用乌贼骨8.5份，象贝母1.5份。每日饭前空腹时服，每日3次，每次3g~6g。

[功效与适应证] 此方出自1959年版《中医验方汇选》，一般患者服后，嗳气与反酸均不再发，胃痛顿减或于一两日内完全消失，黑色大便于两三日内逐渐变为黄色，疗期因溃疡面的大小而长短不同，半个月内大致可以痊愈。方中乌贼骨又名海螵蛸，有解酸止痛、止血、愈合溃疡面的作用，其缺点为容易引起便秘，配以象贝，可以矫正乌贼骨的缺点，并能对溃疡面的愈合、镇痛、健胃也有助益。经过临床实验和药理研究，证明本方为治疗消化性溃疡中的最佳方剂，而且加工简易，价格低廉，药性和平，疗效准确，值得推广和应用。

📝 按语：

　　此方诸多医著也有介绍，但方中配伍略有变更。

　　《秘验偏方大全》介绍：妙用墨鱼粉，治疗胃溃疡疗效神奇。墨鱼骨，呈白色且较软，中医称为"乌贼骨"，它有抑制胃酸过多的作用，也可作为胃溃疡的止血剂，还能消除胃的刺痛，故自古就将其用在溃疡性的胃痛治疗上。首先，将骨头洗净，放在净水中浸泡一星期（每天换一两次水），除去盐分，然后沥干水分，在阳光下晒干，完全晒干后，以炭火烤至呈金黄色，再刀削成粉，以筛子筛过，置于磨钵内，磨成极细的粉，并与甘草粉拌和合即成，每天服10g。服用几次后，胃痛趋于缓和，溃疡部分也逐渐愈合，连续服用一段时间后，溃疡必告痊愈，此种功效，常使西医惊奇不已。

　　《小偏方大功效》有乌贼甘草散介绍：乌贼骨粉3份，甘草粉2份。共研细末，每次2g，每天3次，于饭前30分钟用开水冲服，21天为1个疗程，连服3个疗程。功效主治：收敛制酸，消炎止痛，适用于胃溃疡病。

　　《百病良方》有胃溃疡方：乌贼骨85%，浙贝母15%（无浙贝母也可用大黄，其比例也是15%），加少量生甘草，一同研成细末，每次服食6g，1天服3次，在两餐饭的中间服，这个验方有很高的疗效，而且没有副作用。本方主药乌贼骨，含有磷酸钙、碳酸钙、胶质、有机物和氧化钠等，有止痛、止血、制酸、收敛溃疡创面等作用。

《偏方秘方大全》有海螵蛸贝母粉治胃气痛：海螵蛸 15g，贝母 6g，生甘草 6g，共研细末，每服 6g，日 3 次。功效：止酸止痛，用治胃酸气痛。

上述各方，配伍或有不同，但均以海螵蛸为主药，临床应用可考虑海螵蛸、贝母、生甘草三味同用疗效更佳。

糯米粥治胃溃疡

[组成与用法] 糯米 100g，红枣 8 枚，加水适量熬粥极烂，加白糖适量服用。

[功效与适应证] 方中糯米性味甘温，具有固表止汗、补中益气、健脾养胃的功效。糯米适宜煮粥，这样不仅营养丰富、有益滋补，且极易消化吸收，可补养胃气。本品与红枣同煮粥可养胃健脾，益气补血，对胃及十二指肠溃疡、慢性胃炎有辅助治疗功效。此外，还可调节贫血，营养不良，是孕妇、老人、虚弱之人的食疗佳品。

玫瑰花治胃溃疡

[组成与用法] 干玫瑰花片 6~10g（鲜品量加倍），用开水冲泡服，每日 1~2 次，连服一段时间。

[功效与适应证] 方中玫瑰花功能理气解郁，舒肝健脾，缓解胃痛。主治胃及十二指肠溃疡等。

按语：

《小药方大健康》亦有玫瑰花茶的介绍：玫瑰花 10g，沸水冲泡，加入少许白糖，待稍凉后代茶饮。功效：可使人心平气静，胃脘胀满减轻，并能醒脾开胃，增进食欲，适用于有胸闷不舒，食欲减退，胃脘胀满，嗳气呕恶者。

《老偏方》介绍：日本人爱喝玫瑰茶，认为它具有缓解胃痛的作用。此外玫瑰花还具有补养血气，润泽肤颜等功效，对于工作辛苦压力繁重的现代人而言，是非常合适的下午茶饮品，它不但可以解除胸闷塞痛，还能对女性生理期间的烦躁情绪进行调理。

胃　炎（3方）

胃炎是胃黏膜炎性疾病，分急性、慢性两大类。

急性胃炎主要是指因食物中毒、化学品或药物刺激等引起的胃黏膜急性病变。主要表现为发热、恶心、呕吐、腹泻、腹痛、脱水休克、脐周压痛等，有时与溃疡相似，应及时治疗。

慢性胃炎属中医胃脘痛、痞满等症范畴。中医认为由气滞、脾虚、血瘀，诸邪阻滞于胃或胃络失养所致。本病尤以青壮年男性为多。临床表现为上腹部慢性疼痛、消化不良、食欲不振、恶心、呕吐、泛酸、饱胀、嗳气、纳差、大便不调等。可分为浅表性胃炎、慢性萎缩性胃炎、糜烂性胃炎和肥厚性胃炎四种。

茉莉花粥治胃炎

[组成与用法] 茉莉花10g，粳米50g，白糖10g，将粳米洗净，加水适量，放砂锅中文火熬成粥，放入茉莉花再煮片刻，用白糖调服。

[功效与适应证] 方中茉莉花性味辛甘温，功能理气、开郁、辟秽、和中，治下痢腹痛、结膜炎、疮毒。本品和粳米熬粥功能疏肝理气、健脾和胃。适用于肝郁急滞型急慢性胃炎。

红枣治慢性胃炎

[**组成与用法**] 红枣 300g，洗净晾干，放砂锅中文火炒至外皮微黑，以不焦糊为度，瓶贮备用。每次取红枣 3~4 个，掰开口子，取出枣核，放杯子中用开水冲泡，加适量白糖，待杯中水颜色变黄后服用。

[**功效与适应证**] 方中红枣具有补虚益气、养血安神、健脾和胃等作用，是脾胃虚弱、气血不足、倦怠无力、失眠多梦等患者良好的保健营养品。据有关资料介绍，患几十年慢性胃炎者，坚持服用本方较长时间，多年的慢性胃炎得以治愈。

腹胀嗳腐吞酸方

[**组成与用法**] 麦芽 15g，谷芽 15g，山楂 20g，鸡内金 6g，陈皮 9g，加水 800ml 煎 20 分钟取汁服（渣再煎），每天 1 剂，早晚各服 1 次。

[**功效与适应证**] 方中麦芽功能消食和中；谷芽健脾开胃，作用较麦芽和缓；山楂功能消食积、补脾；鸡内金具有消食积、止遗尿、健脾理肠的作用；陈皮理气健脾、燥湿化痰。数味合用，理气健脾的作用更强，可用于消化不良，腹胀嗳腐吞酸等症。

食欲不振（5 方）

食欲不振，是指缺乏进食欲望，不喜吃饭，吃饭不香或食量减少。食欲不振一般多见于消化系统疾病及其他全身性疾病，精神因素（如睡眠不好，情绪波动等）也能引起食欲不振。

椰鸡糯米饭治食欲不振

[**组成与用法**] 椰子肉（切成小块）100g，糯米 100g，鸡肉 100g，同放入砂锅内隔水蒸熟服食。

[功效与适应证] 方中椰子肉性味甘平，功能补虚生津、益气治风，令人面色悦泽；糯米性味甘平，功能补中益气、暖脾胃；鸡肉功能补虚温中，主治病后虚弱、产妇产后气血虚等。三味合用，功能温中益气，去风补脑。适用于脾虚倦怠，四肢无力，中气虚弱，食欲不振等症。

神曲山楂治食欲不振

[组成与用法] 神曲 50g，焦山楂 50g，鸡内金 12g，锅巴 600g，白糖适量，将神曲、山楂、鸡内金及锅巴焙干后研末，入白糖和匀，瓶贮，每次取10g，用白米（研粉）适量煮糊送服，每日服 3 次。

[功效与适应证] 方中神曲味甘辛性温，功能健脾和胃、消食和中，主治饮食停滞、胸痞腹胀、呕吐泻痢、产后瘀血腹痛、小儿腹大坚积等；山楂味酸甘性微温，功能消食驱虫、消散瘀血，主治食积吞酸、小儿乳食积滞等。鸡内金味甘性平，主要有消积健胃之功效，可治消化不良等。锅巴即锅底的焦米饭，功能消食健胃。本方药性平和，尤适宜小儿食欲不振者。

扁豆怀山粥治食欲不振

[组成与用法] 炒扁豆 60g，怀山 60g，粳米 45g，加水 1000ml 煎粥服食（小儿用量减半），每日 1 次，连服数次。

[功效与适应证] 方中扁豆功用为健脾和中、化清降浊、除湿止渴；炒扁豆健脾功用强，生扁豆则化湿性能好，将扁豆放于锅内炒至黄色，略带焦斑者，即是炒扁豆。怀山，《药品化义》云："山药，温补而不骤，微香而不燥，循循有调肺之功，治肺虚久咳，何其稳当。因其味甘气香，用之助脾，治脾虚腹泻，怠惰嗜卧，四肢困倦。"粳米即大米，功能补中、壮筋骨、益肠胃。本方功能健脾益胃止泻，主治脾虚胃弱，食欲不振，食少久泻，食不克化等。

山楂汤治小儿厌食症

[组成与用法] 山楂 20g，大枣 10 枚，鸡内金 2 个，白糖适量，先将山楂、

大枣放砂锅内焙至焦黄色，加鸡内金和白糖，水 1 碗半煎 20 分钟取汁服，分 3 次服，每日 1 剂，连服 3~4 剂。

[功效与适应证] 方中山楂功能消食积，散瘀滞。鸡内金功能消食积、健脾理肠。大枣甘能补中，温能益气。数味合用功能健脾止泻，消食化滞，适用于小儿厌食，腹胀手足心热，头发干枯，大便干燥或便溏等。如用于三四岁以下儿童，药量减半。

山楂麦芽消积化食

[组成与用法] 山楂 9g，炒麦芽 9g，水 1 碗煎 15 分钟取汁内服，渣再煎，每日早晚各 1 次，连服数日。

[功效与适应证] 方中山楂功能消食化积，活血散瘀，主治食滞不化，肉积不消，脘腹胀满，腹痛泄泻等；麦芽功能消食和中，主治食积不化，消化不良，不思饮食，脘闷腹胀等。两味合用功能消滞开胃，主治小儿食积腹胀，消化不良。

便 秘 (6方)

便秘即大便燥结，数天始得排解一次，或虽有便意而排出困难。经常便秘者，往往有全身不适的症状，如自觉腹部胀满，并常伴有腹痛、恶心、嗳气、食欲减退等。由于排便困难，用力太过，还易继发痔疮和疝气。治疗便秘，一般以通下为主，但对年老或身体虚弱者，不可滥用峻泻之剂，否则虽能取快于一时，而津液损耗，燥结必愈甚。

蜂蜜元明粉治便秘

[组成与用法] 蜂蜜 30g，元明粉 9g，用冷开水一碗冲服，服后约半小时大便即通。

［**功效与适应证**］此方出自《益世经验良方》，方中蜂蜜性味甘平，功能润肺、滑肠、养胃生津，主治肺热干咳、喉干口燥、大便秘结等。元明粉性味咸寒，功能泻热、软坚、润燥、通结。主治腹痛胀满、大便秘结等。二味合用则润燥通结之功力更大。

如属于年老或身体虚弱者，可将上方的元明粉去掉，另用花生油 15g，用热开水适量和蜂蜜同冲调温服，1 日 2 次。此两方治疗便秘的效果都很好，但第二方的作用较缓和一些。

菠菜猪血汤治便秘

［**组成与用法**］鲜菠菜 500g 洗净，猪血 250g 切成块，加清水二碗煎汤，加适量油盐等调味后服食，亦可用以佐膳，每日 1 次，连服 2~3 次。

［**功效与适应证**］方中菠菜又称波斯菜、鹦鹉菜，营养丰富，性味甘凉，炒熟后其性偏于平和，煎汤食用，则偏于寒冷润滑。中医认为菠菜功能利五脏、通肠胃、开胸膈、下气调中、止渴润燥。现代医学把菠菜作为滑肠药，主治习惯性便秘或痔漏，并有促进胰腺分泌的作用，能助消化。猪血味咸性平，功能生血、利大肠。二味合用有润大肠，通大便的功效，可治疗大便秘结、痔疮便秘、习惯性便秘、老人肠燥便秘。

芝麻核桃治便秘

［**组成与用法**］黑芝麻 30g，核桃仁 60g，共捣烂，用滚开水冲服，每早服一次。

［**功效与适应证**］方中芝麻有补血润肠、生津、通乳、养发等功效；核桃仁功能温补肺肾，润肠通便。二味合用，对于平时大便干燥，不吃泻药则不能排便者，效果颇佳。

📝**按语：**

《燕山医话》中路志正《漫话老年便秘》一文介绍：老年便秘以虚秘较多见，其因虽繁，但不外伤津耗液、气血不足、纳化失常、肾虚四端。该文介绍有三则治疗老年便秘的单方，其中之一便是取黑芝麻15g，蜂蜜适量，将黑芝麻捣碎，以蜂蜜调后冲服。

决明子治习惯性便秘

[**组成与用法**] 将决明子拣去杂质，用文火炒至嫩黄色。每次用炒决明子20g，倒入茶杯中，用滚水冲泡，10多分钟后，即可饮用，可多次冲泡。另外亦可用决明子30g，加水3碗煎存1碗，服时加蜂蜜少许，分数次服。

[**功效与适应证**] 方中决明子性味甘苦咸微寒，功能清热明目、润肠通便。用于治疗高血压头痛、急性眼结膜炎、角膜溃疡、青光眼、大便秘结、痈疖疮疡。本方治疗习惯性便秘，效果颇佳，连服7次为一疗程。

📝 按语：

　　名医叶橘泉在《叶橘泉论医药》中的《决明子代茶和增进健康的功效》一文，对决明子颇为看重："用决明子炒捣泡汤代茶用，香味赛过咖啡，能开胃整肠，消炎利尿，有营养却病之效，价格却比茶叶低得多。""笔者家庭实行决明子茶已久，都觉得香味很好，乐于接受。饮用此茶以来，一般感觉食欲增加，排便正常，对来宾敬以此茶已成习惯。其味近似咖啡，特辑介绍试用，一般都比较满意。"用法：将决明子淘净晒干，炒微黄磨碎，贮藏瓶罐，每用一撮，注以开水，呈芳香饮料，可一再泡渍，如喜甜味也可以入少量砂糖。

　　医疗用途：对慢性习惯性便秘效果显著，每日20g煎浓汁顿服，连用四五日，能够很舒适地排出软便，这与一般用轻泻剂之下稀薄粪迥然不同，续以小剂量饮用，可经常得自然利便；也可用于慢性胃肠病所致消化不良、胃酸过多、脚气、浮肿、高血压、神经衰弱等，每日以10~15g（约三五钱）煎服，口腔炎、口舌疮痛（俗称火气），用其浓液滤过，作漱口料，1 日多次含漱，往往一二日即显效果。"

《名中医治病绝招》一书介绍，名医蒲辅周也常用决明子治虚秘，大凡体虚或老年人患大便秘结，不可勉强通之，大便虽闭而腹无所苦，应予润剂，切勿攻也。决明子性味微苦，入肝经，功擅润肠通便清热，对于体虚或老年人的便秘，用之疗效甚佳。因此，对于这一类病人，蒲老常在处方内加决明子 9g，或单用决明子粉，每服 3 至 6g，视病情每日 2~3 次，疗效可靠。

《民间医疗特效妙方》载有广西苍梧县一小学教师应用决明子治疗便秘的验案：笔者的岳父患便秘症已有一年余，常食红薯、香蕉，但收效不大，后听人介绍，服用决明茶一个多月，排便恢复正常。现简介如下，便秘患者不妨一试。茶的制作方法为取决明子拣去杂质，小火炒至嫩黄色备用，每日取炒决明子 20g，放入茶杯中，用沸水冲泡 20 分钟后，当开水由淡黄而逐渐加深，即可饮用，喝时可再加水，可多次冲泡，直至颜色变淡后换药。

香蕉治便秘

香蕉是我国南方四大果品之一，气味清香芬芳，味甜爽口，肉软滑腻，人人爱吃。

[组成与用法] 香蕉 2 条，冰糖适量，将香蕉剥去外皮，和冰糖放入碗内，隔水炖烂服，每日 2 次，连服数日。

[功效与适应证] 方中香蕉具有止烦渴、润肺肠、通血脉、填精髓的功效，适用于便秘、酒醉、干渴、发热、皮肤生疮等症；冰糖功能润肺生津、和中益脾。本方可口易服，适用于津枯肠燥之便秘。但糖尿病患者不宜服用本方。

猪胆汁治大便不通

[组成与用法] 猪胆 1 个，取汁和蜂蜜少许调匀，用棉花签沾之，涂于肛

门口，大便立即通下。

[功效与适应证] 此方根据汉代医圣张仲景的蜜煎导法通大便变化而成，蜜煎导法原为用蜂蜜适量熬炼成膏，制成手指粗条状纳入肛中，能通大便；或用猪胆 1 个取汁和醋少许，以竹管插入肛门中，将胆汁灌入，大便即通。此方合二为一，较诸任何方法更为简便，且无其他副作用，屡经试用，功效卓著。(此方载自民国医刊杂志《现代中医》)

腹泻（肠炎）(8方)

腹泻是一种常见的消化道疾病。此病与饮食的关系最为密切。此外，气候的寒温失调等原因，也能引起腹泻。腹泻大体可分为伤食泻、寒泻、热泻和脾虚泻。

脾虚泻以老人、小儿患者为多，其主要症状是：食后即泻，久泻不止，或经常腹泻，面黄肌瘦，精神倦怠，甚至四肢发凉。

慢性泄泻可由慢性肠炎、结肠过敏、肠功能紊乱等引起。症见大便溏薄，五更泄泻，久治不愈，神疲乏力，四肢不温，便下清冷，完谷不化，苔白舌淡等。

锅巴莲子治脾虚久泻

[组成与用法] 饭锅巴（晒干后研末）120g，莲子（去心后研末）120g，白糖200g，和匀后装入瓶中待用。每日服 3 次，每次取 3~5 汤匙，开水送服。

[功效与适应证] 方中锅巴功能补脾胃、助消化、止腹泻；莲子主治脾虚腹泻、梦遗滑精、崩漏带下等；白糖除作调味品外，还具有和中助脾的功能。

此方能补脾健胃，增强消化功能，且味甜可口，小儿易于接受。凡因脾虚久泻者，可依方配制服用。

山药羊肉治慢性泄泻

[**组成与用法**]羊肉250g，鲜山药500g，加水1000ml煮烂后入糯米250g，另加水适量煮粥服用，每日早晚服用，连服5~7日。

[**功效与适应证**]方中羊肉是肉类食品中补虚祛寒功效较好的一种，性味甘温热，功能温补气血，开胃健脾，主治肾虚腰疼、阳痿精衰、形瘦怕冷、病后虚寒等；山药功能健脾益肾，主治脾虚泄泻、久痢、虚劳咳嗽等；糯米功能暖脾胃、补中益气、缩小便。三味合用，有温肾健脾、除湿止泻的功效，适用于慢性泄泻虚弱病人，惟此粥偏温，适宜身体偏寒者，对阴虚阳亢者不宜采用。

大蒜头治腹泻

[**组成与用法**]大蒜头2粒，白糖少许，将大蒜头在柴草火灰内煨熟，剥去外衣，蘸白糖同食。蒜头治腹泻还可取紫皮生蒜头（即独头蒜）2个，剥去外衣，捣烂，加红糖少许，清水小半碗，煮沸，趁热服下，每日可服2~3次，即可见效。

[**功效与适应证**]方中大蒜头，性味辛温，功能行气、温胃、消积、解毒、杀虫、调味，用于饮食积滞、脘腹痛、腹泻、痢疾、百日咳、痈疽肿毒等症，并能防治感冒；白糖味甘入脾，性平微寒，能清暑解渴。二味合用，治疗水泻以及痢疾简便有效。

📝按语：

　　此方《上海中医杂志》有载，并附有验案：某女，19岁，饮用生水后，发生腹痛，以脐孔周围为剧，随后即腹泻，大便呈黄色糊状，量不多，无脓血样状，当天共泻3次，即按上法给服蒜头煎液1次，当天傍晚再服1次，至第二天，腹泻、腹痛均止。

　　民国医刊《现代中医》亦刊载大蒜治疗泄泻、暴痢，或下痢噤口、肠毒下痢等，以大量之大蒜汁，和热面条食之，往往治愈。近人研究，谓食大蒜可以杀肠道之病菌，且可安静肠胃，制止下泻，并制止腹痛，略具利尿之功效，兼能增进食欲，治愈消化不良等症，止泻之效，颇似麻醉剂，而无流弊，虽久用大量，亦无便闭之副作用。

《偏方大全》也有大蒜治痢疾肠炎的介绍。大蒜1头，白糖20g。大蒜去皮切细末，用白糖拌和，每日早晚各1次，饭前吞服，连用7~10天。功能杀菌解毒，用治痢疾，肠炎腹泻。

莲子苡米治脾虚泄泻

[组成与用法] 莲子15g，苡米15g，红枣5个，加水800ml煎粥，用红糖适量调味服食，连服数次。

[功效与适应证] 方中莲子具有补脾、益肺、养心、益肾和固肠等作用，适用于心悸、失眠、体虚、遗精、白带过多、慢性肠炎等症；苡米又名薏苡仁，功能健脾补肺、清热利湿，主治泄泻、水肿、脚气、肺痿、肺痈等症。二味与功能调和百药的红枣合用，有健脾固肠止泻的作用，适用于因脾虚而久泻不止的患者。

莲子山药粥治慢性肠炎

[组成与用法] 莲子（去心）20g，山药20g，糯米20g，洗净后放入砂锅中加水800ml煎粥，每日睡前吃1碗，加盐或糖调味。

[功效与适应证] 方中莲子补脾益肾固肠，山药健脾益肾，糯米温补脾胃、补中益气。三味合用，功能健脾益胃，适用于慢性肠炎、小儿消化不良、妇女病后体弱。

山药粥治慢性腹泻

[组成与用法] 山药30g，苡仁20g，糯米3g，大枣10枚，生姜3片，红糖适量，加水1500ml煎煮成粥，分3次服用，每日1剂，连服半个月。

[**功效与适应证**] 方中山药健脾益肾，苡仁健脾清热利湿，糯米暖脾胃，大枣安中养脾，生姜止呕和胃。数味合用，功能补益脾胃，适用脾胃虚弱引起的慢性腹泻（症见久泻不愈，时发时止，大便溏稀，四肢乏力等）。

山楂莱菔子治慢性肠炎

[**组成与用法**] 焦山楂 30g，莱菔子 20g（用纱布袋装），加水 800ml 煎 20 分钟，去渣取汁，分 2 次服，每天 1 剂，连服数剂。

[**功效与适应证**] 方中焦山楂为取拣净的山楂，置砂锅内用武火炒至外面焦褐色，内部黄褐色为度。山楂性味酸甘微温，《日用本草》称其"化食积，行结气，健胃宽膈，消血痞气块"。莱菔子性味辛甘平，《本草纲目》称其"下气定喘治痰，消食除胀，利大小便"。两味合用，功能消食除胀，理气止泻，可用于慢性肠炎。

📝 按语：

> 方中焦山楂，如药店没有，可买普通山楂，自己加工，用砂锅炒一会，到颜色变黑即可。不可用铁锅炒。

车前子止腹泻

[**组成与用法**] 车前子（微炒）30g，研为细末，清米汤调服，每天 1 剂，连服数剂。

[**功效与适应证**] 方中车前子性味甘寒，功能清热利尿、渗湿通淋、明目、祛痰。用于水肿胀满、热淋湿痛、暑湿泄泻、目赤肿痛、尿血等；米汤即煮稀饭后，去除米粒只用清汤。此外，对夏季腹泻，泻而不爽者，也可车前子与绿豆同用 [方用：车前子 25g（纱布袋装），绿豆 100g，加水 1000ml 煎 20 分钟，去渣取汁，分 2 次服，每天 1 剂]，效果很好。

治验：此方为宋代民间秘方，宋代苏轼和沈括的《苏沈良方》
便记载有这么一个故事：宋代大臣欧阳修患腹泻久不止，请了不少
名医都没治好，其夫人对欧阳修说："市上有人卖治腹泻药，三文钱
一帖，效果很好。"欧阳修不以为然，不肯用。后来夫人只好借名医
开药之名，买来此药给欧阳修服，果然只服1剂，腹泻即止。为此
欧阳修专程请来卖药者，重礼答谢，并求其方。卖药者考虑好久才
肯相传：只用车前子一味为末，米饮下二钱匕（匕，古代计量单位，
取隋代五铢钱盛药末即为一钱匕，重约2g），卖药者还专门解释"此
药利水而不动气，水道利则清浊分，谷脏自止矣"。

痢 疾（5方）

痢疾是指大便频数，下利腹痛，里急后重，粪便带血及黏液，或
发热或不发热的综合性症状，其轻者一日大便五六次，重者二三十次。
本病的发生与天时、饮食有关，多发生于夏秋季节。多因热求凉，过
吃生冷，致使饮食停积，脾胃受损，遂成痢疾。其治疗方法，一般是
初痢宜通，久痢宜涩。此外，初期症状，多属湿热；久病之后，亦从
寒化，应以照顾胃气为主。

山楂姜茶治痢疾

[组成与用法] 炒山楂6g，陈茶叶6g，老生姜3片，红白糖各25g，加
水500ml煎15分钟取汁内服，每日3次。

[功效与适应证] 方中山楂性味酸甘，功能健脾消积、活血散瘀、化痰
行气，主治饮食停滞、腹泻腹痛、肠风下血等；茶叶功能止渴生津、消食利
水、兴奋提神、除湿清热、善祛油腻；生姜功能发表散寒，去湿去水，止呕
祛痰，健胃进食。红白糖作为调味品，同时又具有和中助脾的功效。本方用

于痢疾初起者，连服 2 日即愈，重者可加服数次。

鸡蛋陈醋治赤白痢

醋有多种，入药多以米醋或陈醋为佳。

[**组成与用法**] 鸡蛋 2 个，陈醋 100g，置碗内，隔水蒸熟，去醋取蛋，1 次服完。

[**功效与适应证**] 方中鸡蛋性味甘平，具有镇心、益气、安五脏，治下痢等。醋性味酸温，功能消肿益血、消食健胃、防腐杀菌，夏秋季节，多食醋，还有助于防治痢疾、肠炎。二味合用，功能清热化湿、调气行血。对下痢黏冻脓血，赤白相杂的赤白痢患者，每日服 2~3 次，连服数日即可见效。

马齿苋治痢疾

马齿苋性寒滑而味微酸，采取鲜嫩的马齿苋用水煮熟，再拌以醋、蒜、香油之类，味道颇鲜美可口。除了可供食用之外，它还是一味用途很广的民间草药。《中国药典》（2015 版）记载：马齿苋功能"清热解毒，凉血止血，止痢。用于热毒血痢……"。民间常用以治疗赤白痢疾。

[**组成与用法**] 取鲜马齿苋 120g（小儿减半）加水 2 碗煎汤，加适量白糖调味，1 日内分数次服完，连服 2~3 日。或取鲜马齿苋洗净焙干研末，用开水送服，每次 3g，每日 3 次，连服 2~3 日。或取鲜马齿苋 120g 洗净，捣烂滤汁 1 杯，加入蜂蜜半杯，隔水炖熟，分数次内服，连服 2~3 日。

📝按语：

　　民国医刊《神州医学报》刊登的《去疾医话》介绍：马齿苋绞汁，和砂糖服之，治痢有特效，此民间相传之经验单方也。

　　野生的马齿苋到处都有，易于采集，服法方便，又无毒性。用马齿苋治痢疾是一个很值得推广的方法。此外，马齿苋可与绿豆同用：鲜马齿苋 120g（干者 30g），绿豆 30g，加水 1000ml 煎汤服食，每天 1 次，连服 3~4 天，其清热解毒的功效更佳，适用于痢疾，也可用于急性胃肠炎。

治验：《中医杂志》1960 年第 6 期刊载有马齿苋治痢疾的验案："某女，27 岁，1959 年 5 月 21 日来诊。主诉：腹痛，下痢赤白，里急后重，日 10 数次，已 5 天，曾在某医院门诊，经大便培养确诊为细菌性痢疾，已服过氯霉素 30 粒，未见减轻而来院治疗。患者精神萎靡，食欲减退。经服用马齿苋煎剂（取干燥马齿苋，成人每日 30 至 90g，小儿酌减，煎汁分 2 次口服，小儿加适量食糖），1 天后症状即见减轻，连服 3 天，大便完全恢复正常，腹痛、里急后重等症状全部消失。"

松罗茶治痢

[组成与用法] 松罗茶 15g，鸡蛋花 15g，先用鸡蛋花煎水 1 大碗，沸后泡入松罗茶，然后倒出过滤，待凉后冲入蜂蜜 30g，混合后内服，轻者 1 次，重者 2~3 次，无不立效。此方并可治疗便血证。

[功效与适应证] 方中松罗茶性味苦寒，功能消积滞油腻，凉血清肝，清火下气除痰。凡过食油腻之品，觉得腹胀不舒者，以之泡开水饮服立解。该方另一味鸡蛋花具有润肺解毒、清热利湿、滑肠的功效。二味合用治疗痢疾效果很好。该方如无松罗茶时，可用其他茶叶代替，但效力稍逊。

✐ 按语：

清代《秋灯丛话》便记载有这么一个故事："北贾某贸易江南，善食猪头兼数人之量。有精于岐黄者见之，问其仆曰：'每餐如是，已十有余年矣。'医者曰：'病将作，凡药不能治也。'俟其归，尾之北上，将以为奇货。久之无恙，复细询前仆曰：'主人食后必满饮松罗数瓯。'医爽然曰：'此毒唯松罗可解。'怅然而返。"这个故事挺有意思，其中的医生未免居心不良，打算乘人之危，捞他一把，但总算多少还有点真才实学，不过运气不好，只能失望而返，但也从侧面证实松罗茶确有功效。

金针菜黑木耳治小儿痢疾

[**组成与用法**] 金针菜 30g，黑木耳 15g，加水 600ml 煎煮 20 分钟，放红糖适量饮服，每日 1 剂，连服 3~4 剂。

[**功效与适应证**] 方中金针菜又名黄花菜、萱草根，功能清热利尿；黑木耳，清代王孟英《随息居饮食谱》称其："甘平、补气、耐饥、活血，治跌扑伤，凡崩淋、血痢、痔患、肠风，常食可疗。"红糖主要有补中缓肝、活血和瘀的功效。本方具有清热解毒止痢的功效，且药味平和，又有红糖调味，小儿易于接受。

黄疸肝炎（5方）

黄疸型肝炎是病毒性肝炎的一种，有乏力、食欲不振、眼巩膜和全身出现黄疸，并有右上腹不适及恶心呕吐等胃肠道症状，肝脏肿大。中医认为此病主要是外感湿热之邪所致，因脾阳不振，湿邪内阻而发黄疸。

湿热黄疸的临床特证：黄疸颜色鲜明，心烦发热，脘闷腹胀，恶心呕吐，食欲不振，小便深黄，大便干燥，舌苔黄腻等。

泥鳅豆腐汤治湿热黄疸

[**组成与用法**] 泥鳅 100g，鲜豆腐 100g。先将泥鳅放盆中养 1~2 日，使其肠内容物排净后，取出去内脏，与豆腐共放锅中，加水 1000ml 煎煮，待熟烂后，泥鳅和豆腐连汤服，每日 1~2 次。

[**功效与适应证**] 方中泥鳅性味甘平，功能补脾胃利水湿，对于湿热黄疸，祛邪而不伤正。豆腐性味甘平，功能清热利尿，益气宽中，消胀散血。二味合用，可增强健脾益气，除湿退黄的功效。

此外，可用泥鳅适量，去肠肚洗净，用砂锅文火焙干，研末，瓶贮备用，每次9g，开水冲服，每日3次。可治疗急性胆囊炎腹痛呕吐，对肝炎黄疸也有很好的疗效。

《食物中药与便方》亦有泥鳅治疗急、慢性肝炎的介绍。取泥鳅若干条放烘箱内烘干（温度以100摄氏度为宜），达到可捏碎为度，取出研粉，每服15g，每日3次，饭后服。小儿酌减。用治急性或亚急性、迁延性肝炎。据介绍，辽宁省盖城县医院用此方治疗传染性肝炎35例，其中黄疸型32例，病程最长者达7个月，通过12~16天治疗，痊愈33例，明显好转2例。

菠萝猪肝治黄疸性肝炎

[**组成与用法**] 生菠萝200g，生猪肝200g，加水600ml，煎存200ml，连渣带汤，1次服完，每日1次，服药4~5日病情好转，连服10余天痊愈。

[**功效与适应证**] 方中猪肝功能补肝养血，明目。菠萝有健胃消食、补脾止泻、清热解渴、利小便的功效。可用于伤暑、身热烦渴，胸中憋闷、消化不良、小便不利等症。

📝 按语：

此方为民间验方，治黄疸性肝炎有良效，且味道可口，小儿患者也能接受。

薏苡根治小儿黄疸初期

薏苡的种仁名苡仁，俗称苡米，味甘淡性凉，有健脾补肺，清热利湿之功效，可治泄泻、水肿、脚气、肺痿、肺痈等症。薏苡的根也可供药用，味淡性凉，功能清热利湿，健脾杀虫。民间常用薏苡根治小儿黄疸初期。其方如下：薏苡根30g，红糖15g，加水800ml煎20分钟去渣取汁内服，每日1剂，

内

科

连服 3 剂。

田基黄治黄疸肝炎

田基黄是一种常见的中草药，别名地耳草，生于田野较潮湿处。性味甘苦凉，功能消肿解毒、清热利湿。主治黄疸、泻痢、喉蛾、蛇咬伤、小儿惊风、肠痈、疖肿等。民间常用本品治疗黄疸肝炎，每次用鲜田基黄 120g（干者 60g），鸡蛋 2 个，加水 2 碗同煎，蛋熟后取出去壳再放入煎，煎成 1 碗，饮汤吃蛋，每日 1 次，连服 5~6 次。田基黄与鸡蛋同用，有益阴护肝的功效，可用以急、慢性黄疸肝炎。

📝 按语：

田基黄确为治疗肝炎、肝硬化的良药。民国时海南某地有一小商贩，常往山地黎寨换取山货，因其为人厚道，故和黎族同胞交情甚契。后不知何故数月未至。一黎族老者受众人之托，特登门探访。至则见其人已卧病不起，自云得病后曾延请多位中西医治疗，均无寸效，看来只有束手等死了。老人本一精通医术者，遂为之诊察，见其腹胀如鼓，上有青筋浮起，头面手足亦多肿胀，诊毕，老人笑道："天下无不可治之病，唯须用药得宜而已，你如能按我的话办，定能痊愈。"说完即去，次日，老人带人挑来二十担青草药田基黄和七十斤蜂蜜，嘱其将田基黄水煮去渣，熬成膏，饥则餐此膏，渴则饮蜂蜜冲水。其人如法行之，即大便溏泄，小便清利而肿胀即消，药未尽而病已愈。

水肿而至腹部青筋暴露者，已为肝病的晚期症状，实属难治，《医诀》中便有"肚大青筋休用药"的说法，然黎族老者的一味田基黄，竟能挽此沉疴，可见民间单方自有不可思议的功效。

黄疸型肝炎方

[**组成与用法**] 金钱草 30g，蒲公英 30g，板蓝根 30g，加水 1500ml 煎 20

分钟去渣取汁分 2 次服，每日 1 剂，连服数剂。

[**功效与适应证**] 方中金钱草功能利水通淋，清热消肿；蒲公英功能清热解毒，利尿散结，治急性乳腺炎、感冒发热、急性扁桃体炎、肝炎、胆囊炎、尿路感染等；板蓝根功能清热、解毒、凉血，治流感、肺炎、肝炎、腮腺炎、口腔炎、扁桃体炎等。三味合用，功能清热解毒、消肿退黄，适用于黄疸型肝炎。

📝**按语:**

此方还可将金钱草改用金银花，蒲公英、板蓝根用量减半，用于胆囊炎效果颇佳。

胆囊炎（2方）

胆囊炎临床上有反复急性发作等特点，本病有时与胆石症同时存在。中医认为，本病主要由于忧思恼怒、情志不舒、肝胆气郁；或饮食不节，损伤脾胃，滋生湿热；或久病气滞血瘀，肝失疏泄，胆失通降而为病。

金钱草治胆囊炎

[**组成与用法**] 金钱草（鲜者 60g，干者 30g），粳米 50g，冰糖适量，先将金钱草加水 300ml，煎 20 分钟，去渣取汁，放入粳米（洗净）和冰糖，并再加水 400ml，煮成稀粥，分 2 次服用。每天 1 剂，连服数剂。

[**功效与适应证**] 方中金钱草甘淡药性偏凉，功能除湿退黄，解毒消肿，对于湿热流注肝胆引起的胆囊炎效果颇佳。本品大剂量水煎服还能促进胆汁排泄以助排石，故对胆结石较小或泥砂样结石疗效可靠。

也可仅用金钱草一味，每次用量 100g（干者减半），煎水代茶频频饮服，每日 1 剂，连服半月为 1 疗程。

📝 **按语：**

　　1966年第5期《浙江中医杂志》刊登有用金钱草治胆囊炎的验案：某男，患慢性胆囊炎急性发作，来门诊，即用金钱草30g，大枣10枚水煎服，共25天即愈，半年后随访未再发。

蒲公英治胆囊炎

　　[**组成与用法**] 鲜蒲公英90g，加水1000ml，煎20分钟，去渣取汁内服，每日1剂。

　　[**功效与适应证**] 方中蒲公英性味甘苦寒，功能清热解毒，利湿。主治热毒痈肿疮疡及内痈、湿热黄疸及小便淋漓涩痛等症。

📝 **按语：**

　　《燕山医话》中曲溥泉《野菜妙用》有文介绍蒲公英："蒲公英，我乡俗名'婆婆丁'，遍地环生，乡人亦喜食其叶，味不苦，很好吃，也能拌粮蒸食充饥。蒲公英入药，消肿散瘀，清热解毒，治痈肿疮毒颇效，乡人多用鲜根、叶洗净煮食，以治各种火毒疮疖，亦取其鲜根、叶生捣泥状外敷于未溃疮疖面上，内服外敷，不日肿消疖散而愈，真验方也。"

　　1992年第5期《中医杂志》刊登有蒲公英治胆囊炎的验案："刘某，男，45岁，右肋下胀痛时寒热，经某医院诊为胆囊炎，因家居农村，时值盛夏，嘱以单味鲜品蒲公英半斤余，每日煎服1次，连服10余日痛止，5年来病未再发。"

　　蒲公英除应用于疮科外，还适用于肝炎、胆囊炎、尿道感染等症。服法还可与粳米煮粥服用。《老偏方》介绍有蒲公英粥：蒲公英40~60g（鲜品60~90g），粳米50~100g。取干蒲公英或鲜蒲公英（带根）洗净，切碎，煎取药汁，去渣，入粳米同煮为粥，以稀薄为好，每日2~3次，稍温服，3~5天为1疗程。功效：清热解毒，消肿散结，适用于肝炎、胆囊炎及急性乳腺炎、急性扁桃炎、尿路感染、急性结膜炎等。

腹　痛（4方）

伤食腹痛，又称食积腹痛，因饮食不节，脾虚不运，食物停滞肠胃所致。症见腹部胀满疼痛，恶按、恶食、嗳气吞酸、便秘，或痛后欲便，便后痛减等。

山楂姜糖汤治伤食腹痛

［**组成与用法**］山楂炒焦 9g，生姜 9g，水一碗半煎存 1 碗，冲入红糖 30g，顿服。

［**功效与适应证**］方中山楂性味酸甘微温，功能消食健胃、行气化瘀，用于肉食积滞、胃脘胀满、泻痢腹痛、瘀血经闭、产后瘀阻、心腹刺痛、疝气疼痛、高脂血症等疾病，消积多炒用，散瘀宜生用；生姜有发表散寒，温中止呕作用，药用以老姜为佳；红糖具有益气、化食、健脾、行血、活血的功效。三味合用，功能理气和中，消食导滞。凡因伤食导致的腹痛，连服 2~3 次即可见效。

老姜止腹痛

［**组成与用法**］老姜 50g，捣烂敷在脐上，其痛立止。

生葱治肚痛不止

［**组成与用法**］生葱 250g，捣烂加酒适量炒热敷肚脐处即愈。

按语：

上二方中老姜功能温经散寒、祛风除湿；生葱功能发表通阳。均可用于治疗腹痛。二物寻常易得，且疗效颇佳。不可小视。

内
科

腹痛外用方

［**组成与用法**］小茴香 30g，花椒 30g，盐 30g，共捣碎，以醋适量炒热，装入布袋内，熨肚脐上，其痛立止。

［**功效与适应证**］此方出自《民间灵验便方》，方中小茴香性味辛温，功能温肾散寒、和胃理气，治寒疝、少腹冷痛、肾虚腰痛、胃痛、呕吐等；花椒性味辛温，功能除风邪气、温中、去寒痹。两味配合盐醋同炒热外熨可温中止痛，适用于腹痛症。

便　血（4方）

便血又名血便、下血，即大便时血从肛门而出，其致病原因或是肠中积热（夹湿），或者脾气虚损，不能统摄血行所致。可分别采用清肠热、止血和补气摄血方法治疗。

柿饼治便血

因便血日久导致气虚下陷者，宜补脾益气，可使用柿饼治疗，效果不错。

［**组成与用法**］柿饼 4 个，红糖 200g，加水 2 碗煎成一碗半，连药带汤一次服用，每日 1~2 次，连服 3 日。

［**功效与适应证**］方中的柿为常见水果，味道甜美，营养丰富，经过加工者称柿饼，性味甘平，功能健脾和胃止血，可治吐血、便血。如便血时间较长，可将柿饼焙成炭，研末，每用 6g 加红糖适量拌匀，用米汤送服，效果更好。

📝**按语：**

用柿饼烧灰治便血，《是斋百一选方》有验案记载："曾茂昭通判之子，年十余岁时，尝苦便血多日不止，凡治肠风药如地榆之类，遍服无效，曾通判因阅书见此方，用之一服而愈，是干柿烧灰者，曾通判与余合肥同官亲说云尔。"

鸡冠花煮蛋治便血

[**组成与用法**] 白鸡冠花 30g，加水一碗半，煎剩多半碗去渣，将鸡蛋 1 个打入汤中煮成荷包蛋，加白糖适量服，每日 1 次，连服 5~6 次。

[**功效与适应证**] 方中鸡冠花性味甘凉，功能清热利湿，止血通淋，主治吐血咳血、崩漏痔血、赤白带下、血淋石淋、尿路感染等；鸡蛋性味甘平，功能滋阴养血。二味合用，治疗因热毒引起的便血有良效。

金橘山楂治大便下血

[**组成与用法**] 金橘饼 5 个，山楂 15g，白糖 9g，加水 500ml 煎 15 分钟，饮汤并食其渣。

[**功效与适应证**] 方中金橘具有理气、解郁、化痰、醒酒之功。山楂性味酸甘微温。清代名医王孟英《随息居饮食谱》中称山楂能"醒脾气，消肉食，破瘀血，散结消肿，解酒化痰，除疳积，止泻痢"。此二味配以白糖，味美易服，用治大便下血，小儿患者乐于接受。

止大小便出血方

[**组成与用法**] 黑木耳适量用砂锅焙炭，研末，每次用 30g，开水送下，每日 1 次，连服数次。

[**功效与适应证**] 方中黑木耳性平味甘，具有补气养血、润肺止咳、抗癌降压、凉血止血的功效，民间常用黑木耳煮猪肠同食，治肠风便血。

内科

尿路感染（4方）

尿路感染是指各种原因引起的输尿管及膀胱炎症，主要表现为尿痛、尿频、尿急、尿道分泌物增多，有肉眼可见血尿、脓尿，或伴有发热，甚者耻骨上区有不适感或疼痛难忍。本病属中医"淋证"的范畴。

苡仁蜂蜜治热淋

热淋小便涩痛常见于泌尿系感染（膀胱炎、尿道炎）、尿道结石、前列腺炎等症，其致病多为湿热结聚，流注膀胱而引起。

[组成与用法] 生苡仁60g，加水2大碗，久煎至苡仁糜烂，待冷后冲入蜂蜜20g，连渣服下，每天1次，连服数次。

[功效与适应证] 方中苡仁民间称为苡米，性味甘淡微寒，具有清热祛湿、排脓消肿、强健筋骨、除痹止痛等功效。本品临床常用于治疗各种砂石热淋的患者，其软坚散结的作用，能够化石利尿，是治疗肾结石的常用药物，可以长期使用。蜂蜜营养丰富，其性平和，功能补中益气、安五脏、和百药。二味合用，功能清热利尿，故热淋小便痛者，服后很快就可收效。

金针菜治小便淋痛

[组成与用法] 金针菜120g，红糖适量，将金针菜加水三大碗煎存一碗半，冲红糖后分2次服，连服3~4日。

[功效与适应证] 方中金针菜又名黄花菜、萱草根，性味甘凉，有止血、消炎、清热、利湿、消食、明目安神等功效，可治吐血、大便带血、小便不通、失眠、乳汁不下等症，也可作为病后或产后的调补品。与红糖同用，能利尿抗炎，可用于因尿道炎、膀胱炎引起的小便淋痛。

《偏方秘方大全》载金针菜治膀胱炎尿道炎。金针菜60g，砂糖60g，加3杯水煮，煎至剩2杯的量时喝其汁液。金针菜有利尿抗炎的功能，即所谓利湿热的作用，而且它还可镇定精神，故能治好因尿道炎、膀胱炎引起的失眠。

海蜇粥治小便不利

[**组成与用法**] 海蜇200g，粳米150g，加水1500ml，用砂锅煎煮成粥，加少许食盐调味，服食。

[**功效与适应证**] 方中海蜇性味咸平，功能清热、降压、化痰、消积、润肠、安胎。清代王孟英《归砚录》称："海蜇，妙药也，宣气化痰、消炎行食而不伤正气。"本品煮粥，小便不利者服食即愈。

马齿苋治尿路感染

[**组成与用法**] 马齿苋（干者120g、鲜者240g），红糖90g，放砂锅中加水适量以高出药面为度（如用干者，浸泡2小时再煎），煎沸30分钟，分3次（早、中、晚）服下，每日1剂，连服3~5天。

[**功效与适应证**] 方中马齿苋性味酸寒，功能清热解毒、散血消肿。治热痢脓血、热淋、血淋、带下、痈肿恶疮、丹毒、瘰疬等。本方主治急性尿路感染，效果颇佳，且服后无不良反应。此外本方可加车前草同用，效果更好，如治疗前列腺炎，可连用7~10天（用量马齿苋60g，车前草30g，上药用量均为鲜者，干者用量减半）。

按语：

1992年第6期《浙江中医杂志》刊载有应用马齿苋治尿路感染的验案："某男，28岁，1991年8月3日就诊，诉尿频急，尿痛，尿道口红肿有脓性分泌物。半月前，因出差，有不洁性交史，返乡即见诸症。经私人医生治疗无效，遂来我院，查分泌物发现淋球菌，舌红，苔薄黄，脉弦滑数，予马齿苋 150g（鲜者加倍），日 1 剂，水煎，早晚分服，连服 10 天，诸症消失，尿培养 3 次均为阴性。"

前列腺炎（2方）

前列腺炎在临床上分为急性和慢性两种，急性期以尿急、尿频、尿痛、会阴部胀痛为特证；慢性期以少腹、会阴、睾丸不适感及尿道中常见白色分泌物溢出为特点，具有病程冗长、病情顽固、反复发作、缠绵难愈等特点。

车前草治前列腺炎

[组成与用法] 鲜车前草 150g，鲜竹叶心 10g，生甘草 6g，白糖适量，水煎代茶频频饮服。每天 1 剂，连服 10 天。

[功效与适应证] 方中车前草，俗名"道道车"，房前屋后，路边村头，到处皆有，春末夏初，人们常采其较嫩鲜叶，开水焯后，切碎为馅做菜包食之，此草性味甘寒，功能利水清热，治小便不通、淋浊、带下、尿血等。竹叶心性味辛淡甘寒，功能治心经实热、小便不利、口舌生疮等症。生甘草性味甘平，功能补脾益气、清热解毒、润肺止咳、调和诸药。数味合用，清热利水的功效更著，可用于前列腺炎。

蒲公英治前列腺炎

[组成与用法] 鲜蒲公英 60g，玉米须 60g，白糖适量，放砂锅中加水 1200ml 浓煎为 1 碗，服用，每天 1 剂，连服数剂。

[功效与适应证] 方中蒲公英性味苦甘寒，功能清热解毒，利尿散结，治急性乳腺炎、疔毒疮肿、急性结膜炎、急性扁桃体炎、胃炎、肝炎、胆囊

炎、尿路感染等。玉米须性味甘平，功能利尿消肿、平肝利胆，主治急、慢性肾炎、水肿、急、慢性肝炎、高血压、糖尿病等。本方功能清热利尿，适用于前列腺炎。

📝 按语：

《小偏方大功效》亦载有蒲公英配合忍冬藤治疗前列腺炎。蒲公英30g，忍冬藤60g，加水500ml，煎煮取汁400ml代茶饮。功效主治：解热毒，适用于急性前列腺炎和前列腺性病患者。

尿路结石（附：胆结石）(5方)

尿路结石症又称尿石症、石淋、砂淋。肾、输尿管、膀胱和尿道的结石统称尿路结石。尿路结石表现为排尿时疼痛、尿线细、尿频，有时有血尿、脓尿，中医属"淋证"范畴。

金钱草治砂淋

[**组成与用法**]金钱草60g，马蹄子120g，加水1000ml煎30分钟，去渣取汁内服，每日1剂，连服1~2周。

[**功效与适应证**]方中金钱草性味甘淡凉，有清热、利水、通淋的作用，能治疗肾炎浮肿、尿路感染、尿道结石、胆囊结石等症；马蹄子又名荸荠，甘微寒滑，功能清热生津、明目退翳，用于热病烦渴，或热灼津液，口渴便秘，以及阴虚肺燥之痰热咳嗽症。二味合用，对尿道结石疼痛效果很好，此外还可在金钱草马蹄子煎出的药液中加入适量蜂蜜，以助药力。

📝 按语：

霍老先生曾用金钱草大剂量(每日量8两)煎水内服，连服2周，治愈1例尿道结石患者，愈后于小便中（服药期间，嘱患者小便于尿壶中）共得如砂粒大的结石十四两（此为旧时称量单位，每两即30g）。此外，霍老先生还用金钱草和马蹄子同用（见上方），治疗多例结石症患者，效果都很好。

此外，金钱草还可与苡仁同用（金钱草30g，苡仁90g），将金钱草加水2碗煎取1碗药汁，苡仁加水2000ml煮3碗粥，两者和匀，随意食用，功能利尿、排石、通淋，可用于泌尿系结石。

金钱草治砂淋，为众多医家所认可。《名医用药佳话》中便记载：20世纪20年代有位西医名家缪永祺，一直认为治疗膀胱结石（砂淋）除了动手术剖取，别无他法，用中药治疗，根本没有效果。后来缪有事去香港，途中顺路拜访陈姓老友，见其呻吟在床，经检查发现陈某得的是砂淋证引起的尿潴留，缪主张最好动手术，陈某不同意，缪只好怅然而别。2个月后，缪从香港回来，再去看望陈某，陈某面有喜色，取出半小罐细砂，告诉缪，这便是服中药后排出来的东西，缪再为其检查，结石已经消失。问其故。陈回答是经人介绍用金钱草煎一大壶水，作茶饮，越多饮越好。果然没用几次，病竟然就好了。陈某还特地把用剩的金钱草给缪带回去研究。后来缪遇到几位患砂淋证的患者，都让他们用金钱草治疗，没用几次，排出砂粒甚多，再服而愈。缪氏从此深信金钱草有化石功能，改变了原来的看法。

牛膝乳香治血淋

[**组成与用法**] 牛膝30g，乳香9g，加水800ml煎20分钟去渣取汁内服。此症最严重者，血水点滴而出，惨痛呼号，服此方至3剂，无不痊愈。

[**功效与适应证**] 方中牛膝甘寒，为淋证之要药，能破血止血，除热解毒，治砂淋、血淋等症；乳香有止痛行气作用。二味合用，能治尿道结石引起的小便刺痛（血淋），并能促进结石从尿道排出。

📝 按语：

清代《验方新编》载有此方：牛膝一两（30g），乳香一钱（3g），酒煮温服，水煮亦可。诸药不效，痛不可忍，连服数剂，其效如神。血淋更效。如有梦遗失精之症，则不可用。

四川名医刘梓衡《临床经验回忆录》也载有应用牛膝30g，乳香3g治疗一青年工人之血淋，小便时阴茎疼痛，龟头包皮水肿如气球，状若水晶，效果非常显著。

鸡内金治结石

鸡内金即鸡的胃内膜，性味甘平，具有消食积、止遗尿、化结石、健脾理肠的作用。本品用于化石通淋，效果颇佳。

[**组成与用法**] 取鸡内金适量，晒干后捣为细末，每次用3~5g，开水送服，每日早晚各服1次，可连续服用，此方用治泌尿系结石及胆结石。本方如配合苡仁，效果更好，方用鸡内金10g（研末），苡仁100g加水1200ml煮成粥，与鸡内金末、红糖二匙和匀，随量服用，每天1剂，连服一段时间。

鸡内金与金钱草合用（方用生鸡内金6g，金钱草20g），以金钱草煎水送鸡内金末吞服，每天1剂，连服一段时间，对肾结石（肾绞痛）有良效。此方亦适用于胆结石。

📝 按语：

《南方医话》中刊有张敬珍《鸡内金治砂淋有效》一文："笔者用有鸡内金的排石汤和不用鸡内金的排石汤治疗泌尿系结石25例相比较，结果发现有鸡内金的处方治疗结石下移明显，大块变小，或整块变碎，碎块变为粉末，随尿排出，尿中常有泥沙状之沉淀物，而无鸡内金的处方疗效较差。又曾用单味鸡内金焙干研末，每次10g，每日3次，茶水送服治疗输尿管结石，有1例连服7天后，自行由尿中排出两颗黄豆大的结石。由此可见，鸡内金在治疗石淋中，确有推石下移、化石、排石的作用。"

玉米须治胆结石

玉米须为禾本科玉蜀黍的花柱和花头，因花柱呈丝状故称"玉米须"，此药在秋季很容易大量收到，可晒干后备用。

[**组成与用法**] 玉米须（干者 30g，鲜者量加倍），加水适量煎汤，可不拘量任意饮用。

[**功效与适应证**] 玉米须性味甘淡平，具有利尿通淋、降压之功，还可促进胆汁分泌，对胆囊炎、胆结石疗效不错。本品煎水代茶，加适量糖常饮，清甜可口，对肾炎、膀胱炎、胆囊炎、胆结石、风湿痛、高血压、肥胖病等均有疗效。此外本方还可加用芦根 30g，茵陈 15g，加水适量煎服，每天 1 剂，早晚各 1 次。

核桃仁治结石

[**组成与用法**] 核桃仁 200g，用食油炸酥加少量白糖研成糊，分成 4 次，每天早晚各服 1 次，开水送服。本方儿童服用量减半。

[**功效与适应证**] 方中核桃仁性味甘温，功能补肾固精、敛肺润肠，可用于肾虚耳鸣、咳嗽气喘、遗精、阳痿、腰痛、便秘、遗尿等症。唐代《海上集验方》便有核桃仁与粳米煮粥吃能排石的记载，清代《验方新编》也载核桃肉，煮粥多食，治石淋甚效。本方可用于泌尿系结石，服后结石即可一次或多次排出，可连续服用至症状消失为止。

📝 **按语：**

《小偏方妙用》有核桃仁治尿路结石特别见效的记载。核桃仁、冰糖、香油各等量，将核桃仁用香油炸酥，研碎，与冰糖、香油混合，制成乳剂。每4小时服两匙（约20ml），一般2~4天内排出结石。方中核桃仁能治石淋，医籍早有记载。对于泌尿系各部之结石，一般在服药后数天即可一次或多次排石，且较服药前缩小而变软，或分解于尿液中而使之呈乳白色。

民间常用核桃仁生吃（每天五六枚）治尿结石效果亦佳。据1980年第9期《山东医药》介绍，取核桃仁适量，生食，治疗14例尿结石患者，在3~20天内全部治愈。其中有1例患者，突然腰部疼痛，并向会阴部及双大腿放射，顿感尿急、尿频、血尿、恶心呕吐，经检查，诊为右侧输尿管末端结石，服中药和磁化水2个月未效，自行买来核桃仁5kg，生食吃了3天，肾绞痛停止，照片检查结石阴影消失。后又突发左侧肾绞痛，经检查，诊断为左侧输尿管末端结石，立即生食核桃仁，3日后照片检查结石阴影消失。

尿 血（3方）

尿血症一般是指小便红赤，尿中渗有血丝或血块。它和膀胱炎、尿道炎引起的血淋有所不同，即不痛者为尿血，疼痛者为血淋。尿血大多因肾与膀胱积热，以及心火过旺，移热小肠而引起。起病急骤，尿血鲜红，尿道有烧灼感的属于实证；久病不愈，尿血淡红，尿道无烧灼感的则多属虚证。

绿豆甘蔗汤治尿血

[组成与用法] 绿豆20g，甘蔗一段，白茅根30g，加水3碗煎存2碗，分2次服下，每日1剂，连服3~4日。

[功效与适应证] 方中绿豆性味甘凉，能清热解渴，利小便。甘蔗性味甘凉，能清热润燥，消痰止渴，利二便。白茅根能清热滋阴，凉血止血，治吐

衄尿血。三味配合，清热滋阴、凉血止血的功效更佳，故用于治疗实火尿血，自能药到病除。

冬瓜治血尿

冬瓜味甘微寒，清热解毒，养胃生津，止消渴，利二便，消水肿。用冬瓜一块洗净，连皮仁捣烂取汁一杯，冲入蜂蜜适量连服数次，治疗血尿症甚效，但本方治疗血尿以实火者为宜。

赤小豆甘蔗治血尿

[组成与用法] 赤小豆 30g，甘蔗 120g，灯心少许，加水 1500ml 煎半小时去渣取汁内服，连服 3~4 次，小儿药量减半。

[功效与适应证] 方中赤小豆性味甘酸平，功能降火凉血、利水下行、消中解毒、排脓；甘蔗味甘涩，性平，有滋阴润燥、和胃止呕、清热解毒之功，主治燥热口渴、小便赤涩；灯心性味甘淡寒，功能清心降火、利尿通淋，用于治疗心烦口渴、口舌生疮、尿路感染、小便不利等。三味合用，功能降火凉血、利尿通淋，对小便血尿效果很好。

尿 频（5方）

尿频是指排尿次数较多，通常没有排出困难、遗尿、尿时疼痛等症状，其病因多为肾阳不足，命门火弱，膀胱气化不利，失于固摄。

尿频内服方

[组成与用法] 菟丝子 10g，覆盆子 8g，韭子 5g，金樱子 5g，加水 800ml 煎 20 分钟，去渣取汁内服，渣可再煎，每日 1 剂，连服 5~6 剂。本方菟丝子、韭子煎时用纱布袋装。

［**功效与适应证**］方中菟丝子性味辛甘平，功能补肝肾、益精髓，主治阳痿遗精、腰膝酸痛、小便淋沥；覆盆子性味甘酸微温，功能滋养肝肾，涩精缩尿，适用于小便频多遗尿、遗精早泄、精亏阳痿；韭子性味辛甘温，功能助阳固精；金樱子性味酸平，功能涩精固肠。数味合用，功能益精补阳，可治膀胱不约导致的尿频，并可用于遗尿、遗精。

何首乌治尿频

［**组成与用法**］何首乌 20g，加水 500ml 煎 20 分钟，去渣取汁内服，每天 1 剂，连服 10 剂。

［**功效与适应证**］方中何首乌性味苦甘涩，善补肝肾益精血，用于尿频患者，可使尿频消失。

✎按语：

　　1995 年第 1 期《湖南中医杂志》刊载有何首乌治尿频的验案：某男，5 岁，1993 年 5 月 26 日就诊，患者 10 多天来，小便次数增多，每隔 4~5 分钟 1 次，每日数十次，每次尿量极少，尿色正常，无疼痛等，入睡症状消失，西医诊断为"神经性尿频"。以何首乌每天 20g，煎汤代茶饮，服用 10 天后，病告痊愈，随访半年未复发。

鸡内金治老年性多尿

［**组成与用法**］鸡内金适量，晒干，用时放砂锅中文火焙过，捣为细末，每次 5g，开水冲服，每日 3 次，连服一段时间。

［**功效与适应证**］方中鸡内金性味甘平，具有消食积、止遗尿、健脾理肠的作用，焙后缩尿效果更佳，宜于老年性多尿病者。如用于消积化滞，治消化不良，积聚痞胀时，鸡内金不用焙，晒干后即可研末，饭前 1 小时服 3g，开水送服，每日 2 次。

内科

📝 **按语：**

　　1987年第4期《山西中医》刊载有应用鸡内金治老年性多尿的验案：某男，72岁，患者以慢性支气管炎、肺气肿合并肺部感染于1986年5月5日入院，经抗生素等治疗，病情好转后出现小便频数，每天可达10多次，每次尿量不多，并时常遗尿裤内，各种化验均无阳性所见，诊断为老年性多尿。鸡内金焙干，研末，每次5g，每天3次，冲服，连服2周，每天小便4~5次，停药观察半年未见复发。

肾虚小便频数方

　　[**组成与用法**] 杜仲10g，金樱子30g，桑螵蛸10g，加水800ml煎20分钟取汁内服，渣再煎，早晚各1次，每天1剂。

　　[**功效与适应证**] 方中杜仲性味甘微辛温，功能补肝肾、壮筋骨、安胎，主治肾虚腰痛、腰膝乏力、眩晕、小便频数等；金樱子涩精固肠；桑螵蛸补肾助阳、固精缩尿，可用于肾阳不足之遗尿、小便频数，并常用于小儿遗尿症。本方适用于肾虚小便频数，可每天1剂，连服5~7剂。

板栗治夜间尿频

　　板栗即栗子，果肉含有糖分、淀粉、蛋白质、脂肪。除供生食外，可与猪脚、猪肚同煮食，为极好的滋补品，常食可益气健胃，补肾强腰。如夜间尿频者，可于每日早晨食生板栗1~2粒，细嚼慢咽，久服有效。但本品小儿不宜多食，多食则难于消化。

遗　精（3方）

　　遗精是睡眠中精液外泄的一种疾病。其致病，有因烦劳过度，多思妄想以致心火亢盛，心肾不交而泄者；有因房事不节，肾元亏损，精关不固而泄者；此外亦有因下焦湿热，郁热于内，痰湿下注或病后虚弱而遗者。治法一般可分为清心安神、清化湿热、固摄收脱、温补元阳等。

黄鱼鳔治遗精

[组成与用法] 将黄鱼鳔200g切成薄片，放入瓦瓷罐内，加适量水和半杯米酒，密盖，隔水炖24小时，使成糊状，每天早晨空腹服用一小杯（约50g），可加糖拌食，连续服用至痊愈后1周停药。但多服亦无害，适宜于冬季服用。

[功效与适应证] 方中黄鱼鳔俗称鱼肚，本草云"鳔胶止血散瘀，治经血逆行及止呕血有效"。民间每用为滋补品，功能滋养收敛，适用于遗精体虚而胃纳正常者。

芡实红枣汤治遗精

[组成与用法] 芡实60g，红枣30g，猪瘦肉200g，加水1000ml煲汤，酌加食盐少许调味，空腹服或以之佐膳。

[功效与适应证] 方中芡实为滋养强壮性食物，功能健脾除湿、固肾益精，主治久泻不止，小便不禁，男子遗精，女子赤白带下；红枣功能补血安中、调和百药。猪肉功能滋养脏腑、补中益气，一般入药均为猪瘦肉。三味合用功能补脾固肾，夜尿遗精患者，经常服用，能收意想不到的疗效。

菟丝子治梦遗

[组成与用法] 菟丝子600g，白糖600g，先将菟丝子洗净晒干，用砂锅炒熟研细末，然后再加入白糖拌匀，收装瓶中，每日早晚各用开水送服15~30g。

[功效与适应证] 方中菟丝子性味甘平，能治梦遗滑精、腰痛膝冷，有祛风明目、补卫气、益气力、肥健人之功。本方适用梦遗、早泄等症，服药2周后达到治疗效果，可继续服用一段时间以巩固效果。

阳痿、早泄（4方）

　　阳痿，又名阴痿，本病多为性功能失调所致，常因情志不遂、肾气亏虚、湿热下注、宗筋弛纵而生。临证时，应以脏腑辨证与病因辨证相结合的方法，命门火衰者予温补肾阳；阴虚心旺者予滋阴降火；肝气郁结者予疏肝解郁；湿热下注者予清利湿热。

　　早泄常与阳痿同时出现，多由纵欲过度，以致肾气亏损，封藏失职，固摄无权，或相火炽盛，手淫不节，肾精亏损，以致阴虚火旺，封藏不固，精窍易开所致。临床以肾虚者居多，因此，补肾固精为其主要治则。

韭菜炒虾治阳痿

　　[组成与用法] 韭菜250g，鲜虾400g（去壳），同炒熟，加油盐调味，用以佐膳或作为下酒菜。

　　[功效与适应证] 方中韭菜又名"起阳草"，为振奋性强壮药，有健胃提神，温暖作用。适用于盗汗、遗尿、尿频、阳痿、遗精、噎膈、反胃、下痢腹痛、月经痛、经漏、带下以及跌打损伤、吐血、衄血等症；虾性味甘温，功能壮阳、治风痰、下乳汁、益肾强精，主治肾虚阳痿、风痰、乳汁不通等症。二味合用，功能健胃、补虚、提神、益精、壮阳，除治疗阳痿外，还可用于腰脚无力、盗汗、遗精、遗尿之症。

虫草炖鸡治阳痿

　　[组成与用法] 冬虫夏草5枚，小母鸡（约2斤重），将鸡杀后去毛及内脏，切成小块，与虫草同放入砂锅内加水适量，文火炖1~2小时，待鸡肉熟烂后，加盐及味精少许调味，吃肉饮汤，每日1次，可连服数次。

　　[功效与适应证] 方中冬虫夏草适用于治疗肺气虚和肺肾两虚、肺结核等

所致的咯血或痰中带血、咳嗽、气短、盗汗等，对肾虚阳痿、腰膝酸疼等亦有良好的疗效。本品与鸡肉炖食有补虚健体之效，适用肾虚阳痿、遗精及腰痛、腰软等。

羊肾、羊肉治阳痿

[组成与用法] 羊肾煮粥食，或羊肉炒大蒜食。

[功效与适应证] 方中羊肾性温，功能补肾虚、益精髓；羊肉性味甘热，历来被用作补阳佳品，与大蒜同炒，其补阳功效更著。

泥鳅治阳痿

[组成与用法] 用泥鳅鱼做菜吃（煎炒皆可）。此外，还可用泥鳅与虾共煮汤食用，疗效更佳。

[功效与适应证] 此方出自《濒湖集简方》，方中泥鳅又名鳅鱼，《本草纲目》称："泥鳅生湖池，长三四寸，沉于泥中。状微似鳝而小，锐首圆身，青黑色，无鳞，以涎自染，滑疾难握。"泥鳅味甘性平，功能补中气、祛湿邪，常用于治疗消渴、阳痿、传染性肝炎、痔疾等。本品民间常用之煮食治疗阳事不起，但起效比较缓慢，需经常服用。

糖尿病（4方）

糖尿病是一种常见的有遗传倾向的新陈代谢疾病。典型的病例常出现多饮、多尿、多食、消瘦（俗称"三多一少"）和血糖、尿糖等增高为特证。本病的临床表现，常有口渴多饮，尿多而频，食欲亢进，贪吃甜食，浑身无力，极易疲劳，皮肤瘙痒，易生疖痈，并难治愈。此外，本病还易并发肺炎、肺结核、视网膜炎、周围神经炎、动脉硬化、心血管病变等。

糖尿病属中医"消渴病"范围，根据不同症状，分为上、中、下三消。上消指多饮，中消指多食，下消指多尿。

玉米须治消渴

玉米须味甘性平，有泄热利尿、平肝利胆之功效，可治疗肾炎水肿、黄疸肝炎、高血压、糖尿病、胆结石、胆囊炎以及吐血衄血等病症。民间常用一味玉米须治疗消渴（糖尿病），方用玉米须 30g（鲜者可加大用量），加水适量煎服，每日 1 次，连用多日，本品如配合其他药（如猪胰子等）效果更佳。

蒸山药治糖尿病

［**组成与用法**］鲜山药 120g，洗净，蒸熟，饭前一次吃完，每日 2 次，连服一段时间。

［**功效与适应证**］方中山药性味甘平，功能健脾除湿、益肺固肾、益精补气。用于脾虚泄泻、久痢、虚劳咳嗽、消渴、遗精带下、小便频数等症。本品久服，用治糖尿病之口渴多饮，小便频数，多食好饥，肌肉消瘦者效果颇佳。

📝 **按语：**

> 《中医验方汇选》载有此方，并附有雷国庆的临床治验：石家庄市刘某某，男，28 岁，1957 年 11 月患消渴症，缠绵六个多月不愈，经用本方治疗半月余，痊愈。石家庄市王某某，男，39 岁，医生，患消渴症已七八个月，经用本方二十多天，痊愈。
>
> 山药是治疗消渴类病症的有效药物。据记载，雷国庆单用山药治愈消渴病患者很多，但因本品系甘温无毒的食品，故非较长时间的服食不能为功。

苡仁山药粥治糖尿病

［**组成与用法**］苡仁 50g，山药 50g，粳米 100g，洗净加水 1500ml，慢熬成粥，不加油盐等调味，分 3 次空腹服用。

［**功效与适应证**］方中苡仁甘淡微寒，能利水渗湿，健脾止泻。《本草纲目》有"治消渴饮水，用薏苡仁煮粥食"的记载。山药补气益阴、健脾固肾。粳米即大米。此方功能补中利湿、固肾止泻。可作为糖尿病患者的日常膳食，适合各型糖尿病，对口渴善饥者尤宜。

猪胰治糖尿病

［**组成与用法**］猪胰 1 具，玉米须 12g，生怀山 15g，黄芪 15g，将猪胰切成小块，加水适量，和上三味药浓煎服用，每天 1 剂。

［**功效与适应证**］方中猪胰甘平，益肺补脾润燥，用之治疗糖尿病与用胰岛素治疗方法相接近；玉米须甘平，功能泄热利尿治糖尿病；山药益气养阴补肾。黄芪补脾益气、固表止汗、利水消肿、有降血糖作用。本方对糖尿病极有疗效，但必须多服为佳。

失　眠（6方）

　　失眠一般是指入睡困难，浅睡易醒及早醒等。患者常有头晕眼花，全身乏力，记忆力减退等症状。其致病原因很多，除神经衰弱外，一时情绪紊乱，过度思虑或长期不良的生活习惯，均可诱发此病。本病可分为肝气郁结、肝肾阴虚、心脾亏虚、阴虚火旺、肾阳不足等类型。

　　肝气郁结型：精神抑郁，善疑多虑，头昏脑胀，目眩失眠，倦怠疲乏，食少，胸闷不舒，两胁胀痛或走窜作痛，女性则有月经不调，或乳房胀痛。舌质淡红等。治宜舒肝解郁、健脾理气。

　　肝肾阴虚型：头晕头痛，心悸失眠，烦躁易怒，腰膝酸软。舌红苔薄黄，脉沉弦细。治宜滋下清上，宁志安神。心脾亏虚型：多梦易醒，醒后难以入睡，心悸健忘，体倦神疲，面色少华，饮食无味。舌淡苔薄，脉细弱。治宜补养心脾、宁志安神。

　　阴虚火旺型：心烦不寐，口干津少，五心烦热，口舌生疮，舌红苔黄，脉细数。宜滋阴清火。

肾阳不足型：遗精或滑精，阳痿早泄，头昏眼花，精神萎靡，记忆力减退，两腿无力，怕冷肢凉。舌质淡，脉沉弱。治宜补肾助阳。

龙眼糯米粥治失眠

［**组成与用法**］龙眼肉 15g，糯米 50g，怀山 30g，苡仁 30g，加水 1000ml 煮熬成粥，用白糖少许调味，每天晚上临睡前服食。

［**功效与适应证**］方中龙眼肉性味甘温，功能补心安神、养血益脾，主治健忘、失眠、惊悸、气血不足、体虚力弱等症；糯米性味甘温，功能补中益气、健脾胃；怀山又名山药，性味甘平，功能滋养强壮、助消化、敛虚汗、止泻；苡仁性味甘淡，功能健脾、补肺、清热利湿。四味合用，功能养心益脾，因用脑过度而失眠者，可连服一段时间。

百合莲子治失眠

［**组成与用法**］百合 15g，莲子肉 12g，黑木耳 10g，红枣 30g，清水一碗半，用文火炖至熟烂，加白糖适量调味，临睡前 1 小时当点心服。

［**功效与适应证**］方中百合味甘性平和，功能清热润肺止咳、宁心安神、通利大小便，主治热咳吐血、虚火上浮、梦多失眠；莲子鲜者甘平涩，干者甘温涩，功能清心醒脾、补中养神、健脾开胃、止泻固精，主治心烦失眠、大便溏泄、遗精、白带等；黑木耳功能滋养益肾、安神润燥、活血去瘀，红枣性味甘平，功能补脾益阴、补血安中、和百药。四味合用，功能养心安神。凡体虚及用脑过度而失眠者，可连服一段时间。

花生叶治失眠

花生又名落花生、长生果。花生全身均能入药，花生果仁醒脾开胃、理血通乳、润肺利水。花生壳有降血压作用。花生衣对多种出血均有较好的疗效。花生叶功能清热宁神，有止血，降压，镇静催眠的作用。民间常用于治疗失眠。

［**组成与用法**］鲜花生叶 90g 左右（或用干叶 30g），加水 600ml 煎 15 分钟，去渣取汁加入适量白糖饮服（此方同样可用于肝风头痛）。如症状较重者，可用花生叶汤送服归脾丸，每次 1 丸（腊壳丸），早晚各 1 次。服药后睡眠情况就会得到明显改善。愈后仍可继续服用一段时间，以巩固疗效。

按语：

霍老先生常用此方治疗失眠症，效果很好。20 世纪 50 年代末，某地有一青年，就读于某大学，因课程紧，日夜苦学，疲劳过甚，导致极度神经衰弱，不得已而暂时休学。时已遍试各种中西疗法，然毫无效果，每夜仅能勉强入睡 1~2 小时，且噩梦频仍，因此精神萎靡，情绪低沉，痛不欲生。其父闻霍老之名，特偕子登门求助。霍老据脉象及症状辨证论治开了药方，又将花生叶这个单方告知，嘱其连服一段时间，看效果如何再来复诊。后此事久隔霍老已经忘记，忽一日，有父子二人登霍老家门答谢，霍老奇而询之，乃知彼即当日患失眠症的大学生。据云：当日服了霍老所开的中药，稍能入睡，改用花生叶汤送服归脾丸后，效果甚佳，身体日趋健康，不过半年左右，神经衰弱现象即消失，并已返校就读。此次乃是趁假期特来面谢云云。霍老不胜欣喜，复嘱其注意劳逸结合，并可经常用花生叶煎水代茶，以巩固疗效。父子二人满脸春风而去。

《中国民间疗法》也有花生叶治失眠的方法。方用花生叶 15g（鲜叶 30g），将花生叶洗净，切碎，放入茶壶中，用开水冲泡，待花生叶的色泽浸出即可。约等 10 分钟左右服用，即能入睡。本方功能安眠助睡。服药期间，保持心情愉快，忌食刺激之品。

《辽宁中医学院报》载花生叶还适用于更年期综合征之情志失常，喜怒无度，或喃喃自语，或自忧自悲，无故哭笑，面色无华，食欲不振等。方用花生叶 50g，冰糖 15g，先将花生叶水煎取汁，加入冰糖令溶，代茶饮用，每日 1 剂。本方功能宁心安神。

夜不能睡方

[**组成与用法**] 生地 15g，麦冬 10g，五味子 10 粒，加水 600ml 煎 20 分钟取汁内服，渣再煎，每日 1 剂，连服 3~4 剂。

清代《验方新编》亦载有此方：生地黄三钱（9g），麦冬二钱（6g），北五味七粒，水煎，连服 3 日，必效。

[**功效与适应证**] 方中生地味甘微温，功能滋阴补血，可治阴虚血少、遗精崩漏、月经不调、耳聋目赤等症；麦冬味甘微苦微寒，功能养阴清热、润肺止咳；五味子酸温，功能敛肺滋肾、生津敛汗，用治咳嗽、喘急、口渴、自汗、盗汗、神经衰弱、虚劳过度、心肌无力等症，三味合用，具有润肺解毒、清热利湿、滑肠的功效，对因神经衰弱，过度思虑引起的夜不能睡颇有疗效。

夜交藤治失眠

[**组成与用法**] 夜交藤 15g，合欢皮 15g，瘦猪肉 100g，加水 1500ml 炖汤服用，每日 1 次，连服 5~7 次。

[**功效与适应证**] 方中夜交藤即何首乌藤，性味甘平，功能养心安神，治疗不眠症，以阴虚者为宜；合欢皮性味甘平，功能安神解郁、活血消肿。用于治疗心神不安、失眠、肺脓肿、咯脓痰、筋骨损伤、痈疽肿痛。二味合用，能养血祛风、收敛精气，治失眠有效。

酸枣仁治失眠

酸枣仁是一味被历代医家公认的治疗失眠的良药，民国《医报》所载的沈仲圭《非非医话》有这么一段："谭次仲先生云：'余个人经验觉枣仁安神作用，于轻度之失眠症，甚可靠，且每服三四钱（即 9 至 12g）至两余（30g），不觉有丝毫使脑际发生不快之副作用，诚中药最良善之安眠剂也。'主按：谭先生乃一有学问之临脉医家，其言当非妄诞，故吾人治神经虚弱之失眠证，允以酸枣仁为主。"

《名老中医医话》也介绍有名医刘惠民应用酸枣仁治失眠的体会："酸枣

仁有镇静安神作用，临床不论何疾，只要伴有心烦不寐之症，均可用之。余的经验，它不仅是治失眠要药，且有滋补强壮作用，久服能养心健脑，安五脏，强精神。"

民间常用酸枣仁煎粥治疗心悸失眠。

[**组成与用法**]酸枣仁 15g 炒黄研末，另用粳米 100g 洗净加水煎成粥，临熟时放入酸枣仁末再煮，空腹服用。每日 1 剂，连服一段时间。此方功能宁心安神，可治心悸失眠多梦等。

此外，酸枣仁还可与鸡蛋同用治疗失眠症。取酸枣仁 30g 捣碎，放砂锅中加水 500ml，煮开后将打鸡蛋两个放入药汁中煮熟即可，吃蛋喝汤，睡前服用，连服 3 天。

📝按语：

《名中医治病绝招》亦介绍有《赵金铎：失眠便方三则》，其方均以酸枣仁为主药：

失眠一病，临证极为多见，赵氏经数年摸索筛选，自拟治疗失眠便方三则，用之颇感应手。

1. 酸枣仁 5~30g，麦冬 9g，五味子 5g。主治：气阴不足，夜寐不安，舌红少津，脉象细数。

2. 酸枣仁 5~30g，生地黄 12g，五味子 5g。主治：心肾不交，水火失济，五心烦热，夜难成寐，舌质红绛，脉弦细数。

3. 酸枣仁 5~30g，半夏 9g，五味子 5g。主治：心气不足，热痰内扰，失眠惊悸，口干黏腻，舌苔白腻，脉象弦滑。

三方药味虽简，然能辨证施治，每获良效。

盗汗、自汗（4方）

盗汗，又称"寝汗"，指睡时出汗，醒后则止。多属虚劳之症，尤以阴虚者多见，系阴虚热扰，心液外泄所致。症见烦热、口干、脉细数等。

自汗，是指不问朝夕，醒时汗出者，因其致病原因不同，可分气虚自汗，阳虚自汗，血虚自汗，痰证自汗，伤湿自汗等。气虚自汗是由气虚表卫不固所致，症见自汗恶风，汗出身冷，疲乏无力，脉微而缓。

盗汗验方

[**组成与用法**] 猪肉（要肥瘦相连的）250g，水、酒各 200ml，加食盐少许，冰糖一块，用砂锅煮烂，轻者 1 次，重者 2 次即愈。

✎ 按语：

此方出自《福建中医》，周启霖介绍此方系传自其兄长，据云"屡试屡验"。周曾用此方治盗汗严重的某患者，收到显著效果，特此公开介绍。此方平稳简易。

浮小麦治盗汗多汗

[**组成与用法**] 浮小麦 50g，红枣 10 枚，加水 600ml 煎 15 分钟去渣取汁内服，每日 1 次，连服数日。

[**功效与适应证**] 此方《民间药与验方》有载，方中浮小麦味甘咸而性凉，善止一切虚汗。李时珍《本草纲目》称其"益气除热，止自汗盗汗，骨蒸虚热，妇人劳热"。本品配合红枣，一方面可以调味，更重要的是，红枣具有补气血，养心神，调营卫的作用。有许多卧病很久的人，时常有盗汗症共同发生。浮小麦同红枣同煮烂食之，不论盗汗、多汗，见效如神。

黄芪豆枣汤治气虚自汗

[**组成与用法**] 黄芪 30g，红枣 12 个，黑豆 60g，加水 800ml 煎 20 分钟，去渣取汁分 2 次服，每日 1 剂，连服数剂。

［**功效与适应证**］方中黄芪性味甘微温，功能补中益气、固表利水、托疮生肌，主治脾胃虚弱、食少倦怠、气虚血脱、崩漏带下、久泻脱肛、子宫脱垂、胃下垂、表虚自汗盗汗、气虚浮肿、慢性肾炎、痈疽久不溃破、溃久不敛，本品补中益气宜炙用，固表利水、托疮宜生用；红枣性味甘温，功能补脾益阴、调和营卫、补血安中、润肺止咳、固肠止泻、和百药，主治过敏性紫癜、自汗、尿血、妇人脏躁；黑豆，性味甘平，功能补肾滋阴、补血明目、除湿利水，主治肾虚腰疼，血虚目暗，腹胀水肿，脚气。三味合用，功能益气固表，凡气虚自汗者，连服数日自可见效。此方亦可减去黑豆，仅用黄芪、红枣，疗效不变。

自汗验方

［**组成与用法**］小麦30g，桂圆肉15g，红枣10个，加水800ml煎20分钟，桂圆红枣连汤，饮服，每日1剂，连服数日。

［**功效与适应证**］此方为甘麦大枣汤裁化，去甘草加功能益心脾、补气血、安心神的桂圆肉，对气虚、血虚的自汗症有效。

📝 按语：

　　清代章穆《饮食辨录》载有小麦粥一方，与此类似，但去桂圆，另加粳米。方用小麦60g，粳米100g，红枣5枚，将小麦洗净后，加水煮熟，去渣取汁，再入粳米、红枣同煮粥服用。或先将小麦捣碎，同枣、米煮粥食用。

　　该方功能养心神、止虚汗、补脾胃，适用于神经性心悸、怔忡不安、失眠、妇女脏躁病、自汗、盗汗、脾虚泄泻等。

头 痛（5方）

　　头痛是常见的一种病症，根据部位的不同，可分为左右偏头痛、正额头痛、眉棱骨痛和头顶痛等。肝阳头痛是因肝阳上扰引起的一种头痛，症见头角及颠顶掣痛，眩晕烦躁等。

头风，指头痛经久不愈，时作时止者。其和头痛的区别在于："浅而近者，名曰头痛；深而远者，名曰头风。"

葱醋外熨治头痛

[**组成与用法**]治疗头痛，可用葱醋热熨之法。方用：生葱250g（连根须）切碎，米醋250g，二味同时放入瓦罐中煮滚，然后将葱捞出，裹以纱布，趁热熨头痛之部位，如此反复多次，头痛即止。

[**功效与适应证**]方中生葱性味辛温，米醋性味酸温，二味合用，功能祛风止痛。此方还可以治疗肚痛、腰痛、足痛等症，唯将方中米醋改为白酒。

📝 按语：

> 此为民间验方，霍老常用于治疗头痛症，效果颇佳。民国医刊《中医新生命》中孔伯毅《验方丛话》也载有此方："家母尝患偏正头风，外祖母曰：'此病余少时患之最多，后有人传一简便验方，'方用生葱切碎，白醋各八两（旧时一斤计十六两，八两即半斤，约合250g），二味煮滚，用布包好，微微熨之，如冷再煮再熨，当时即愈，愈后至老未尝复发，汝其速试之。于是外祖母如法为家母熨之，熨二次，其病若失。"

菊花龙井茶治肝阳头痛

[**组成与用法**]菊花10g，龙井茶3g，用开水适量冲泡，趁热饮服。

[**功效与适应证**]方中菊花性味甘苦凉，功能疏风清热，平肝明目。主治外感风热，头痛眩晕等。龙井茶为我国十大名茶之一，茶味浓郁，甘美清凉，清代王孟英《随息居饮食谱》称其有"清心神醒酒除烦，凉肝胆涤热消痰，肃肺胃明目解渴"的功用（如无龙井茶，可用其他绿茶）。二味合用，功能疏

风热，清头目。除治疗肝阳头痛外，也可用于治疗高血压。

天麻炖猪脑治头风

[**组成与用法**] 天麻（切片）10g，猪脑1个（洗净），清水适量，放盅内隔水炖熟服食。每日或隔日1次，连服3~4次。

[**功效与适应证**] 方中天麻，性味甘微温，功能息风定惊，治虚风眩晕、头痛、惊痫抽搐、肢体麻木、半身不遂；猪脑，味甘性寒。《名医别录》言其主治"风眩脑鸣、冻疮"。二味合用，有祛风、开窍、通血脉、镇静、滋养等功效。除治疗头风头痛外，还可用以治疗神经衰弱。

萝卜汁治顽固性偏头痛

[**组成与用法**] 鲜白萝卜1个，洗净捣烂绞汁，取适量置于干净小瓶内，放入冰片1g，待其溶化后备用。将汁滴入鼻孔内，头左边痛滴右边鼻孔，头右边痛滴入左边鼻孔，如头两边痛同时滴入。

[**功效与适应证**] 方中萝卜有顺气消食、止咳化痰、除燥生津、散瘀解毒、清凉止渴、利大小便等功效；冰片辛香走窜，能通诸窍，适用于喉痹咽肿、头痛、疮疡肿毒，以及中暑霍乱、惊痫痰迷诸症。本方平和，对偏头痛有不可思议的疗效。

📝 按语：

> 此方为古传验方，清代大文人王士禛《香祖笔记》便有记载：宋代名臣王安石常患偏头痛，神宗皇帝特赐以内府禁方，用新萝卜取自然汁，入生龙脑（即冰片）少许调匀，昂头滴入鼻窍，左痛即灌右鼻，右则反之。

芎芷定痛散治偏正头痛

[**组成与用法**] 白芷30g，川芎15g，甘草6g，共研细末，每日早晚各服

一次，每次 9g，茶水送服。

[**功效与适应证**]此方出自《中医验方汇选》，方中白芷，味辛性温，功能散风除湿、通窍止痛，治风邪头痛、眉棱骨痛、牙痛、鼻渊、鼻塞、皮肤风湿瘙痒或风湿痹痛等；川芎性味辛微苦温，功能活血行气、祛风止痛，用于头痛、胸肋痛、经闭痛经、风湿痛、跌打损伤、胸痹心痛等症。

眩 晕（3方）

眩是目眩，即眼花或眼前发黑，视物模糊；晕是头晕，即感觉自身或外界景物旋转，站立不稳，并常伴恶心、呕吐，因二者同时并见，故统称为"眩晕"。眩晕有耳性眩晕、脑源性眩晕，以及阵发性心动过速、贫血、头部外伤等。

川芎蛋治眩晕

[**组成与用法**]川芎 9g，鸡蛋 2 个，加水一碗同煎，鸡蛋熟后取出剥去蛋壳再煎片刻，吃蛋饮汤，每日 1 次，连服 5~6 次。

[**功效与适应证**]方中川芎性味辛温，功能行气活血，散风止痛。主治月经不调、经闭腹痛、胸肋胀痛、冠状动脉粥样硬化性心脏病心绞痛、风寒感冒、头晕、头痛、风湿痹痛等。鸡蛋，《随息居饮食谱》称其"甘平，补血、安胎、镇心、清热、开音、止渴、濡燥、除烦、解毒、息风、润下、止逆，新下者良，并宜打散，以白汤，或米饮，或豆腐浆、搅熟服"。本方功能调补虚弱，民间常用于治疗头晕目眩，亦可治妇女月经不调、经闭和痛经等证。

独活蛋治眩晕症

[**组成与用法**]独活 30g，鸡蛋 2 个，加水适量，放在砂锅内煮，待鸡蛋熟后，将蛋取出，轻轻敲碎蛋壳（不要剥去），放入锅内再煮 15 分钟，并用筷子不时搅动，使药液渗入蛋内，煮好后剥去蛋壳吃鸡蛋，每日 1 次，

连吃 5 次。

[**功效与适应证**] 此方为民间验方，方中独活性味辛苦温，功能祛风、胜湿、散寒、止痛，治风寒湿痹、腰膝酸痛、手脚挛痛、慢性气管炎、头痛、齿痛。《医学启源》称独活"能燥湿，苦头眩目运，非此不能除"。本品与功能养阴宁心，润肺补脾的鸡蛋合用，对眩晕症效果颇佳，为服用方便，可同时用独活 150g，鸡蛋 10 个，依上法加工，每次吃鸡蛋 2 个，连吃 5 天。在煮蛋时砂锅要加盖，以免药气散失。

椰子糯米饭治眩晕

[**组成与用法**] 红皮椰子 1 个，剥去外皮（即椰棕），切开顶盖，保留椰汁，另用糯米 100g，洗净后放入椰子内，将盖盖好，放饭锅内隔水炖 3 小时，将椰壳劈开，吃糯米饭和椰肉。每隔 2~3 日吃 1 个，不拘数量。

[**功效与适应证**] 此方为海南民间验方，方中椰子肉性味甘平，功用为益气、治风、令人面色悦泽。本草称椰汁"清如水甜如蜜，饮之愈渴疾"。其作为饮料，不仅风味独特，营养价值亦好。本品和糯米炖食，功能补益治头晕。

风湿痹痛（8方）

患有风湿病的人，肌肉与筋骨酸痛、沉重、麻木，甚至关节肿胀，行动不便。风湿病是由受风、寒、湿引起的，由于经脉阻滞不通，因而引起疼痛等症状，所以又称为痹证。痹证可分为两大类。风寒湿痹，起病比较缓慢，病程较长，往往反复发作，经久不愈。肌肉、关节酸胀冷痛，喜欢热熨，周身沉重，四肢麻木，行动不灵活；热痹，发病较急，关节又红又肿。热得发烫，疼痛厉害，不能按也不能动，否则更痛，而且大多有全身症状，如发热怕风、出汗、口渴、心里烦躁、小便黄等。

坐骨神经痛为临床上较常见的一种顽固性疾病，常因风寒湿三气杂至，侵犯人体后，使气血变阻，脉络不通，故引起筋脉拘急而痛，下肢凉麻，疼痛顺沿大腿前面及内侧传递，此疼痛在下肢运动时加剧或出现，兼有腰痛。

治关节疼痛发冷方

［**组成与用法**］生葱 500g，老姜 500g，同捣烂绞汁，另用好醋 150g 煮开后将葱姜汁倒入，搅匀成膏样，摊在厚布上，贴于关节酸痛之处，有热感，能祛寒湿，通利血脉。每日 1 次，连用数次。

［**功效与适应证**］此方出自《中医秘方验方汇编》，方中生葱性温味辛，功能走表通阳，《张氏医通》载"损伤诸寒，痛不可忍，用葱杵烂，炒热罨上，其痛立止"。姜味辛微温，有发表散寒、温中止呕的功效，可治感冒风寒、胃寒呕吐、痰饮喘咳、腹满泄泻等症。醋有散瘀止血、解毒杀虫之功效，可治黄疸、吐衄便血、阴部瘙痒、痈疽疮肿等症。三味合用能祛寒湿、通利血脉，对风寒性痹疼效果颇佳。

筋骨疼痛外洗方

［**组成与用法**］艾绒 200g，生葱 500g，加水适量煎沸后，趁温洗患处，每日 2~3 次，连用数日。

［**功效与适应证**］方中艾绒为净艾叶及枝碾碎成绒者，有温经脉、逐寒湿之功效，对受凉后引起的疼痛，外用有效。生葱，《药品化义》载"辛温通窍，专主发散。凡一切表邪之病，大能发汗逐邪，疏通关节。盖风寒湿之气，感于皮肤经络之间，而未深入脏腑之内，宜速去之，开发毛窍，放邪气出去，则营卫通畅"。二味合用有疏通关节、消肿止痛的功效。筋骨疼痛者常洗之能减轻病痛。

📝 按语：

此方亦可单用艾叶煎汤外洗，《老偏方》介绍有艾叶浴。取鲜艾叶 30~50g，在澡盆中用沸水冲泡 5~10 分钟，取出艾叶加水调至适宜水温即可沐浴。艾叶有理气血、逐寒湿、温经等作用。此法对风湿疼痛有很好的缓解作用。

1966年第3期《中医杂志》刊载有用艾叶汤治关节痛的验案：某男，28岁，患者三四年来，经常两膝关节疼痛，最近因天冷发作，行动困难，经用艾叶汤熏洗后（艾叶三两，鲜陈均可，用水2000ml煎至1500ml制成汤剂，热洗痛处），第2天即显著好转，下湖劳动如常，停药几天后，又稍疼痛，但比过去减轻。再用艾汤熏洗，疼痛又有显著好转。

膝关节肿痛外敷方

［**组成与用法**］野菠萝刺心（上端切去，除去其刺，只用白色之心）150g，生大黄研末30g，鸡蛋白2个，同捣烂敷患处，每日敷3次，连用数日。

［**功效与适应证**］此方为民间流传的验方，方中野菠萝又名野凤梨、露兜簕，常生长于水沟边或村庄路边，可用以治疗感冒、筋骨酸痛、肝火头痛、目赤痛等。大黄内服泻热，外用可消肿止痛。鸡蛋白外用能清热消炎。三味合用对膝关节肿痛有很好的消肿止痛作用。

苡仁祛湿利关节

［**组成与用法**］苡仁500g研为细末，每次取药末2汤匙，加水适量煎成粥，空腹服食，每日2次，连服一段时间。

［**功效与适应证**］《世医得效方》称"薏苡粥治久风湿痹，补正气，除胸中邪气，和胃肠，消水肿，久服轻身益气。"据《老偏方》介绍，薏米在食疗中运用较为广泛，常用来做利尿方，清热方和祛风方的主味，用它来治疗痛风，既可以发挥其利尿作用，以排出更多的尿酸，又可以利用其祛风除痹的功效，以改善痛风病人的关节炎症状。

按语：

《实用中医奇方妙方》介绍：薏苡仁因其性微降而渗，所以能祛湿利水，故能利关节、除脚气、治痿弱拘挛湿痹、消肿止痛，是临床非常有效的治疗关节肿痛的药物，特别是对于关节肿胀发热的患者，效果明显。同时本品又是健脾的良药，对于关节炎同时伴有胃肠不适者更为适用，无明显的不良反应。

本品如与赤小豆同用（薏仁及赤小豆各 50g）熬粥，每天 1 次，能起到利尿的作用，可以促进尿酸的排除，也可以降低尿酸在体内的含量，适用痛风症。

《中医灵验方》载有二例应用薏米治疗风湿性关节炎的验案：某女，47 岁，患风湿性关节炎，已有数年，曾用中西药治疗皆无效，后用薏米煮粥吃，能多吃更佳，日 3 次，服用 3000g 后，症状消失。某女，39 岁，患关节肿胀，已有七八年之久，每逢阴天则重，经用中药 10 剂和注射水杨酸钠制剂皆无效。改服上方 4000g 而愈。

栗子粥治腰腿酸痛

［组成与用法］栗子 100g，粳米 50g，洗净后放砂锅中加水 1000ml 煎熬成粥，加白糖适量调服，每日 1 剂，连服数日。

［功效与适应证］方中栗子性温味甘平，功能养胃健脾、补肾强筋、活血消肿，可用于肾虚所致的腰膝酸软、腰脚不利、小便频数和脾胃虚寒引起的慢性腹泻等症。民间常用本品煮熬成粥服食，可治老年肾虚所致腰酸腿痛。

按语：

《老医说医》补肾抗衰药粥谱中也收录有栗子粥。栗子适量，风干后磨粉，每次取粉 30g，另用粳米或糯米 60g，文火熬成薄粥，作早餐或晚餐服，每日 1 餐。

此方出自《本草纲目》，李时珍言："栗子粥补肾气，益腰脚。"清代医家王孟英在《随息居饮食谱》中也说："栗子甘平补肾，益气厚肠，止泻耐饥，最利腰脚。"对中老年人之有腰酸腰痛、腰膝无力、常泄泻或便溏的患者来说，作为一种辅助治疗的膳食，确是十分合适的。

白术薏苡仁汤治久病风湿腰疼

［**组成与用法**］白术 30g，薏苡仁 60g，水 3 碗煎存 1 碗，一次温服。

［**功效与适应证**］方中白术苦甘温，功能补脾益气、健湿利水。《本经》载"白术主风寒湿痹死肌、痉挛，止汗除热消食"。薏苡仁性味甘淡微寒，功能化湿、利水、健脾。《本经》载"薏苡仁主筋急拘挛，不可屈伸，久风湿痹，下气"。二味合用功能健脾化湿，适用于久病风湿腰疼，连服数剂，疼止病除。

按语：

此方《傅青主男科》也有记载，唯多加芡实：腰痛，凡痛而不止者，肾经之病，乃脾湿之故，方用白术 120g，苡仁 90g，芡实 60g，水 6 碗，煎 1 碗顿饮之。此方用治梦遗之病，亦甚效。

杜仲煮猪腰治腰背疼

［**组成与用法**］杜仲 20g，猪腰子 1 个，先将猪腰子洗净血水，与杜仲加水适量放砂锅内煮汤，喝汤，腰子可切片佐膳，每日 1 剂，连服数日。除上述用法，还可用杜仲 10g 研末，猪腰子 1 个剖开洗净，将杜仲末放在猪腰子内，用线扎紧，加水适量炖熟吃。

［**功效与适应证**］方中杜仲性味甘微辛温，功能补肝肾、壮筋骨、安胎。适用于肾虚腰痛、腰膝乏力、眩晕、小便频数等症。猪腰子即猪肾，功能理

肾气，通膀胱，消积滞，止消渴。二味合用，功能补养肝肾，强筋健骨，通利膀胱。适用于小便频数，腰背疼，脚酸软等症。

治坐骨神经痛方

[**组成与用法**] 老母鸡 1 只，党参 15g，牛膝 15g，杜仲 30g，母鸡去毛和内脏洗净，党参、牛膝、杜仲装入纱布袋用线扎口，同放入砂罐内加水 5000ml，文火炖至母鸡熟烂即可，加盐、味精等调味，每日早晚喝汤吃肉，连吃 3 只鸡即可见效。

[**功效与适应证**] 方中党参功能补中益气；牛膝功能补肝肾、强筋骨、治腰膝骨痛、四肢拘挛、痿痹；杜仲功能补肝肾、壮筋骨，适用于肾虚腰痛、腰膝乏力。三味配合有滋补功效的老母鸡同炖，对坐骨神经痛效果显著。

骨质增生（3 方）

骨质增生，又名"骨刺"，是一种慢性骨质生长异常退行性疾病，中老年人发病居多，好发于脊椎、膝关节、跟骨结节等处，由于骨质的增生性病变而致局部或牵涉神经区域的酸痛麻木，甚至影响活动功能。其病因多为肝肾亏虚、气血不足、风寒湿邪侵袭经络，气血瘀滞，经络不通所致。

核桃治骨质增生

[**组成与用法**] 核桃仁 7 个，鸡蛋 1 个，将核桃仁加水适量煮十多分钟，打入鸡蛋煮成荷包蛋，加红糖适量内服，每日早晚各 1 次。

[**功效与适应证**] 方中核桃功能补肾固精、温肺定喘，能治肾虚咳嗽，腰痛膝软。本品和鸡蛋同用，常服能补肾，治骨质增生。

📝 按语：

1997 年 7 月 29 日《晚霞报》刊登有四川江油市何林国的一篇文章，介绍他服用核桃治疗骨质增生的体会：去年夏天，我早上起床出现左手大拇指麻木的症状，后来大拇指一天比一天僵硬，并疼痛，皮肤不红不肿，仔细按摩，才发现大拇指根部皮内有一个小包，立即到医院检查，说是骨质增生，经吃药打针无效，到别的大医院就医，医生认为是血管扭曲和阻塞，必须做手术，并说："现在天气热易感染，等秋凉后做手术为好。"回到家翻阅旧医书，看到唐朝食疗专家孟诜谈到的一句话"常服核桃，血脉通润"，近代名医张锡纯在《医学衷中参西录》中指出："核桃能治一切筋骨疼痛。"我根据上述说法，决定 1 天吃 4~5 个核桃，即使不能医病也可营养身体。谁知吃了 10 天拇指便不痛了，且能伸曲，又吃了 10 天，就全能伸曲了，皮内小包也不见了，一个月后一切正常，现在快 1 年了，从没有疼过。我真高兴，这个小单方还能医大病。

皂角治骨质增生

[**组成与用法**] 皂角 200g，浸于高度白酒 150ml 中备用。用时将皂角适量捣烂如泥状与面粉适量混合均匀，敷患处用纱布包扎，每 3 日换 1 次。

[**功效与适应证**] 方中皂角，又名皂荚。性味辛温，有小毒。功能祛痰、开窍。主治顽痰阻塞，胸闷咳喘、咯痰不爽；卒然昏迷，癫痫痰盛。熬膏外涂可治疮肿未溃。民间常用本品浸酒治疗骨质增生，疗效显著。

📝 按语：

《一味中药祛顽疾》中，据陆万仁报道，采用皂荚浸酒治疗骨质增生患者，疗效显著。将皂荚浸于烧酒中备用，用时，将皂荚剪碎捣烂如泥状，与面粉混合均匀，摊于纱布上敷于患处，3 天更换 1 次。结果用皂荚治疗骨质增生患者 188 例，其中痊愈者 123 例，显效者 53 例，好转者 12 例，总有效率为 100%。

内
科

仙人掌治足跟痛

[**组成与用法**] 仙人掌适量，将仙人掌的外皮及刺去掉，然后切碎捣烂为泥状。敷于足跟痛处，外用纱布包好，每日更换1次，连续敷用5~6天。

[**功效与适应证**] 方中仙人掌性寒味苦，具有清热解毒、行气活血的功效。《分类草药性》称其"专治气痛、消肿毒、恶疮"，《陆川本草》称其"消炎解毒，排脓生肌。主治疮痈疔肿，咳嗽"，《中国药植图鉴》称其"外皮捣烂可敷火伤，急性乳腺炎，并治足胝"，本品捣烂后外敷，具有抑菌抗炎、消肿镇痛的作用。民间常用于治疗风湿性关节炎、类风湿关节炎、腱鞘炎、足跟骨质增生等引起的疼痛。

📝按语：

> 《民间医疗特效妙方》刊登有用仙人掌治疗足跟痛的验案："我认识一位老同志，患足跟痛多年，服中药、西药均无效，行针灸、脚浴亦无效，走起路来一颠一颠，十分痛苦。后来，他听说仙人掌可治足跟痛，于是请家人寻来仙人掌，除去刺，剖成两片，晚上睡前洗脚后擦干，用1片仙人掌贴于脚跟痛处，再用布条固定后睡觉，敷药12小时以上，次日用同样方法换上第2片仙人掌，这样连续贴敷2周，他的足跟痛竟消失了。"

脚气（营养缺乏病）（2方）

脚气又称脚弱，因外感湿邪风毒或饮食厚味所伤，积湿生热，流注于脚而成。其症初起时有肠蠕动减慢，消化不良或食欲不振等现象，随后又有双腿酸软无力或伴有下肢水肿，并逐渐向上蔓延，传入心脏时出现心脏扩大和心力衰竭。其治法以宣壅逐湿为主，或兼祛风清热。

花生汤治脚气

[组成与用法]花生米（不去红衣）90g，赤小豆60g，红枣60g，大蒜头30g，加水1500ml煎至花生、赤小豆熟烂，分2次服，早晚各1次。

[功效与适应证]方中花生米性味甘平，功能醒脾开胃、理血通乳、润肺利水，主治水肿、乳闭、尿血等；赤小豆性味甘酸，功能利水除湿、解毒排脓，主治水肿、脚气、黄疸、泻痢、痈肿、腮腺炎等；红枣性味甘平，功能补脾益阴，补血安中，润肺止咳、固肠止泻、调和百药。大蒜头性味辛温，功能行滞气、暖脾胃、解表，主治水肿胀满等。四味合用，功能健脾暖胃、利水消肿。凡脚气病及营养性水肿，坚持服用此方一段时间，即可见效。

苡米荔枝汤治脚气

[组成与用法]生苡米60g，鲜荔枝肉30g，白术9g（如湿性重改用苍术），白糖少许。加水1000ml煎30分钟，连药渣服效验更佳。每日1次，连服一段时间。

[功效与适应证]方中苡米又名薏苡仁，性味甘淡微寒，功能化湿、利水、健脾，主治脾虚湿困、泄泻水肿、肺痈肠痈、小便不利；荔枝功能益心脾、养肝血、止烦渴、填精髓、益颜色，适用于脾虚久泻、贫血和病后津液不足、胃寒痛等症；白术性味苦甘温，功能补脾益气、化湿利水，主治脾虚泄泻、消化不良、痰饮水肿、胸腹胀满、反胃呕吐。本方药性平和，适合用于调理脚气病。

补益方（11方）

虫草鸭滋阴补肾

[组成与用法]冬虫夏草4枚，雄鸭1只，将鸭去毛洗净，不要内脏，整只放砂罐中，加水2000ml，下冬虫夏草及姜、盐、酱油、味精等调料，用中

火炖至鸭熟烂，吃鸭喝汤，可分 2~3 次服，每日 1 剂，连服数日。

[**功效与适应证**] 方中冬虫夏草《药性赋》称其："味甘性温，秘精益气，专补命门"。本品与鸭同炖，功能滋阴补肾，可用于头晕目眩、耳鸣耳聋、失眠、口干、腰膝酸痛等，此外对肺结核、糖尿病、尿崩症等也有疗效。

羊肉粥温补肾阳

[**组成与用法**] 羊肉 100g，粳米 150g，羊肉切碎，粳米淘净加水 1500ml，煮至米熟加入羊肉碎煮烂加盐、味精等调味食用。

[**功效与适应证**] 本方功能温补肾阳、补血调经，可用于男子遗精、女子月经不调及身体瘦弱等。

羊骨粥补肾气

[**组成与用法**] 羊骨 1000g，粳米或糯米 100g，细盐少许，葱白二茎，生姜三片。将新鲜羊骨（羊脊骨为佳）洗净捣碎，加水 2000ml 煎汤，然后取汤代水，同米煮粥，待粥将成时，加入细盐、生姜、葱白、稍煮片刻，即可食用。

[**功效与适应证**] 此方出自唐代药王孙思邈《千金翼方》，方中羊骨味甘性温，功能温补，是益肾气、壮筋骨的良药，对于肾脏虚冷，体质衰弱，腰膝无力之症，有着很好的疗效。本粥功能补肾气、强筋骨、健脾胃。适用于虚劳羸瘦、肾脏虚冷、腰脊转动不利、腿膝无力、筋骨挛痛、脾胃虚弱、久泻久痢，以及血小板减少性紫癜、再生不良性贫血等。

本粥以秋冬季食用为宜，但感冒发热期间应停服。

羊肉汤治脾胃虚弱

[**组成与用法**] 羊肉 200g，党参 30g，先在锅内用油、姜丝、酒起锅加水 2000ml 烧沸后，入羊肉、党参煮至肉熟烂，加盐、味精调味服用。

[**功效与适应证**] 方中羊肉因性味甘热，历来被用作补阳佳品，功能暖中祛寒、温补气血、开胃健力、益肾气、补形衰。党参性味甘平，功能补中益

气、生津，治脾胃虚弱、气血两亏，体倦无力，食少等。两味合用，可用于脾胃虚弱、消瘦、饮食减少等症。

📝 **按语：**

> 《李辅仁治疗老年病经验》也介绍有羊肉粥：鲜羊肉 150g，粳米 100g，食盐、生姜各少许。羊肉洗净，切成薄片，米洗净，姜、葱切成颗粒，将原料放入锅中，加水 2000ml 熬成粥即成。功能益气血，暖脾胃。适用于阳气不足，气血亏损而造成的恶寒怕冷，腰膝酸软等症。

羊肚汤治脾胃虚弱

[**组成与用法**] 羊肚 1 个，白术 12g，党参 15g，山药 15g，加水 1500ml 同煎至羊肚熟烂，加盐量调味，去药渣食肉喝汤。

[**功效与适应证**] 方中羊肚即羊胃，味甘性温，功能治反胃、止虚汗、补虚羸；白术性味苦甘温，功能补脾益胃、燥湿和中，治脾胃气弱，不思饮食，倦怠少气等；党参功能补中益气，治脾胃虚弱；山药功能健脾补肺、固肾益精。数味合用，能治脾胃虚弱，饮食减少，消瘦无力等。

雀儿药粥壮阳补肾

[**组成与用法**] 麻雀 5 只，粳米 60g，覆盆子、菟丝子、五味子、枸杞子各 3g 同研末，先将麻雀除去头爪内杂后切成小块洗净用酒炒过，与粳米同煮粥，粥将好时加入药末及适量姜葱丝和盐等调味品，空腹服用。为避免药末煮粥不便的缺点，可先把菟丝子（纱布袋装）、覆盆子、五味子、枸杞子用量各改为 15g，一同放入砂锅内煎取药汁，去掉药渣，然后与麻雀（去毛洗净切块，用酒炒过）、粳米，并加适量水一并煮粥，欲熟时加入姜葱丝和盐等调味品。

[**功效与适应证**] 此方出自宋代《太平圣惠方》，方中麻雀功能补阳气、益精血、扶虚羸；覆盆子功能补肝肾、缩小便、助阳、固精；菟丝子功能补

内
科

91

肝肾、益精髓；五味子敛肺滋肾、生津敛汗；枸杞子滋补肝肾、益精明目。本方功能壮阳气、补精血、益肝肾、暖腰膝。适用于肾气不足，阳虚精亏之人。症见身体瘦弱、阳痿遗精早泄、腰膝酸软或冷痛、头晕眼花、视物不清、耳鸣耳聋、小便淋漓不畅、尿频遗尿、妇女带下不止等。

📝 **按语：**

> 本方老年人经常服食，不仅可以治疗一些老年病，还可强壮身体，益寿延年。本方以冬季食用为最好，但发热者和性功能亢进者忌服。如麻雀不易找，可用鹌鹑代替，鹌鹑功用与麻雀相似。

海参粥补肾益精

[**组成与用法**] 海参 50g，粳米或糯米 100g。先将海参用冷水浸透，剖洗干净，切片煮烂后，同米加水 2000ml 煮成稀粥，加少许细盐调味食用。

[**功效与适应证**] 此方出自清代《老老恒言》，方中海参味咸性温，有补肾的功用，《本草从新》称 "海参补肾益精，壮阳疗痿"。《现代实用中药》称 "海参为滋养品，治肺结核，神经衰弱及血友病的易出血患者，用作止血剂"。

用海参同米煮粥服食，是一种极为理想的滋补强壮食疗方，功能补肾益精养血，适用于精血亏损、体质虚弱、性功能减退、遗精、肾虚尿频等。

核桃粥治肾虚

[**组成与用法**] 核桃肉 30g，粳米 60g，将核桃肉捣烂，粳米淘净，共入砂锅内加水 2000ml，煎煮成粥，入白糖适量，乘热服用。

[**功效与适应证**] 此方出自《海上集验方》，方中核桃有强肾补脑、健身长寿之功。本品与粳米煎粥，功能补肾固精、润肠。可用于肾虚精亏证见头晕耳鸣、腰膝背疼、腿软无力、失眠健忘、夜间小便频数，余沥不尽，大便秘结，阳痿遗精、早泄等症。

按语：

> 核桃肉富含油脂，营养丰富，不但能补肾，并能消石、健脑。古人认为常食之能使人开胃，增进食欲，使骨肉油腻有光泽，而且通润血脉，乌须黑发，使人驻颜美容。
>
> 《老医说医》对核桃粥颇为认可。核桃肉择饱满者10~15个，洗净捣碎，合粳米60g，同煮为粥，作晚餐食，亦可作点心服。
>
> 据近人研究，本品具有溶石作用，对于泌尿系各部位的结石，一般在服食核桃仁后数天，即能一次或多次排石，结石较服药前缩小、变软，或分解于尿液中而使尿液呈乳白色。

莲桂大枣补血健脾

[**组成与用法**] 莲子30g，桂圆肉30g，大枣20g，冰糖适量。莲子去心，与桂圆肉、大枣同放入砂锅内加水1500ml，煎至莲子熟烂，加冰糖调味，睡前服用。

[**功效与适应证**] 方中莲子功能补中养神、健脾开胃、止泻固精；桂圆补益心脾、养血安神的功效极佳；大枣功能养阴健脾、益血安神。三味与冰糖同用，功能补血、健脾胃，可用于贫血乏力、神经衰弱、心悸怔忡、健忘、睡眠不安等。本方可每周服用1~2次，如能坚持长期服用，获益匪浅。

按语：

> 清代曹庭栋所著《老老恒言》中载有龙眼肉粥，与此类似，龙眼肉15g，红枣5枚，粳米100g，加水适量煎粥，如爱好食甜者，可加白糖少许。
>
> 此方功能养心安神、健脾补血。适用于心血不足的心悸、心慌、失眠、健忘、贫血、脾虚腹泻、体质虚弱、神经衰弱、自汗盗汗等症。

枸杞酒美容颜

[**组成与用法**] 枸杞子 250g，米酒 500ml，放玻璃瓶中浸泡 7 天后可以饮用。每日晚餐时或临睡前饮用一小杯。

[**功效与适应证**] 方中枸杞子性味甘平，功能滋肾润肺、补肝明目、补益精气，主治肝肾阴亏导致的腰膝酸软、头晕、目眩、目昏多泪、虚劳咳嗽、消渴、遗精。本品泡酒常年服用，能补肾强身，用治未老先衰，有助于恢复颜面滋润，皮肤光泽。

📝 按语：

> 《北方医话》有徐阳孙《枸杞漫话》一文："《神农本草经》谓枸杞子'主治消渴、风湿，久服可强筋壮骨，轻身不老，耐暑抗寒。'我在临床最喜爱用枸杞子一味，常用杞菊地黄汤或单味枸杞子治疗肝肾不足引起的头晕、眼目昏花、迎风流泪等症；配生地、何首乌治头发花白，或以二药（枸杞子、何首乌）泡酒长饮，确有健身乌发作用；配五味子治疗神经衰弱、夜寐不安，在临床上均取得明显效果。""总之，枸杞一味长期服用，或以其叶煎汤代茶，能使机体代谢旺盛，起着滋养强壮，改善体质的作用，能消除烦症，强筋乌发，聪耳明目，抗暑耐寒，健康倍增，自觉有返老还童之感，确能达到健康长寿之目的。"

鹌鹑补脾益胃

[**组成与用法**] 鹌鹑 1 只，党参 25g，山药 50g，食盐适量。先将鹌鹑去毛及内脏，与党参、山药放砂锅中加水 1500ml，文火炖熟，加盐调味，吃肉喝汤。

[**功效与适应证**] 方中鹌鹑是典型的高蛋白、低脂肪、低胆固醇食物，特别适合中老年人以及高血压、肥胖患者食用。既可补益，又可疗疾。本品与党参、山药合用，功能补中益气，强筋壮骨。可用于脾胃虚弱，久不思食，消化不良等。

减肥方（3方）

肥胖，是人体脂肪积聚过多而造成体重超重的疾病。本病常常并发或加重高血压、冠状动脉粥样硬化性心脏病、糖尿病、高脂血症、胆石症，以及一些感染性疾病等等，对健康危害甚大。采用中药减肥效果颇佳。

减肥方是指功能消肥减胖，使身体轻灵、健美的方子，具有健脾化湿、祛痰利水、逐瘀的作用。

赤小豆粥减肥

[**组成与用法**] 赤小豆 100g，粳米 100g，加水适量煮粥食用。

[**功效与适应证**] 本方出自《本草纲目》，功能利水减肥，主治水肿脚气，也适用于湿热型肥胖症。

苡仁减肥

[**组成与用法**] 苡仁 60g，煎水代茶饮用。

[**功效与适应证**] 本方功能健脾利湿，消减脂肪，可用于肥胖症。

📝 按语：

　　如将上述两方，合并用之，减肥效果更好。用量为赤小豆、苡仁各 60g，粳米 100g，先将赤小豆、苡仁用水浸泡半天后，与粳米加水 2000ml 煮粥，早晚餐温服，连服 1 月为一疗程。

山楂银菊减肥

[**组成与用法**] 山楂 10g，银花 10g，菊花 10g，加水 800ml 煎 15 分钟去

渣取汁内服。每天 1 剂，连服 1 个月。

[**功效与适应证**] 方中山楂健脾消食，对女性有健美瘦身的作用，银花、菊花不但清热利水，还有减肥功效。三味合用，即降脂，又减肥，适用于血脂高的肥胖者。本方可水煎代茶饮，可久服。

📝 **按语：**

《老偏方》中介绍的减肥方菊楂决明饮与上方相比去银花加决明子：菊花 10g，生山楂片 15g，草决明子 15g。将草决明子打碎，与菊花山楂片共放锅中，水煎代茶饮，每日 1 剂。功效：活血化瘀，降脂减肥。

外

科

痔 疮 (6方)

痔疮，是肛门病中的常见疾患，大多缠绵日久，并常常有便血现象，对身体影响极大。按其生成部位不同可分为内痔、外痔、混合痔三种。本症多因湿热内积、久坐久立、饮食辛辣，或临产用力、大便秘结等导致浊气瘀血流注肛门而患病。内痔的临床特证以便血为主；外痔则以坐胀疼痛、有异物感为主证。

槐花猪肠汤治痔疮

［**组成与用法**］槐花9g，地榆9g，生甘草5g，猪大肠一段，将猪大肠洗净，加上药及1500ml水煎1~2小时，然后喝汤。

［**功效与适应证**］此方取法于明人《奇效良方》中治痔瘘下血的猪肠丸（槐花酿猪大肠制成）。方中槐花性味苦凉，功能清热止血；猪大肠性味甘平，功能润肠治燥，调血痢脏毒，治大肠风热，加入功能止血、凉血的生地榆和功能补中益气的生甘草，则其润肠止血的功效更佳。凡痔疮出血的患者，可依法每日或隔日服用，连服数次便血即减轻或消失。

蚌肉汤治痔疮出血

［**组成与用法**］大河蚌1000g，去壳取肉洗净，先用油炒加盐、酱油、生姜调味，再加水1碗煎烂，一次服下，如胃口不好，蚌肉不必全吃，每隔1日服2次，早晚空腹时服用，连服几次即愈。

［**功效与适应证**］方中蚌肉性味甘咸冷利，功能清热止渴、除热毒、除湿利尿，主治烦热口渴、赤眼、小便不利、痔瘘等症。

金针糖水治痔出血

痔疮患者常伴有便血，对身体影响很大，病者苦之。使用金针糖水治痔出血，效果很好。

[组成与用法] 金针菜 60g，红糖 30g，水二大碗煎存一大碗，去渣，每早空腹服，连用数天。

[功效与适应证] 方中金针菜性味甘凉，功能清热解毒、止血止渴、利尿通乳，主治口干燥、大便带血、小便不利等症。本品和红糖合用，功能利湿热、止痔血。此方平和，对痔疮初起可以消散，对较重痔疮能减轻痛苦，虽多服也没有副作用，此外还可用以治疗血淋、痢疾。

痔疮熏洗方

[组成与用法] 夏枯草 60g，马齿苋 60g，加水 3000ml 煎 30 分钟后倒入脸盆中，先熏待水温下降后洗患处，每次 20 分钟，每日 2~4 次。

[功效与适应证] 此方出自《成都市中医验方秘方集》，方中马齿苋性味酸寒，夏枯草性味苦平，二药皆有清湿热、解毒的作用，治疗痔疮有一定效果。

痔疮简效方

[组成与用法] 瓜子菜 200g，鸡蛋花 15g，加水 2000ml 煎 20 分钟去渣取汁分 2 次服，每日 1 剂，连服数剂。

[功效与适应证] 方中瓜子菜即马齿苋，性味酸寒，功能清热利湿、凉血解毒。用于治疗细菌性痢疾、带状疱疹、便血、烫火伤及丹毒肿痛、急性膀胱炎、痔疮感染或出血等。鸡蛋花别名蛋黄花，其花白黄相间，似蛋白蛋黄共存故得名，鸡蛋花可供药用，是广东著名"五花凉茶"中的五花之一，性味甘平，具有清热去湿、润肺止咳、消暑解毒、生津止渴的功效。二味合用，对痔核，初期内痔及血栓性外痔，痔疮肿疼、出血等效果明显。

也可用马齿苋 100g，猪大肠 1 段，先将两物分别洗净，然后将马齿苋切碎装入猪大肠内，两头用线扎好，放锅内加水适量蒸熟，每日晚饭前一次吃完，连服数次。此方功能清热解毒、润肠止血，适用于痔疮。

三花汤治痔疮

[**组成与用法**] 银花 15g，菊花 15g，槐花 15g，加水 1000ml 煎 20 分钟取汁内服，渣再煎，每天 1 剂，连服 3 剂。

[**功效与适应证**] 方中银花即金银花，功能凉血解毒，治热毒疮疡等。菊花功能疏风热，治头痛、眩晕、目赤、心胸烦热、疔疮、肿毒等。槐花功能清热凉血止血，治肠风便血、痔血、尿血等。三味合用，对痔疮疗效颇佳。

脱 肛（4方）

脱肛是指肛管和直肠脱出的一种病症。本病可发生于各种年龄的人，但以儿童和老年人居多。儿童往往因患腹泻、痢疾或营养不良而引起；成人大多与便秘、腹泻以及肛门括约肌松弛或痔疮等因素有关。

升麻炖猪肠治脱肛

[**组成与用法**] 猪大肠一段（约 250g）洗净，将升麻 9g，黑芝麻 100g 纳入肠内，置瓦罐内加适量水，隔水炖熟，去升麻后加盐或酱油调味服食。每日 1 次，连续服用。

[**功效与适应证**] 方中升麻性味甘辛微苦凉，功能透疹、升阳解毒，主治麻疹透发不畅、久泻、久痢、脱肛、子宫脱垂等；芝麻功能润肠通便、补肺益气；猪大肠有补益下焦的作用，能治肠风血痢、内痔、脱肛。三味合用，功能升提中气，除用以治疗脱肛外，亦可治疗子宫脱垂。值得注意的是，升麻有一定的刺激作用，容易引起呕吐、头晕、目眩等副作用，故用量不宜过大，如小儿患者升麻的用量应减为 5g。

脱肛熏洗方

[**组成与用法**] 荆芥 30g，鸡冠花 30g，加水 2500ml 煎 30 分钟，去渣取汁，

倒入脸盆，先熏后洗，数次见效。

[**功效与适应证**] 此方为乡间老草医所传，据云不仅治脱肛甚效，并可治疗妇女子宫脱垂。方中荆芥为发表药，功能祛风理血。药典虽然没有用于治疗脱肛的记载，但《本草纲目》收载的《经验方》有小儿脱肛方："荆芥皂角等分煎汤洗之，亦治子宫脱出。"《简易方》也有痔漏肿痛方："荆芥煎汤日日洗之。"方中另外一味鸡冠花功能凉血、止血、止带、止痢、收涩。两味合用，功能消炎、收敛、止血、止痛。此方虽然简易，但曾经多人试用，均效果显著。

海参粥治脱肛

海参同人参、燕窝、鱼翅齐名，不仅是珍贵的食品，也是名贵的药材。清代赵学敏《本草纲目拾遗》记载："海参，味甘咸，补肾，滋精髓，摄小便，壮阳疗痿，其性温补，足敌人参，故名海参。"海参食用前要用水发，先以温水泡软后，剪开参体，除去内脏，洗净泥沙，再用开水煮10分钟左右，取出后即连水倒在碗内盖好，再浸泡3~4小时，然后煮沸，即可烹制任用。民间常用海参粥治小儿出恭肠头痫出（脱肛），取海参100g（水发过），粳米100g，加水2000ml用砂锅煲粥食用，可分数次服完，每日1次，连服数日。

金针木耳治脱肛

[**组成与用法**] 金针菜100g，木耳25g，白糖适量，先将金针菜、木耳洗净去杂质，加水1500ml煮1小时，加白糖调服，每天1剂，连服数剂。

[**功效与适应证**] 方中金针菜又名黄花菜，与木耳同用，功能清热、除湿、消肿，可用于治疗脱肛及便后滴血。

痄 腮 (6方)

痄腮又称流行性腮腺炎，冬春季易发此病，多见于5～10岁的儿童，是一种由病毒引起的急性传染病。本病起病较急，主要症状为发热患者一侧或两侧耳下腮腺肿大、疼痛，不能嚼食，并伴有全身不适症状。如不及时治疗，常引起睾丸炎等并发症。

青黛米醋治痄腮

[**组成与用法**] 青黛30g，米醋适量和匀，涂患处，干则以冷茶擦去，再涂，日夜十多次，以愈为度。凡痄腮初起焮痛高肿面热或平肿色淡，寒热往来，口渴便闭者皆可使用。

[**功效与适应证**] 方中青黛咸寒，能清热解毒、凉血定惊，外用可治疮肿丹毒、蛇虫咬伤等；醋自古就作为药用，李时珍《本草纲目》称醋"治诸疮肿积块、心腹疼痛、痰水血病、杀鱼肉菜及诸虫毒气"。民间常用醋配药治疗腮腺炎、体癣、毒虫叮咬等症。

📝 **按语**：

> 此方民国医刊《现代中医》三卷《各地民间疗法实录》（二）有介绍并附有验案。柯某，初感外邪，恶寒发热，已经数日，现在左右两腮皆红肿焮热，连及耳后，坚硬而痛，寒热未退，脉象浮数，舌苔黄腻。外敷青黛醋糊，内服柴胡葛根汤加减，越日肿稍消，寒热渐退，经五日痊愈。据该文作者介绍，此方乃其家乡治痄腮最盛行之特效方。作者目睹此间之患此病者实多，但治不速效，每每缠绵时日，故录出备采。

赤小豆外敷治痄腮

[**组成与用法**] 取赤小豆100g，捣为细末，另取鸡蛋2个，去掉蛋黄留下蛋白，和赤小豆末合调成稀糊状，敷于患处。每隔4~5小时换药1次。

[**功效与适应证**] 此方出自明代李时珍《本草纲目》，方中赤小豆别名红小豆，以粒小色紫赤者为佳。功能下水肿、排痈毒，煎服可治水肿、脚气、黄疸、泻痢。外用可治痈肿、痄腮。鸡蛋白外涂能解热毒红肿。如无鸡蛋白，

可用蜂蜜代，用法同上。(方中鸡蛋白也可改用鸭蛋白，效果相同。)病情较轻者，用上方外敷一次肿痛即消。如症状严重，可配合用金针菜60g，煎水加蜂蜜适量内服。每日1次，连服2~3日。

📝 按语：

用赤小豆治疗痄腮由来已久，据宋代《朱氏集验方》介绍：宋仁宗当东宫太子时，患痄腮，命道士赞宁治之，取小豆70粒为末敷之而愈。中贵人任承亮后患恶疮近死，尚书郎傅永授予药(即此方)立愈。

应用赤小豆治疗痄腮，《赵金铎医学经验集》中亦有介绍："赤小豆作药用，可治不少疾病，余过去在农村业医，用赤小豆治疗小儿痄腮，疗效很好。方法是赤小豆60g捣碎，用鸡蛋清调成糊状，摊在乌青布上贴患处，轻者1日即可见消，重者最多不过3日，但赤小豆粉很黏着，干后不易揭下，最好在蛋清中加些蜂蜜或麻油，亦可白天贴上，晚上揭下，第二天再换新的。如患痄腮并伴有发热者，此乃重症，可速加服汤药。3~5岁儿童的处方是赤小豆、白茅根、金银花、大青叶(或板蓝根)各10g，甘草3g，每日1剂，连服3剂，即可退热消肿。"

板蓝根治流行性腮腺炎

[**组成与用法**] 板蓝根15至30g，加水600ml煎20分钟去渣取汁内服服(可加冰糖适量)，每日1次，连服数次。

[**功效与适应证**] 方中板蓝根别名大蓝根、大青根。性味苦寒，功能清热解毒、凉血。主治流行性感冒、流行性腮腺炎、流行性脑膜炎、急性传染性肝炎、咽喉肿痛等。本方还可防治流行性腮腺炎，也可煎成浓液外涂患处。

蒲公英治流行性腮腺炎

[**组成与用法**] 蒲公英120g，鸡蛋2个(去黄留白)，共捣烂调匀敷患处，

药干则换。

[**功效与适应证**]方中蒲公英性味苦甘寒，《本草衍义补虚》称其能解食毒、散滞气、化热毒、消恶肿结核疔肿。鸡蛋白凉润，外用治一切热毒红肿及烫火伤。本方治疗腮腺炎，简便实效。

📝**按语：**

1988年第3期《湖北中医杂志》刊载有蒲公英治痄腮的验案：某男，3岁，于1985年12月5日起开始左腮部肿大，疼痛，全身发热而右腮部出现肿大疼痛，食欲减退，精神差，经检查确诊为流行性腮腺炎。嘱用鲜蒲公英20g，捣碎加鸡蛋清1个，白糖少许调成糊状，外敷患处。第2天开始退热，疼痛减轻，第5日两腮肿已明显缩小，第8日两腮部完全不疼而愈。

大黄治痄腮

[**组成与用法**]生大黄15g，米醋30ml，先将大黄研末，然后浸于米醋中12小时即可应用，用时以鸭毛或棉球签沾药汁外涂腮部红肿处，每日涂药6~7次，连用2日，即肿消病愈。

[**功效与适应证**]方中生大黄具有清热解毒、消肿止痛的功效，配合善消诸疮肿块的米醋外敷，治疗痄腮功效更著。

📝**按语：**

1993年第1期《浙江中医杂志》刊载有应用大黄治痄腮的验案：某女，8岁，1985年5月10日初诊，两侧耳根部肿痛3天，伴发热，苔薄白，脉浮数，诊为痄腮，治疗方法：大黄15g，食醋30ml，先将大黄研成细末，然后浸于食醋中半天，以棉签蘸药液外涂腮部，每天6~7次，用药1天热退，局部胀痛亦减，继续用2天，诸症消除而愈。

地龙治痄腮

[**组成与用法**] 地龙 5 条，洗净后放入宽口瓶中，再放入 15g 的白糖，片刻即有液体渗出，用棉签蘸药液涂于患处，每日数次（约 3 小时 1 次），2 日即可痊愈。

[**功效与适应证**] 方中地龙，又称蚯蚓，性味咸寒，最善清热、通络、消肿，其浸出液用之外涂，痄腮自消。

外 伤（6方）

白糖饮治跌打损伤

[**组成与用法**] 用白糖 100g 冲热酒半碗内服，对不会饮酒者或小儿可用温开水半碗冲服，无论受伤轻重均可服之。

[**功效与适应证**] 本方为宋代验方，并受历代医家看重，认为是跌打损伤的首选急救验方，方中白糖性味甘平，功能补中、润肺、生津、调味，用于中脘虚痛、肺燥咳嗽、口渴咽干等证。本品用酒调服，功能活血通气、强心去瘀，《曹锡珍经穴按摩疗法》则称本方："轻重伤均可服用，在运动场所应常备用。如果受伤者气绝、昏厥、牙关紧闭，可先用半夏末在两腮边擦摩，则牙关自开。这时，要急用热酒或温开水冲白糖 100 至 150g 灌入即活。活后，如心腹疼痛，仍可再服。"

📝 **按语:**

> 此方经霍老先生多次采用，都能收到满意效果。曾有一七八岁顽童，因小事纠纷与同伴争吵，互不相让，继而演出全武行，斗殴中一时失手被对方用拳头砸到心口，当即倒地，脸色苍白，大汗淋漓，不省人事。众童急唤家长，皆束手无计，其中一位家长为霍老先生亲戚，偶忆霍老先生说过，白糖冲水或酒可治此等急症，遂依法施治，果然立刻见效。

桂枝蟹酒治跌打伤痛

[**组成与用法**] 活蟹公 1 只（愈大愈好），桂枝 9g，加入白酒大半碗，隔水炖半小时，然后将桂枝药渣去掉，饮酒吃蟹，服后宜盖被睡卧 2 小时，伤重者可连服 2~3 次。

[**功效与适应证**] 方中桂枝性味甘温，功能解肌发表、温经通络，治身痛胁痛、关节酸痛等症；螃蟹性味咸寒，功能养筋益气、通经络、解结散血，可治胸中邪气郁结、筋骨伤损等症；白酒能助药力，通行血脉。数味合用，具有温经通络、解结散血，治疗跌打损伤的作用，故用于治疗胸背跌打伤痛，自能药到病除。

📝 按语：

此方霍老先生曾用此方治一小童，因雨天路滑跌倒，胸口撞到大石头上，红肿疼痛，急嘱其父往市上买回大蟹公一只，并在药店另配桂枝 9g，加米酒半碗同煎，蟹熟后，喝酒吃蟹，并用药渣擦伤口，其痛即消。后又用此方治疗多人，凡跌打伤者均效。

《干祖望医话》也载有螃蟹佐烧酒治外伤："中医传统一有病烧酒为禁忌品之一，还有螃蟹更是病中头号禁食物，但有时也可以'理之所无而事之所有'，而将它们作为有效良药。螃蟹烧酒，尽管是万病之敌，但非开放性的撞伤、挫伤、跌扑损伤，只要并无其他杂病，那么两三餐大嚼其螃蟹烧酒，比任何治疗更方便而有效。这是同乡伤科前辈徐伯贤先生所常用。"

大黄姜汁治跌打青肿

[**组成与用法**] 生大黄 30g，生姜汁适量，将大黄研为细末，用生姜汁调成粥状，敷在患处，每日换 1 次，连换 3 次可愈。在敷药前，先用葱白 200g 捣烂炒热外熨患处，然后敷上大黄姜汁，效果更好。

[**功效与适应证**] 方中大黄苦寒，内服有泻热解毒、破积行瘀之功效，可

治疗实热便秘、痈肿疮毒、症瘕积聚、阳黄尿赤等症，外用可治汤火灼伤、跌打青肿等；生姜味辛，功能祛风散寒，外用可借药性而行血气，与大黄合用其消肿止痛的功效更著；葱白辛温，《张氏医通》载："损伤诸寒，痛不可忍，用葱杵烂，炒热罨上，其痛立止。"

📝 按语：

> 　　此方清代《验方新编》称之为生军散，用治闪跌殴打腰痛。先以葱白捣烂炒热，将痛处擦遍，随以生大黄研末，姜汁调敷，盖以粗纸，一日一换，尽量饮以好酒，三日即愈，年久不愈者，皆极神效，并治闪跌内伤、肩挑重物受伤，初时不觉，日久忽然疼痛，或咳嗽牵扯作痛，三五年不愈者，用此亦效。

韭菜治跌打伤筋

［组成与用法］韭菜连头带根一把，洗净捣烂，加酒少许炒热，敷患处，外用纱布包扎，轻者一次即愈，重者可多用数次。

［功效与适应证］方中韭菜，又名壮阳草，味辛性温，有温中行气、散血解毒之功效，可治疗吐衄便血、痔漏脱肛，跌扑损伤等症。此方民间常用，简而有效。

栀子大黄治扭挫伤

［组成与用法］生栀子30g，生大黄30g，共研细末，使用时视伤处面积大小，用适量药末加高度数白酒或70%酒精（如受伤未超过一天可用米醋）调成糊状，敷于伤处，外用纱布包扎，每日换药1次，如药糊干燥时，可滴于白酒，用药后半天即止痛，一日后消肿。

［功效与适应证］方中栀子性味苦寒，功能泻火除烦、清热利湿、凉血止血，主治热病高烧、心烦不眠、口舌生疮、鼻衄、吐血、眼结膜炎、疮疡肿毒、黄疸肝炎、蚕豆病、尿血，外用治疗外伤出血、扭挫伤等；大黄能攻积导滞、泻火凉血、逐瘀通经，外用可治烫火灼伤、跌打伤损。《医方摘玄》有

大黄治外伤的验方："杖疮肿痛，大黄末醋调涂之，童便亦可调"。

📝**按语：**

　　单用栀子治疗扭挫伤，效果亦颇佳。其法取生栀子适量研细末，再用鸡蛋清1个，白酒适量和少许面粉调成糊状，外敷扭伤部位，外用绷带包扎，次早取下。此法1988年12期《四川中医》介绍，经临床应用治疗多例扭伤患者，效果甚佳。本方敷药后可出现皮肤青紫，此为药效良好，并非不良反应。李某某，男，24岁，扭伤左踝关节，内外踝俱肿，左足不能近地，疼痛，即用生栀子散外敷，即时凉爽舒适，次晨肿消大半，仅有微痛，仍不能用力行步，续敷1次痊愈。

　　1959年第8期《人民军医》也刊载有应用栀子治扭伤的验案：曹某某，男，21岁，骑单车不慎摔下，右肘部落地，疼痛剧烈，关节肿胀，运动障碍，检查无骨折及脱臼，用栀子适量捣烂，加醋调匀敷患部，隔天换药肿胀消退一半，疼痛减轻；第2次换药时全部消肿。用药3次共5天而愈。

龙眼核治外伤出血

[**组成与用法**] 将龙眼核晒干，然后用锅炒过（至色变黄为度），剥去外面的黑皮，研成细末，瓶贮备用。

📝**按语：**

　　龙眼又名桂圆，是热带、亚热带地区的有名水果之一，果肉味甘而温，具有补心脾，疗虚羸的功效，为很好的滋补品。它的核仁则是一味很好的治疗外伤出血的药品。霍老先生当年，每于龙眼上市的季节，都大量收集龙眼核晒干，炒后研末，瓶贮备用，以济人之急。当时市面上尚未有止血贴之类药品，寻常人家如逢刀伤或小孩跌倒磕伤出血只能找医院止血，非常不便。因此霍老先生用龙眼核制作的"止血末"远近闻名，索求者众。凡属跌仆伤损及金刀创伤引起的局部出血，取此药末适量敷伤口上，无不立即止血止痛。敷药后注意伤口不要近水，便无发作之患，且愈后无瘢痕。

　　此方始见于清代赵学敏所著的《本草纲目拾遗》，清代之前的药典及方书均未收录，但清代的军营中常备此药，称之为骊珠散，为军用品之一，后代的伤科医家颇为看重，有建议在本方加入黑栀子研末同用，称能增强消炎作用。

烫烧伤（4方）

　　烫烧伤，又称水火烫伤，多因不小心或意外被沸水、沸油和烈火灼伤所致。局部潮红疼痛，随之起水泡，甚则红肿及皮破肉烂，或皮焦肉卷，疼痛难忍，严重者还伴有全身症状，如休克、感染等。若不及时处理，合理治疗，常可危及生命。烧伤轻症，一般不需内治，对于重症，必须内外治并重。

生大黄治烫烧伤

　　[组成与用法] 生大黄30g研细末，调白蜜适量拌匀敷于患处，不论汤烫或火伤均有效。

　　[功效与适应证] 此方出自明代太医龚廷贤《云林神彀》，并有方歌："汤烫火烧伤，大黄研末良，蜜水调搽上，止痛是仙方"。方中生大黄性味苦寒，功能攻积导滞、泻火凉血、逐瘀通经，外用可治汤火灼伤、跌打肿痛、痈肿焮热作痛等。白蜜为白色或淡黄色的蜂蜜，功能补中缓急、润肺止咳、滑肠通便，外用可治疗疮疡、烫伤。两味合用，是治疗烫伤的良药。

按语：

1959年第9期《中级医刊》介绍，使用本方前须将患部水泡除掉，然后涂上一层膏剂，敷药后有灼痛感，但3~5分钟后即行消失，如感到药膏干固时，可在原有的膏剂上再涂一层而不必将原来的药擦掉。

方中白蜜可用香油替代，如烫伤面积过大，可改用鸡蛋清调大黄末，疗效更高。此外，如大黄末一时找不到，可单用蛋清一物也很有疗效。

另据《小偏方大功效》介绍，可用蜂蜜适量涂于伤处，每天2~3次，功能清热解毒，润燥止痛，适用于烧烫伤。

鸡蛋清白酒治烫火伤

[**组成与用法**] 鸡蛋1个（去掉蛋黄，只留蛋清），白酒15ml，将鸡蛋清与酒调匀，外敷患处，每日用3~4次，如伤处面积大，鸡蛋清和酒可加大用量。此方治烫火伤，无论轻重，均能奏效，用后消炎止痛，患处有清凉的感觉。

[**功效与适应证**] 此方李时珍《本草纲目》中有记载："鸡蛋清用酒调和能治烫伤，且生肌迅速，永除瘢痕。以此物清凉滋润，外敷烫伤能解热毒，又得酒之活血宣散为之佐，故能迅速奏效"。

按语：

《仙凡验方合刊》也载有应用本方治烫伤的验案："张某某之子被茶水烫伤手和半截胳膊，遍起水泡，将鸡蛋清1个与白酒合一处调匀，敷患处，每日用3~4次，3日痊愈。"

此外，亦可单用白酒治疗烫伤。据《小方治疗常见病》介绍，治疗烫伤，可取干净布料2块，布稍大于烫伤处，然后把布用白酒浸湿，盖住烫伤处，热毒顺酒散发出去，布发干后，换另一块布盖住。轻者 15 分钟，重者 20 分钟止痛，不起泡，不退皮，一次治好。

周正祎《草木皆为药》亦介绍单用白酒治疗烫伤，并附有验案：余次子四岁半时，即 1977 年 8 月 16 日晚，误将暖水瓶扳倒被开水烫伤左肩臂至腕位，随见皮肤红赤，起水泡，泡起即破，红赤泛油，痛哭不止，急用高度白酒缓缓浇洒患处，一连数遍，初浇时痛更甚，随浇红随退，痛亦随定，至第 2 日即不痛，红赤退尽，5 日皮肤正常而愈。

川连地榆治烫火伤

[**组成与用法**] 生川连 30g，生地榆 60g，共研细末，调麻油（或花生油）敷患处。

[**功效与适应证**] 方中川连即黄连，性味苦寒，功能清热燥湿、清心除烦、泻火解毒；地榆苦酸微寒，功能凉血、收敛、止血；地榆因其性微寒，兼能收湿，故古方多以其研末以治烫火伤，现配合泻火解毒的川连，其功效更佳。

📝 按语：

单用地榆一味亦可治疗烫火伤，此方《中医验方汇选》有介绍，并附有治验。生地榆用量酌定，研为细末，香油调敷患处，但须烫伤后随即敷药，过 6 小时再敷无效。

苟某某之儿媳，因被火烧伤，面目全肿，目不能开，嘴唇肿大起水泡，用此方敷药后，立时止疼，次日又敷一次，即肿消而愈。杨某某的小孩，被热粥烫伤甚重，腹腿全部肿起，用此方治疗，很快痊愈。

地榆性苦寒无毒，能凉血、祛湿热毒，治赤肿焮疼，佐以香油之凉润，故治烫火烧伤甚效。清代王维德著《外科全生集》谓，被烫火烧伤者，用地榆研细如面，香油调敷，破损者敷后加以干末撒上，如溃烂不敛者，取伏龙肝入炭火烧红，水飞晒干，研为细末，人乳调敷，或用棉线油拂上，立刻止痛，多则2次痊愈，功效灵速，乃汤火烫伤之圣药。可与本方互相参考。

地龙治烫烧伤

[**组成与用法**] 地龙七八条，洗净，盛于宽口瓶内，加入白糖8g，待地龙化为水后，用鸭毛（或棉签）蘸地龙液擦患处，治轻度汤火烫伤有效。

[**功效与适应证**] 此方为民间常用验方，方中地龙别名蚯蚓，性味咸寒，功能清热镇痉、舒筋活络、平喘、利尿，主治高热抽搐、支气管哮喘、高血压病、半身不遂、关节疼痛、小便不利、精神病，外用治下肢溃疡等。

✎ 按语：

《杜鹃山房医学随笔》对地龙治汤火烫伤评价颇高："凡被火烫时，《验方新编》有一法，用蚯蚓数条，置盆内放白糖霜少许，半日便化为水，将此水搽患处立效，屡试屡效，诚不欺人也"。

疮 疖（12方）

鸡蛋黄连治手生蛇头

手指肿痛，俗称蛇头（脓性指头炎），初期指头末节疼痛或麻痒，继之肿硬，局部红焮灼热，肿势扩大，疼痛常剧烈难忍，犹如鸡啄样跳痛，约10日左右脓成，常伴有畏寒发热和食欲减退。

[**组成与用法**] 黄连研末6g，鸡蛋1个，先将鸡蛋顶开一小孔，去掉蛋黄仅留蛋清，放入黄连末搅匀后，将患指插入，用纱布包裹固定，1小时后

疼痛立消。

[功效与适应证]方中黄连性味苦寒，功能清热燥湿、清心除烦、泻火解毒。鸡蛋清，外用凉润，具有清热解毒止痛的作用，治一切热毒红肿神效。二味合用对手指初起红肿疼痛效果很好。

此外，也可只用生鸡蛋1个，打开蛋的一头如患指的指头大的孔，将蛋黄去掉后，套入患指，此时患指清凉无比，一般1~2次即愈。

金银花绿豆汤治痈肿

痈是多个相邻的毛囊及其所属皮脂腺或汗腺的急性化脓性感染，或由多个疖融合而成。根盘大，除红、肿、热、痛局部症状外，可出现恶寒、头痛等症状，多发生在颈后、背部等处。

[组成与用法]金银花30g，绿豆30g，生甘草15g，加水1000ml煎20分钟，去渣取汁内服，每日1次，连服3~5日。

[功效与适应证]方中金银花性味甘寒，功能宣散风热、凉血解毒，治热毒疮疡、湿热痢疾、外感风热；绿豆功能清热解暑、止渴利尿、消肿止痒、收敛生肌、解一切毒物中毒，能治皮肤生疮，诸如痱子、皮炎、湿疹、疖肿等；甘草功能补脾益气、清热解毒、润肺止咳、调和诸药。三味合用，能清热解毒、消肿止痛，适用于痈肿初期和小儿暑疖。

仙人掌青黛治痈疮

[组成与用法]仙人掌（去刺）一块，青黛3g，同捣烂敷患处，每日换药3~4次。

[功效与适应证]方中仙人掌功能清热解毒，外用治流行性腮腺炎、乳腺炎、痈疖肿毒、烧烫伤等；青黛外用可治丹毒、黄水疮、湿疹、疖肿等。二味合用，治痈疮效果更佳。

无名肿毒方

无名肿毒是骤然于体表局部发生红肿的一种症候，临床症状或痛或痒，严重者焮赤肿硬，患部附近的淋巴结肿大。本症多因内有郁热，或感受外邪风毒而发。

[**组成与用法**] 赤小豆 30g，大黄 15g，芙蓉花 30g，共为细末，用鸡蛋清调敷患处即愈。

[**功效与适应证**] 方中赤小豆有利水除湿、和血排脓、解毒消肿之功效，大黄内服能攻积导滞、泻火凉血、逐瘀通经。外用可治烫火灼伤、杖疮肿痛、痈肿焮热作痛。芙蓉花又名木芙蓉，其叶外用有消肿止痛之功效，可治痈疮肿痛、跌打损伤等症。三药用鸡蛋清调配，可治一切疮疡红肿痛。

白矾治小儿头疖

疖，是一种单个毛囊及其所属皮脂腺的急性化脓性感染，可发生于全身各个部位，尤其好发于小儿颈后发际部，主要症状是局部红硬、灼热、肿疼，患儿常啼哭吵闹，对小儿身体影响很大。

[**组成与用法**] 白矾 15g，食盐 15g，用第 2 次淘米水 1000ml，放砂锅中煎熬，约 1 小时，将药水涂洗患处（涂洗时颇感舒适），2~3 次即愈。

[**功效与适应证**] 方中白矾又名明矾，主要有燥湿消痰、止血止泻、解毒杀虫等功效，外用可治疗疮疖疥癣。与食盐、淘米水同用，对小儿经常头部生热疖，洗后即消。

📝 **按语**：

> 此方为 20 世纪 60 年代《江西医药》所介绍，并附有验案：患孩，余某某，3 岁，于 1962 年夏，满头面生米疖（即头疖），微发热，啼哭不安，屡经注射青霉素及内服消炎剂，但治愈又发，延缠不已，经以上法治疗后，一两次疖肿见消，三四次竟获痊愈。

大黄猪胆汁治头面生疖

[**组成与用法**] 大黄 15g，远志 15g，共研细末，加猪胆汁适量调匀，外

搽患处，极效。

[**功效与适应证**] 此方出自《验方新编》，方中大黄功能泻实热、破积滞、行瘀血；远志，《本草从新》称其"一切痈疽，敷服皆效"；猪胆汁功能消肿止痛、解毒除湿。三味合用，治疗头面生疖，极效。

马齿苋白矾治疖肿

[**组成与用法**] 鲜马齿苋 60g（洗净），白矾 15g，共捣烂，外敷患处，1日数次。

[**功效与适应证**] 方中马齿苋捣汁煎沸入蜜和服，可治血痢，内服外敷，可治热毒疮疡；白矾又名明矾，外用可治疗痔疮疥癣等症。本方治疗疖肿，疗效颇佳。

多发性疖病方

[**组成与用法**] 蒲公英 30g，金银花 20g，白矾 5g，将蒲公英、金银花烘干，与白矾共研细末，用时取鸡蛋清适量调药末敷患处，每日换药 1 次。

[**功效与适应证**] 方中蒲公英清热解毒，治急性乳腺炎、疔毒疮肿。金银花可治热毒疮疖。白矾外用可疗疮疖，鸡蛋清凉润，解毒止痛，数味合用对疖疮效果颇佳。

毛囊炎方

毛囊炎是一种急性化脓性炎症，初起为粟粒大毛囊性炎性丘疹，逐渐形成脓疱。大多成批出现，互不融合。脓疱破裂或拔去毛发后，可排出少量脓血，本症主要侵犯头部，又称发际疮，此外亦见于四肢、腋部、阴部等处。

[**组成与用法**] 黄柏 15g，雄黄 10g，苍耳子 15g，加水 1000ml 煎 30 分钟，取药汁洗患处，每日 1 次。

[**功效与适应证**] 方中黄柏泻火解毒；雄黄解毒杀虫，治疗疮恶肿；苍耳子可治皮肤痒疹。三味合用，功能解毒消肿，治疗毛囊炎。

黄水疮方

黄水疮又名脓疱疮，是一种化脓性传染疾患，初起为浅在型水疱，有痒感，后迅速变为脓疱，疱破后形成糜烂面，疱周边有炎性红晕，干后结成黄痂，愈后不留瘢痕。

[**组成与用法**] 五倍子 50g，黄柏 100g，枯矾 50g，共研细末，瓶贮备用，用时以香油调药末涂患处，每日 1 次。用药时先用马齿苋煎水清洗患处。如脓疮周围有红肿，加黄连 50g 同用效果更好。

[**功效与适应证**] 方中五倍子外用可治疮癣肿毒、皮肤湿烂。枯矾为白矾炮制而成，功效与白矾相同，再配合清热泻火的黄柏、黄连，有解毒消肿敛疮的功效，适用于黄水疮。

黄水疮外洗方

[**组成与用法**] 蒲公英 30g，紫花地丁 30g，黄芩 15g，黄柏 15g，加水 1500ml，煎 30 分钟取汁浸洗疮面，每日 2 次。

[**功效与适应证**] 方中蒲公英功能清热解毒、利湿，主治热毒痈肿疮疡及内痈等证；紫花地丁功能清热解毒，主治痈肿疔毒、乳痈等；黄芩功能清热燥湿、泻火解毒；黄柏清热燥湿、解毒泻火，主治疮疡肿毒及湿疹等。方中诸药多为泻火解毒之品，故对因热毒引发的黄水疮有效。

鸡蛋黄油治疮疡

[**组成与用法**] 鸡蛋数个，煮熟后去蛋白留蛋黄，放铁勺中煎取油，擦患处。

[**功效与适应证**] 方中蛋黄油，用途很大，功效甚广，《中国药学大辞典》云"鸡蛋油最能杀虫，诸疮破烂，痒不可忍，或不收口者，搽之大有神效。其法用鸡蛋黄煎枯焦，油出，以滚水半杯冲入，油浮水面，取出冷透用之"。

蛋黄油败火祛毒，收敛生肌，外搽下肢溃疡，伤口愈合快无瘢痕。此外，对多种皮肤病，毛囊炎、湿疹、绣球风、疮疖、汤火烫伤用之有效。此外，本品和冰片末调匀，以之滴耳，对中耳炎特效。

按语：

20世纪60年代《山东医刊》曾刊登宋百笙"鸡蛋黄油治疗静脉曲张性溃疡"一文："静脉曲张是由于静脉瓣膜功能不全所致，因此处血循环发生障碍，组织营养不良，若有小的擦伤、搔伤或疖肿，皆可引起溃疡，故长期不愈合，过去采用手术或局部换药等方法治疗，虽有一定疗效，但仍不够满意。作者试用民间验方鸡蛋黄油共治疗6例，均获痊愈，效果颇佳。将煮熟的鸡蛋，去白留黄，弄碎，放入小铁锅内用文武火干熬，等其由淡黄变为深黄，最后成为黑胶状时，油即出现，色似酱油，贮于无菌瓷器中备用，一个蛋黄约熬油半酒杯。用时，先清洁患处，无菌消毒，然后用浸有鸡蛋黄油的无菌棉球放平敷于上，外加包扎，隔日或隔2日换药1次，一般换药五六次，十天左右即获痊愈"。

皮肤科

荨麻疹（9方）

荨麻疹俗名风疹块、风瘤。其致病原因，有的是因为肌肤有湿，又感受风热或风冷；有的是肠胃有热，又感受风邪；有的是因肠内有寄生虫，精神紧张，或对某些食物、药品等有过敏所引起。本症发病时皮肤瘙痒，经搔抓后局部发红，随即出现肿块，称为风团。其特点为骤起骤退，可在几分钟至几小时内完全消退不留痕迹，但很快又复发。本病分为急性、慢性，急性者发作几次后即愈，慢性者则反复发作，迁延数月以至数年。

芝麻秆糯米饭治荨麻疹

［组成与用法］糯米 250g，芝麻秆 12 根（芝麻秆主要用下半段连根，切碎），先用水 2000ml 同芝麻秆煎至 1000ml，倒出过滤，然后以芝麻秆水煎糯米成饭。胃口好的一次吃完，胃口差的可分多次吃完，可用白糖或咸菜等调味。

［功效与适应证］方中糯米功能补中益气、暖脾胃；芝麻为滋养强壮品，有润肠和血、补肝肾、乌须发等作用，其秆能治风寒湿痹、风痒。二味合用，功能和血补气、祛风痒，荨麻疹轻者一般吃 2~3 次，即行消退。严重者可多吃几次。

芝麻根治荨麻疹

［组成与用法］芝麻根 10 条，切碎洗净后加水 2000ml 煎 30 分钟，去渣取汁，倒入盆中趁热熏洗。

［功效与适应证］本方有清热、散风、止痒功效，对荨麻疹用之有效。

苍耳子苍术治荨麻疹

［组成与用法］苍耳子 25g，苍术 25g，加水 1500ml 煎 30 分钟，去渣取

汁洗患处。

[**功效与适应证**] 方中苍耳子性味辛苦温，功能发汗通窍、散风祛湿，用于鼻渊、风湿挛痹、皮肤痒疹等；苍术苦温，气香辛烈，功能燥湿健脾、辛温发散，能祛风湿，兼治内外障青盲雀目等症。本方外洗治疗荨麻疹有效。但荨麻疹较易复发，可用此方多洗几次。

枳实益母草治荨麻疹

[**组成与用法**] 枳实 30g，益母草 30g，加水 1500ml 煎 30 分钟，去渣取汁洗患处。

[**功效与适应证**] 方中枳实内服破气行痰、散滞消痞，外用可治风疹；益母草为妇科良药，故有益母之称，功能活血、祛瘀、调经、消水，治月经不调、胎漏难产、产后血晕、崩中漏下、尿血、泻血、痈肿疮疡等，《本经》称其："主瘾疹痒"。二味合用，对荨麻疹（风疹、瘾疹均属其范围）效果不错。

丁香泡酒治荨麻疹

[**组成与用法**] 丁香 20g，用高度数白酒 100ml 浸泡，24 小时后即可采用，用时外搽患处。

[**功效与适应证**] 方中丁香功能温中暖肾降逆，治呃逆、呕吐、反胃、泻痢、心腹冷痛、癣等。本品泡酒外搽治疗荨麻疹，是民间验方，功效不可小视。

📝 **按语**：

据有关资料介绍，用丁香 15g，泡浸 70% 酒精 100ml，2 日后可用于治疗体癣及足癣患者，每日外搽患处 3 次，一般治疗 1~2 天后症状即见消退，患处开始有皮屑脱落，四五天即愈，如有复发，仍可再用。

荨麻疹内服方

[**组成与用法**] 黄芪 30g，当归 30g，银花 30g，生甘草 9g，加水 1800ml 煎 30 分钟，去渣取汁内服，每日 1 剂，连服 6~7 剂。若儿童服用，分量减半。

[**功效与适应证**] 方中黄芪功能补气升阳、固表止汗；当归功能补血和血；金银花功能凉血解毒；生甘草补脾益气、清热解毒。四味合用，功能调和营卫、充盈气血。而荨麻疹，中医认为其发病有内外两个方面的因素。内因脏器病变，气血违和，阴阳失调；外因卫表不固，汗出当风，感受风寒、风热之邪，拂郁于肌肤而发为本病。故本方用之有效。

此方除用于荨麻疹外，还适用治疗一切经久不愈的皮肤病。

蛇床子百部治荨麻疹

[**组成与用法**] 蛇床子 25g，百部 25g，60% 酒精 100ml，同浸泡一天后即可采用，用时取棉花球蘸药液外涂患处，每日擦数次。

[**功效与适应证**] 方中蛇床子性味辛苦温，内服温肾壮阳，外用燥湿杀虫止痒；百部苦甘微寒，内服可治肺痨久咳、百日咳、肠寄生虫，外用可治头虱疥癣等症。本方使用方便，且疗效颇佳。

徐长卿治荨麻疹

[**组成与用法**] 徐长卿适量研为细末，用 75% 酒精适量调为糊状，涂敷患处，每日 2~3 次。

此外，亦可用徐长卿全草 60g，加水 1500ml 煎 30 分钟，去渣取汁洗患处，每天 1~2 次（如患部较多，徐长卿和水用量可适当加大）。

[**功效与适应证**] 此方为民间验方。方中徐长卿性味辛温，功能镇痛、止咳、利水消肿、活血解毒、祛风止痒，主治胃痛、牙痛、风湿疼痛、经期腹痛、慢性气管炎、水肿、痢疾、肠炎、跌打损伤、湿疹、荨麻疹、毒蛇咬伤等。

在使用本法的同时，配合用徐长卿 12g，加水 500ml 煎 20 分钟去渣取汁内服，每日 1 剂，效果更好。

📝 **按语：**

《中药大典》徐长卿条下，有应用徐长卿治疗皮肤病的介绍：对湿疹、荨麻疹、接触性皮炎以及顽癣等均有效果，据 36 例治疗结果，痊愈者 24 例，显效 8 例，无效 4 例，每次用徐长卿 2~4 钱（即6~12g），水煎服，亦可外洗。或制成注射剂、酊剂应用。

紫草治荨麻疹

[**组成与用法**] 紫草 15g，加水 500ml 煎 20 分钟，去渣取汁内服，每天 1 剂，连服数剂。

[**功效与适应证**] 方中紫草性味甘咸寒，功能凉血活血、解毒透疹，可用于血热毒盛、斑疹紫黑、麻疹不透、疮疡、湿疹、水火烫伤等。荨麻疹多因风热之邪滞留于皮肤而成，而紫草善于凉血解毒，使风散于外，血安于内。故自能药到病除。但本品偏寒，如胃肠虚弱，大便溏泄者慎用。

📝 **按语：**

1972 年第 1 期《新医学》刊载有应用紫草治荨麻疹的验案：某女，13 岁，躯干出现椭圆形红斑已半个月，伴有痒感，经用多种抗过敏药物、维生素治疗无效。后用紫草 5 钱（15g）煎服，每日 1 剂，3 天后皮疹明显减退、止痒，共服 8 剂治愈。

单纯疱疹（3 方）

单纯疱疹多发于热性病后，或高热过程中，故中医称之"热疮"、

"火燎疮"等。本病亦可发生于月经来潮、妊娠、胃肠功能失常、过度疲劳、情绪波动等机体抵抗力低下的时候。皮疹初起常先有灼热或轻度瘙痒感，随即出现红斑，以及针尖大、集簇小水疱、糜烂，最后结痂，脱落。本症好发于皮肤和黏膜的交界处，如口唇、鼻孔周围，以及眼睑、面颊、外生殖器等部位。

芙蓉叶治单纯疱疹

[**组成与用法**] 芙蓉叶（晒干）适量，研成细末，用香油调成糊状，外涂患处，每日2次。

[**功效与适应证**] 方中芙蓉叶又名木芙蓉叶，性味辛平，功能凉血解毒，消肿止痛，主治痈疽肿毒、丹毒、烫伤、跌打损伤等；香油具有润燥、缓下、滋补、护肤之功效，外用可作为保护皮肤，可用作对烫伤和疮疡的治疗。两味调糊外用，功能清热解毒、润肤生肌，可用于单纯疱疹。

雄黄冰片治单纯疱疹

[**组成与用法**] 雄黄研末50g，冰片1g，70%酒精100ml，将上药混合调匀，外擦，每日2次。

[**功效与适应证**] 方中雄黄功能解毒杀虫，主治痈疽疔疮、疥癣、虫毒蛇伤；冰片功能开窍醒神、清热止痛，主治神昏、痉厥、各种疮疡、咽喉肿痛等。此方功能清热解毒消炎，可用于治疗单纯疱疹和带状疱疹。

马齿苋枯矾治单纯疱疹

[**组成与用法**] 马齿苋15g，枯矾15g，加水600ml，煎30分钟取浓汁湿敷或外搽患处。

[**功效与适应证**] 方中马齿苋清热解毒、凉血消肿，配合有收敛功效的枯矾，适用于单纯疱疹。

皮肤科

带状疱疹（3方）

带状疱疹是一种急性疱疹性皮肤病，因其好发于胸腰部，故称"缠腰火丹"，其他如颜面、下肢也可以发生，称为"蛇串疮"。本病常急性发作，因剧烈疼痛使患者痛苦异常。本症多由心、肝火盛或脾肺湿热蕴结所致。

马齿苋治带状疱疹

［**组成与用法**］鲜马齿苋不限量，洗净后加冰片 1g 捣烂如泥，外敷患处。敷后半小时，疼痛即可明显减轻。每日换药 1~2 次，连用数日即可痊愈。

［**功效与适应证**］本方功能解毒、祛湿、消疮，适用于带状疱疹初起未溃者。

📝**按语：**

此方为民间验方，用之者众，效果显著。1981 年第 4 期《新中医》便载有应用马齿苋治带状疱疹的验案："某男，14 岁，某月右侧下胸部开始疼痛，几天后相继起红斑及水疱，逐渐增多，从前胸发展至右侧背部，排列成带状，疼痛难忍，立即取鲜马齿苋 120g，洗净后，用刀切碎放入蒜白内，捣烂成糊状为止涂敷患处，日换 2次，1 天后疼痛减轻，能眠，次日疼痛消失，疱疹干燥结痂，脱屑而愈。"

上海名老中医陈树森的《陈树森医疗经验集萃》也介绍有应用马齿苋治疗带状疱疹。其法将新鲜马齿苋 100g 洗净、切碎，捣成糊状涂敷患处，日换 1~2 次，如已破溃用野菊花煎汤洗净后再敷药。适应带状疱疹灼热疼痛或化脓者。如已破溃加黄连粉 10g 同敷。马齿苋具有清热解毒、凉血消肿之功，对热毒疮痈内服、外敷均佳，故用以治疗带状疱疹亦有良效。该书还载有一验案：患者韩某，男，37岁，因重症肝炎用激素治疗34天，左臂及大腿外侧出现成群的斑丘疹及米粒大小之疱疹，呈带状分布，基底部发红，剧痛难忍，诊断为带状疱疹，乃停激素予马齿苋外敷，每日1次，当日疼痛明显减轻。2日后疼痛消失，疱疹变瘪。5日斑丘疹消退，疱疹结痂而愈。

《小偏方大功效》也介绍有马齿苋薏米粥治带状疱疹：鲜马齿苋30g，薏苡仁50g，大枣12枚，红糖适量。加水适量按常法煮粥服食，每天1剂，2次分服。功能清热解毒、健脾除湿。适用于湿盛型带状疱疹，症见皮损淡红、水疱黄白、疱壁松弛、疼痛略轻、大便不干或溏薄等。

仙人掌治带状疱疹

[**组成与用法**] 取新鲜仙人掌适量，去刺并刮去硬皮，加入冰片1g，捣烂成糊外敷患处，每天早晚各换药1次，连用数日。

[**功效与适应证**] 方中仙人掌功能消炎解毒、排脓生肌，主治疮痈疔肿。本品配合功能消肿止痛的冰片，适用于带状疱疹。

地龙治带状疱疹

[**组成与用法**] 地龙2条，洗净放入宽口瓶中，倒入白糖适量，地龙即化为液水，用棉球蘸药涂患处，每日数次。

[**功效与适应证**] 方中地龙晒干入药内服能清热镇痉、舒筋活络，生地龙浸出液外用可治疟腮、汤火烫伤、皮肤溃疡等。

按语：

应用地龙治带状疱疹疗效确切，许多中医杂志都有过介绍，1994年第9期《山东中医杂志》即载有一则验案："某男，左侧腰腹

部起疱疹，局部灼热焮红，疼痛难忍，伴心烦不寐，在本院门诊诊
断为带状疱疹，治疗效果不明显。后改用蚯蚓液（取活蚯蚓 7 条，
洗净泥土后置瓶内，然后加适量白糖，待蚯蚓溶化分解后，即成蚯
蚓白糖液。用时，用棉签蘸药液涂擦患处，每日 2~3 次，直至痊愈
为止。）治疗。用药 2 次后疼痛即明显好转，2 天后局部颜色变暗，
疼痛消失，临床治愈。

湿疹（附玫瑰糠疹）(11 方)

　　湿疹是一种常见的反复发作的过敏性皮肤病，一般分急性和慢性
两种，可发生于全身的任何部位，并以皮肤瘙痒、滋水或湿烂为其临
床特证。本病由风湿热客于肌肤而成。急性多以湿热为主，慢性多伴
有血虚。

海带绿豆汤治湿疹

　　[组成与用法] 海带 30~50g，绿豆 60~90g，加水 1500~2500ml，煎熬成
粥，加红糖调味服食。

　　[功效与适应证] 方中海带性味咸寒，功能消痰软坚、泄热利水，常用于
瘿肿、痰热壅膈、宿食不消、小便不畅等；绿豆性味甘寒，功能清热解毒、
消暑利水。常用于暑热烦渴、小便不通、痈疮肿痛等。二味合用，功能利湿、
清热、止痒，凡湿疹、皮肤湿毒瘙痒、小儿痱疮等皆可用此方治疗。

苍耳子治湿疹

　　[组成与用法] 苍耳子 50~100g，加水适量煎煮，烧四五滚即可，将水倒
入盆中，稍凉后淋洗患处，每日 2~3 次，连洗几日。

　　[功效与适应证] 方中苍耳子性味苦辛温，有小毒，功能发汗通窍、散风

祛湿，用于治疗感冒头痛、慢性鼻窦炎、疟疾、风湿性关节炎，煎水外洗可治湿疹及皮肤瘙痒。需要注意的是，本方只可外用，不能内服。

赤小豆治湿疹

[组成与用法] 赤小豆 15g，研细末，鸡蛋清 1 个（去蛋黄留蛋白），共调成糊状，外涂患处，每日涂 2~3 次。

[功效与适应证] 方中赤小豆《本草纲目》称："此药治一切痈疽疮疥及赤肿，不拘善恶，但水调敷之，无不愈者。"鸡蛋清外用能解热毒红肿。二味合用对湿疹有效。

马齿苋治湿疹

马齿苋是民间喜爱的一种野菜，生于田野、荒芜地及路旁，我国大部地区都有分布。

马齿苋性味酸寒无毒，既可清热解毒，用于治疗热毒血痢、痈肿疔疮、湿疹、丹毒、蛇虫咬伤等；又可凉血止血，用于治疗便血、痔疮出血、崩漏下血等。

民间常用马齿苋治疗湿疹，每次用干马齿苋 50g（鲜者量加倍），加水 2000ml 煎 20 分钟，去渣取汁，待凉后淋洗患处，或用纱布叠数层浸药水湿敷患处，每日 2~3 次，每次 10 多分钟。本方功能清热解毒、除湿止痒，用治急性湿疹、荨麻疹、丹毒、黄水疮效果极好。

湿疹外洗方

[组成与用法] 蛇床子 30g，防风 20g，白蒺藜 20g，加水 2500ml 煎 20 分钟，去渣取汁，待凉后淋洗患处，每次 10 多分钟，每日 2~3 次，连用几日。

[功效与适应证] 方中蛇床子内服温肾壮阳，外用燥湿杀虫；防风功能祛风除湿；白蒺藜功能开郁散结，《名医别录》称其"治身体风痒，头痛"。三味合用，功能祛风杀虫止痒，用于湿疹效果颇佳。

土豆治湿疹

[**组成与用法**]鲜土豆不拘多少，洗净削去外皮，切碎榨汁，涂于患处，每日 4~5 次，数天即愈。

[**功效与适应证**]此方出自《民间灵验便方》，方中土豆又称马铃薯，是最常见的食品，其药用价值也很高，具有和胃调中、益气健脾、强身益肾、消炎活血、消肿等功效，外用可治皮肤湿疹、带状疱疹、痤疮、碰伤、扭伤等症。

土茯苓治小儿湿疹

[**组成与用法**]土茯苓 15g，大枣 10 枚，加水 600ml 煎 20 分钟，取汁内服，渣再煎，每日早晚各服 1 次，连服 3~4 日。

[**功效与适应证**]方中土茯苓性味甘淡平，功能清热解毒、除湿、利关节，主治梅毒或因梅毒服用汞剂而致的肢体拘挛，火毒内盛所致的痈疖、热淋、小便黄赤涩痛等症。本品配合能补脾固津的大枣，功能清热利湿，可用于小儿湿疹。本方服用期间忌饮茶。

湿疹内服方

[**组成与用法**]土茯苓 30g，生槐花 30g，生甘草 9g，加水 1000ml 煎 20 分钟取汁内服，渣再煎，每日早晚各 1 次，连服 4~5 剂。

[**功效与适应证**]方中土茯苓清热解毒；槐花苦寒，清热凉血；甘草补脾益气、清热解毒、调和诸药。本方适用于急性湿疹、慢性湿疹，可作为善后续治和预防复发。因方中有土茯苓，服药期间，不宜饮茶。

银花治湿疹

[**组成与用法**]银花 15g，加水 500ml 煎 15 分钟去渣取汁，加白糖适量代茶频饮。

[**功效与适应证**]方中金银花甘寒清热、凉血解毒，用治热毒疮疡、湿

热痢疾、外感风热。而湿疹多为湿热内生，外泛肌肤而成，故本品用之有效。

玫瑰糠疹方

玫瑰糠疹属于中医"风热疮"范畴，主要病因为血分蕴热，化燥生风，复感风热外邪，郁闭肌肤而致。本症主要症状为皮肤上发生椭圆形或圆形的淡红或黄褐色斑片，上覆糠秕样鳞屑，自觉瘙痒，好发于躯干及四肢的近端。

［**组成与用法**］紫草 15g，甘草 15g，加水 800ml，煎煮 30 分钟，去渣取汁，分 2 次服，每天 1 剂，连服 5~6 剂。

［**功效与适应证**］方中紫草性味甘咸寒，《本草通元》称："紫草之用，专以凉血为攻，痘疹毒盛则血热，血热则干枯而毒不得越，得紫草凉之，则血行而毒出"。本品配合甘草，具有清热解毒的功效，可用于玫瑰糠疹。

📝**按语**：

1976 年 4~5 期《广西赤脚医生》也介绍应用单味紫草治玫瑰糠疹：紫草 30g，水煎，日 1 剂，分 2 次服，小儿酌减。具有清热解毒、活血消炎的功效。

紫草油治各种皮肤病

［**组成与用法**］紫草 9g，香油 15ml，先将香油放砂锅中烧热，将紫草倒入炸焦后，放冷过滤装入瓶中，用时先将患处洗净，再用棉签蘸紫草油搽于患处，每天数次。

［**功效与适应证**］方中紫草甘咸气寒，色紫质滑，专入血分，功能凉血解毒，并有滑肠通便作用，临床常用于湿热斑疹、湿热黄疸、血痢、热结便秘、烧伤、湿疹、丹毒、痈肿等。本方功能凉血解毒，适用于各种皮肤病，对头癣也有良效。

按语：

民国名医路清洁在其《爱洁庐主人医话》中对紫草油的功效评价颇高：杭州王心原，西医也，与阮其煜先生，俱极喜研究中国医学，与余极友好。传余湿毒验方一则，极效。法以紫草片五钱（15g）或一两（30g），以麻油三两（90ml）浸透，置圆壶中，隔水煮4小时，待冷以新笔蘸油敷患处，即能止痒止痛，渐渐收功。长儿贞元有绣球风痒极，以此方试用未3次即愈。后余以治一切皮肤病俱极效。

皮肤瘙痒（3方）

皮肤瘙痒症，中医称为"痒风""风瘙痒"，多因饮食不节，过食辛辣油腻或饮酒，致湿热壅盛，内不得疏泄，外不得透达，泛于肌肤而成。其临床表现为常反复发作并阵发性加剧，搔抓后可引起抓痕、丘疹、血痂、皮肤肥厚以及苔藓样改变和色素沉着，严重者，因皮肤刺痒，病程迁延数月或数年。

蛇床子白矾治皮肤瘙痒

[**组成与用法**] 蛇床子200g（纱布袋装），白矾30g，加水2000ml煎30分钟，去渣取汁，外洗患处，每晚1次，数次即可见效。

[**功效与适应证**] 方中蛇床子，《日华子本草》称其能"去阴汗、湿癣、齿痛、赤白带下，煎汤浴大风身痒"。白矾即明矾，功能解毒杀虫，治疗痔疮疥癣等症。两味合用，适用于皮肤瘙痒症。

马齿苋治皮肤瘙痒

[**组成与用法**] 马齿苋500g，加水3000ml煎20分钟，去渣取汁，外洗患处，1次见效，每日1次，连洗4次，瘙痒全除。

［功效与适应证］方中马齿苋功能清热解毒、散血消肿。《原病式》云："诸痛痒疮，皆属心火"，马齿苋辛寒能凉血散热，故主癥结，痈疮疔肿，白秃及三十六种风结疮，捣敷则肿散疔根拔，绞汁服则恶物皆下，内外施之皆得也。本方可用于皮肤瘙痒。

✏️ 按语:

> 《赵炳南临床经验集》也收录有马齿苋洗方：马齿苋60g（鲜250g），洗净后，用水2公斤煎煮20分钟，过滤去渣（鲜药煮10分钟），用净纱布六七层蘸药水湿敷患处，每日2~3次，每次20~40分钟。功效：清热解毒、除湿止痒。主治：急性湿疹，过敏性皮炎，接触性皮炎（湿毒疮），丹毒，脓疱疮（黄水疮）。

皮肤瘙痒内服方

［组成与用法］徐长卿15g，生地15g，蝉蜕15g，红枣10枚，加水800ml煎20分钟，取汁内服，渣再煎，每日1剂，早晚各1次，连服5剂。

［功效与适应证］方中徐长卿性味辛温，功能镇痛、止咳、利水消肿、活血解毒，可用于治疗皮肤病，对湿疹、荨麻疹、接触性皮炎、顽癣等均有效果。生地味甘苦性凉，功能养血滋阴。蝉蜕性味甘寒，《本草纲目》称其："治头风眩晕，皮肤风热，痘疹作痒，破伤风及疔肿疮毒。"红枣即大枣，功能补脾固津、和百药。数味合用，功能养血润燥，可用于皮肤瘙痒症，入夜尤甚，皮肤干燥脱屑等。

痱 子（3方）

> 炎暑时节，由于暑湿蕴蒸，汗泄不畅，小儿及肥胖人的头面、颈项、腹背、肩股等部位皮肤的汗孔处，常发生密集如粟米样的红色丘疹（俗称热痱），瘙痒灼热。

苡米冬瓜汤治热痱

[**组成与用法**] 苡米 100g，冬瓜连皮 250g，加水三大碗煎剩一碗半，加糖或盐调味代茶服，每日或隔日 1 次。

[**功效与适应证**] 方中苡米性味甘淡微寒，功能健脾补肺、清利湿热。冬瓜性味甘微寒，功能清热毒、利小便、止渴除烦、祛湿解毒。二味合用，功能清热解暑、健脾利尿。除治疗热痱外，还可用于暑疖及膀胱湿热，小便短黄等症。

痱子外治方

[**组成与用法**] 大黄 30g，冰片 9g，50 度酒精 200ml，浸泡 2 天即可使用。于洗浴后，用消毒棉签蘸药液外涂患处，一般涂搽 2~3 次即可见效。

[**功效与适应证**] 方中大黄性味苦寒，功能泻火凉血，外用可治烫火伤、甲沟炎、神经性皮炎、软组织扭伤、脓疱疮等。配合功能通窍散郁火的冰片，治疗痱子见效更快。

本方如加入黄连同用（生大黄 6g，冰片 4g，黄连 5g，酒精 60ml），浸泡 3 天后可外涂患处，功效更好。

马齿苋治痱子

[**组成与用法**] 取鲜马齿苋 150g，切碎后加水 2000ml 煎 15 分钟，去渣取汁，外洗患处，每天 5~6 次。

[**功效与适应证**] 本方功能清热解毒，治疗痱子一般 3 天可消除。

癣　症（6方）

癣症是一种皮肤真菌病，特证为皮肤有环形脱色斑，覆以疱疹及鳞屑等，自觉瘙痒，夏重冬轻。常见有头癣、体癣、股癣、手足癣等。本症多因体有湿热，外感霉菌，交互而生。

手足癣，就是发生在手足部位的癣菌感染，多见于成人，手癣，中医称为"鹅掌风"；足癣，中医称为"脚湿气"。

椰油治体癣

[组成与用法] 取椰子壳半个，用火烧，乘其燃烧之际，急用瓷碗一个盖住，顷刻将碗拿起，碗里所附的即是椰油。用时将椰油涂于患处，涂药时患处有较强的疼痛，所涂的地方成黄色，后脱一层皮而愈。

[功效与适应证] 此方为海南民间流传的验方，方中椰油外用，对一般疮疖癣疾、冻疮、神经性皮炎等有效。

白果仁治头面癣疮

[组成与用法] 生白果仁切开频搽患处，每日数次。

[功效与适应证] 此方出自《秘传经验方》，方中白果《本草再新》称其"补气养心，益肾滋阴，止咳除烦，生肌长肉，排脓拔毒，消疮疥疽瘤"。

皂角泡醋治各种顽癣

[组成与用法] 皂角 150g，加适量陈醋浸泡 3 日，然后放砂锅中用文火煮沸煮透，取出皂角阴干后研为细末，用时视患处大小，取适量药末用香油调匀，涂患处。每日数次，连用一段时间。

[功效与适应证] 方中皂角，据本草记载："味辛散，性燥烈，吹喉鼻则通上窍，导二阴则通下窍，入肠胃则消风湿、痰喘、肿满、杀虫，涂肌肤则消风祛痒、散肿消毒。"用白醋泡功效更佳。

手足癣外治方

[组成与用法] 皂角刺 30g，花椒 25g，米醋 250ml。将前二味药放入米醋内，浸泡 24 小时，取药汁泡手脚，每晚睡前泡 10 多分钟。

[功效与适应证] 方中皂角刺功能消肿排脓、治风杀虫，凡痈疽肿毒，未成能消，已成能溃，兼治麻风疮癣；花椒功能温中、止痛、杀虫。两药配以

米醋功能杀虫、解毒、止痒，可用于手足癣。

苍矾洗剂治手足癣

［**组成与用法**］苍耳子 30g，白矾 15g，苦参 15g，蛇床子 15g，黄柏 15g，水煎外洗患处，每天 1~2 次，每次浸洗或湿敷十多分钟。

［**功效与适应证**］此方出自《中国皮肤病学简编》，方中苍耳子功能发汗通窍、散风祛湿，可用于鼻炎、风湿挛痹、皮肤痒疹等；白矾即明矾，功能解毒杀虫、燥湿止痒、清热消痰。外用主治疮疡疥癣、湿疹瘙痒。苦参功能清热除湿、祛风杀虫。蛇床子内服温肾壮阳，外用燥湿杀虫。诸药合用功能搜风解毒、杀虫止痒，可用于手足癣。

足癣浸泡方

［**组成与用法**］王不留行 30g，白矾 9g，加水 1500ml 煎 20 分钟，去渣取汁，倒入脸盆中，半温时将手或脚泡入，约十分钟，每日 2 次。

［**功效与适应证**］方中王不留行功能行血通经，催生下乳，消肿敛疮。本品与功能燥湿止痒的白矾合用，能收敛止汗、灭菌止痒，可用于手足癣和手足多汗症。

甲癣（灰指甲）（1方）

甲癣，又称"灰指甲"，是手足指（趾）甲的一种真菌病，常继发于手足癣，亦可单独发生。病发甲板混浊不透明，呈灰黄或灰白色，表面不平，甲可松脆、肥厚或变形，甚者指甲与甲床分离。

凤仙花治甲癣（灰指甲）

［**组成与用法**］鲜凤仙花适量（连根带叶），白矾一小块，同捣成泥状，睡觉前将药泥敷患指甲上，用纱布包好，次早取下，每天 1 次。

［**功效与适应证**］方中凤仙花又称指甲花，具有活血化瘀，软坚解毒之功效，用于治疗灰指甲及甲沟炎，轻者敷数次，重者持久使用即可获效。如没白矾，凤仙花同醋捣烂外敷患处，效果也不错。

甲沟炎（1方）

甲沟炎即指甲板两侧与皮肤皱褶结合部的化脓性感染，初起时一侧甲沟发生红肿、疼痛，短时间内可化脓，感染可扩散至指甲根部和对侧甲沟，形成指甲周围炎，也可扩散至甲下，形成甲下脓肿，甚至指甲溃空乃至脱落。

猪胆汁治甲沟炎、指头生疮

［**组成与用法**］猪苦胆1个，将胆囊带汁套于患指上，每2日换1次。

［**功效与适应证**］方中猪胆味苦性寒，内服可治伤寒热渴，肺痨病等，外用可治便秘，还可用来敷小儿头疮。本方适用于甲沟炎及指头生疮初期。

按语：

> 民国医刊《神州国医学报》吴去疾曾刊文介绍猪胆治疗特效："友人孙君指上忽红肿，痛极，或云系疔毒，后由邻人传一单方，取猪胆稍破一口，将指套入，以线扎之，初指头觉甚凉爽，睡一夜后，红肿全消，特录出以公大众。"吴去疾按：猪胆治指头生疮（俗名生蛇头，以其疮溃烂时，与蛇头相似，故名）确有良效。余见闻多矣。然此亦相传之古方耳，方书所载，有加雄黄与蜈蚣者，即他人用之亦然，此只用猪胆亦效，殆由初起症轻之故，亦未可知，俟参。
>
> 1991年第5期《四川中医》亦刊登有猪胆汁治甲沟炎的验案：

某男，48岁，左食指头出现红肿发胀，疼痛难忍，甚至通宵不得眠。用鲜猪胆囊1枚，将患指从胆管处放入胆囊内即可（如用线束，注意不要过紧，不束亦可）2天更换1次，直至痊愈。外敷用至2枚，指头肿痛止而痊愈。

1985年第6期《新中医》也有猪胆汁治慢性甲沟炎的介绍：新鲜猪胆1个，把猪胆刺穿，以小杯盛胆汁待用。将患指放在胆汁里间歇浸泡几次，每次10~15分钟。本方功能清热消炎，用治慢性甲沟炎，一般经2~3周治疗便可痊愈。

牛皮癣（3方）

牛皮癣又称银屑病，是一种常见并易复发的慢性炎症性皮肤病，本病患者多系血分有热，复感外邪诱发，营血亏损，生风生燥，肌肤失养而成。

醋蛋治牛皮癣、神经性皮炎

[组成与用法]鸡蛋2个，米醋250ml，先用酒精将鸡蛋表皮壳消毒干净，完整的放在宽口瓶子内，将米醋倒入瓶内，盖严密封，放于阴凉处，泡七天七夜后，把鸡蛋取出，去掉醋，将鸡蛋打破，把全部蛋清蛋黄倒入干净的瓶子内，用时搅匀后，用棉球蘸药涂抹患处，每天多次涂擦患部，稍干再涂，每次抹上药后涂擦1~2分钟。必须每日涂药，不能间断。如涂药期间出现皮肤刺激现象，可减少涂药次数。

[功效与适应证]此方为民间验方，功能滋养肌肤，活血消炎，可用于牛皮癣及神经性皮炎。使用本方时，药液涂上之后能够较快地缓解患处的剧烈瘙痒，坚持用较长时间（有时可达数个月），可以治愈。

🖉 按语：

1956 年第 11 期《中医杂志》刊载有应用醋蛋治牛皮癣的验案：某男，现年 39 岁，因手部生癣，曾用西药及电疗无效而来本所治疗。经检查，局部所见：在手的背部桡侧有鸡卵大的干燥病灶，底部呈暗灰色，上面附着有银白色的鳞屑，皮肤增厚。诊断：牛皮癣。治疗：以鸡蛋溶液（鸡蛋 2 个，醋半斤，配制时，将鸡蛋表皮用酒精消毒，完整地放在 1 个口径能容下鸡蛋的一个瓶子内，醋和鸡蛋放在一起，用盖紧密封严，放于阴暗处，泡 7 天 7 夜后，把鸡蛋取出，弃掉醋，此时鸡蛋皮很软，剥去蛋壳后要全部蛋清蛋黄）涂抹手背病灶，每次擦 2 分钟，经擦药数次后，白色鳞屑已脱落，至八九次后皮肤变薄，病灶由鸡卵大变为鸽卵大，以后每天继续涂擦，至十七八次后，患者局部病灶消失，恢复至健康皮肤色。

1957 年第 4 期《中华皮肤科杂志》有本方的介绍，并建议局部有糜烂破伤者宜轻涂，如发生刺激现象时亦不必停药，只要轻涂或减少涂药次数即可。

大蒜韭菜治牛皮癣

[组成与用法] 大蒜 30g，鲜韭菜 30g，捣烂成泥状，烘热搽患处，每日 1 次。

🖉 按语：

此方出自 20 世纪 60 年代《广东中医》刊登的林远光"牛皮癣简易疗法"一文，并附有验案："牛皮癣好发于四肢的阴面、头皮、骶部和躯干，多呈对称，开始发病时是一小点似针头样大的红丘疹，表面有少许银白色鳞屑，以后渐次增大，融合成指甲或手掌大小之斑块，阵发性奇痒，入夜尤甚，搔之不知痛楚，过去我对牛皮癣的治疗疗效不够满意。1962 年下乡巡回医疗，从一个草药医生处访得一个治牛皮癣的验方（生韭菜、生大蒜各等份，捣成泥状加热外擦患处），经治4例，疗效好，经追踪访问，未见复发，特介绍供同道参考。典型病例：某男，35岁，颈后两侧散发癣疾，已三年，用药时稍好，但每当盛夏季节又复发。介绍用生韭菜生大蒜各一两（30g），捣烂成泥状，烘热用劲擦之，每天擦1次，连擦2天，症状渐好，继擦2天，告愈。"

五倍子治银屑病

〔**组成与用法**〕取五倍子适量，在瓦片上或砂锅中焙后研末，瓶贮备用，每用10g，加醋调成糊状，涂于患处，每天2次。

〔**功效与适应证**〕方中五倍子性味酸涩寒，功能敛肺降火、涩肠、固精、敛汗、止血，主治肺虚久咳、久泻久痢、遗精滑精、自汗盗汗、崩漏下血。外用可治疮疖肿毒、湿疮流水、溃疡不敛、肛脱不收、子宫脱垂等。据有关资料介绍，外用五倍子对银屑病局部用药时，能使红色皮疹很快萎缩结痂，同时颜色变淡，范围变小，甚至消失。作用迅速，疗效可靠，且皮损不易复发。

📝**按语**：

本方《千家妙方》亦有介绍，但用法有所不同：方用五倍子30g，米醋120ml，用烧瓶放米醋煮五倍子数沸，去五倍子渣，用药汁涂患处。具有活血散瘀、杀虫解毒等功效，适用于牛皮癣。此方亦可用于头癣。

神经性皮炎（1方）

神经性皮炎是一种皮肤神经功能障碍性皮肤病，以皮肤损害呈苔藓样改变和阵发性剧烈瘙痒为特征。

苦参治神经性皮炎

[组成与用法] 苦参 200g，陈醋 500ml，将苦参放陈醋内浸泡 2 天后即可取用，外搽患处，每日早晚各搽 1 次。

[功效与适应证] 此方为民间验方，方中苦参性味苦寒，功能清热燥湿杀虫，治热毒血痢、肠风下血、急性扁桃体炎、痔漏、脱肛、皮肤瘙痒、疥癫恶疮、烫伤等。本品用陈醋浸泡，功能清热除湿、祛风杀虫，可用于神经性皮炎。

📝 按语：

> 《一味中药祛顽疾》介绍：据报道，用苦参治疗神经性皮炎，效果显著。治疗方法：将苦参 200g，加入陈醋 500ml 内浸泡 5 天备用。用时，先将患处用温水洗净，再用消毒棉签蘸药搽患处，每天早晚各 1 次，一般搽药 3~5 天见效。治疗结果：治疗 52 例，痊愈 45 例，显效 7 例。治疗中未见不良反应。

漆 疮（3 方）

漆疮俗称漆咬，即对漆的过敏性反应，患者接触漆类物品后一般数小时至 1 日，长者可达 2 周，呈急性发病，发病部位多在露出部位，以颜面、颈部、腕关节周围、手背、指背为多，以后迅速蔓延，局部表现可分为皮炎型和荨麻疹型，可伴有头痛发热、食欲不振、便秘、心悸等全身症状。

绿豆治漆疮

[组成与用法] 绿豆 200g，浸在开水里 2~3 小时，取出并捣成泥，涂在

患处，干时再涂，2~3 次即愈。

［功效与适应证］方中绿豆内服有清热、解暑、利尿等作用，外用可治皮炎、湿疹、疖肿等。用绿豆泥涂擦患部，有明显的止痒消肿效果。

韭菜治漆疮

［组成与用法］生韭菜不拘量，洗净捣细绞汁，抹患处，干则再抹。

［功效与适应证］此方为民间流传验方，多家方书有记载。韭菜，四季常青，终年供人食用，韭菜可供药用，功能补肝肾强腰膝，外用可治跌打损伤、皮炎等症。

漆疮外洗方

［组成与用法］川椒 15g，甘草 15g，白矾 15g，加水 800ml 煎 20 分钟，去渣取汁，稍凉后淋洗患处。

［功效与适应证］方中川椒即花椒，功能温中散寒、燥湿杀虫、行气止痛，外用治牙痛、皮炎等；甘草功能清热解毒、调和诸药；白矾即明矾，功能燥湿祛痰、杀虫、解毒，外治痈疽疔疮、疥癣、口舌耳目诸病。本方外洗治疗漆疮，能消炎止痒，轻症一次即可见效，重者可多洗几次。

痤 疮（4方）

痤疮又称青春痘、粉刺，是一种毛囊皮脂腺的慢性炎症，多发生于青春期的男女，其病因为身体阳热偏盛，加上青春期生机旺盛，营血日渐偏热，血热外壅，气血郁滞，蕴阻肌肤而造成。

丝瓜水治粉刺

［组成与用法］于丝瓜藤生长旺盛时期在离地 1 米以上处将茎剪断，把根部切断部分插入玻璃瓶中，以纱布罩住瓶口，以免杂物侵入，放置一昼夜，

其根部之汁滴入瓶中，可得大量之丝瓜水，用时可将丝瓜水涂搽患处。

[功效与适应证]方中丝瓜水又称天萝水，据《实用中医奇方妙方》介绍：现代研究证实，丝瓜水有补水的作用，能补充肌肤必需的水分，保持肌肤水嫩、细腻；丝瓜水能促进新陈代谢，清除深层污垢，抑制黑色素细胞生成，可有效改善粗糙有皱纹的皮肤；丝瓜水具有活血通络、清热润肤作用，经常使用可有效祛除面部皮肤的黑头、粉刺等。

📝 按语：

名医叶橘泉在1964年第6期的《江苏中医》《农村实用药物介绍（三）》中有介绍：肺热、面部粉刺、皮肤汗疹，用丝瓜水涂擦有效。面部烫火伤，涂以丝瓜水，愈后无疤痕。丝瓜水可作高级化妆水，日本有制成商品出售，搽擦面部，青年男女用作美容剂，它具有清净皮肤、消除斑点等作用，故为其他一般化妆品所不及。

该文还有丝瓜水的采集方法：每逢夏秋季，丝瓜藤蔓生长旺盛开花结瓜的时候，将藤蔓沿根3~4尺处剪断，即将根部断端弯入瓶中（或坛中）并用纱布罩住瓶口，以免杂物侵入。一夜之后，其根部之汁滴入瓶中，可得大量之丝瓜水。封固埋藏土中，随时应用历久不坏，愈陈愈好。

关于丝瓜水，清代赵学敏《本草纲目拾遗》记载：天萝水（即丝瓜水）治双单蛾，饮一杯即愈，又可消痰火解毒安神，兼清内热，治肺痈更效。肖山一老妪家，专卖治肺痈药水，三服立愈，门如市，已数世矣，王圣愈获得其方，该药水即丝瓜水也。

白果仁治痤疮

[组成与用法]白果仁适量，每晚临睡前用温水将患处洗净（勿用香皂），将白果去壳取鲜白果仁切去一部分成为平面，用以频搽患部，边搽边削去用过的部分，以利药汁渗出，每晚用1~2枚白果仁搽遍患处即可。

[功效与适应证]方中白果味甘苦涩，性平，本草称其能消毒杀虫，捣

涂鼻面手足，去皱泡。治头面癣疮、鼻面酒渣。本方一般用药 1~2 周，痤疮即愈。此方也可用于酒渣鼻，用法同上。

此外，也可用白果仁 30g 捣碎，用 70% 酒精 100ml 浸泡数天，（或加冰片 1g 同用更好），取药液抹患处，每日 2~3 次，用药 2 周后痤疮消失。

📝 **按语：**

使用本方，有几点需要注意，白果要选带壳者（用时应将壳去掉），这样的白果含汁量才高，但限于产地和季节关系，超市里出售的真空包装的鲜白果仁也可用，但汁很少或基本没汁，可将白果仁捣烂后用凉开水浸泡数小时后取药液外涂患处，或用酒精浸泡后采用。药店出售的白果仁为干品不适合用于本方。

在使用本方时应停用一切化妆品。使用本方时，应坚持用一段时间，不但治疗粉刺，同时对皮肤有美白的作用。如使用较长时间仍没见效者，说明此方不适合采用，应改用其他方子。

应用白果仁治痤疮，众多医书杂志都有介绍，认为有效率达 70% 以上，1985 年第 5 期《新中医》刊载有应用本方治痤疮的验案："某女，20 岁，患脸部痤疮 3 年，曾使用暗疮特效霜等药物治疗无效，后改用白果 30g 压碎，放于 70%100ml 乙醇液（即酒精）中浸泡 1 星期，过滤后取药液汁擦，日 2 至 3 次。用药 15 天痤疮消失，继用 10 天以巩固疗效，往追访观察半年无复发。"

颠倒散治痤疮

[**组成与用法**] 生大黄 50g，硫黄 50g，共研细末，凉水调敷，晚上涂，次日晨清洗掉，每日 1 次，连用数日。

[**功效与适应证**] 此方出自清代《医宗金鉴》，有方歌云："颠倒散敷功效极，大黄硫黄各研细，等份再匀凉水调，专医酒渣肺风刺。"方中大黄，味苦性寒，清热解毒；硫黄味辛性温，杀虫止痒。药性寒热颠倒，故名颠倒散。

可用于各证型及各种痤疮，亦可治酒渣鼻。此外，用本方加枯矾、黄连、黄柏各 15g，研末外涂，效果更好，短则 7 天，长则 20 多天，即可见效，如有复发，再用，仍有效。

📝 按语：

> 值得一提的是，颠倒散还可用以治疗头皮脂溢性皮炎。1990 年第 2 期《新中医》曾刊文："拜读《新中医》'颠倒散治头皮脂溢性皮炎 100 例的临床观察'一文后，效法于临床，屡验屡效。病例：某男，32 岁，工人，头皮瘙痒半年余，有时奇痒难忍，头颈、耳周白屑叠生，尤以头皮为甚。先后以凉血、祛风、补肾、补血、燥湿等法施治，均未见寸效。经用本方外洗 1 次痒止（取大黄、硫黄各等份，研细末，和匀，先用温水洗湿头发，然后把颠倒散撒到头发上去，2~3 分钟后用温水洗去药粉，每隔 3~5 天用 1 次。）洗 5 次白屑已除，嘱经常坚持外洗，至今未见复发。"

苡米粥治青春痘

[**组成与用法**] 苡米 50g，白糖 15g，苡米洗净，加水 1500ml 煮成粥，调白糖服食，每日 1 次，连服 3~4 周。

[**功效与适应证**] 本方功能健脾、利湿、清热，可用治青春痘。此方可加用百合 20g 同煎，效果更好。

📝 按语：

> 《王翘楚临证经验荟萃》介绍有应用紫花地丁、薏苡仁主治面部痤疮。紫花地丁性寒味苦，有清热解毒、消肿散结之功效。《本草纲目》曰："地丁治一切痈疽，发背，疔肿，瘰疬，无名肿毒，恶疮"。《本草正义》誉其为痈肿疔毒通用之药，历来为红肿热痛之常用药。现代研究也表明，该药有明显抗菌和确切的抗病毒作用。薏苡仁味

甘淡、性微寒。归脾、胃、肺经。功能利湿健脾、舒筋除痹、清热排脓。《神农本草经》称:"薏苡味甘、性微寒,久服轻身益气,利肠胃,消水肿。"现代研究表明,薏苡仁能调节免疫功能。用法:取紫花地丁、薏苡仁各30g,加水1500ml煎30分钟内服,每日2次,早晚顿服。主治面部痤疮。

酒渣鼻(2方)

酒渣鼻,俗称红鼻子,常见于青壮年男女,症见鼻子局部红丝缠绕,或有红色小丘疹,脓疱,持久不退发生毛细血管扩张,严重者组织增厚形成鼻赘。本病多由肠胃炽热上熏于肺,复遇风寒外束,以致血瘀凝结而成。本症可与痤疮同时发生,故治痤疮方也适用于本症。

治鼻赤方

[组成与用法] 生大黄15g,芒硝15g,槟榔15g,共研细末,凉水调敷患处,每日3~4次。

[功效与适应证] 此方出自明代《寿世保元》,方中大黄功能泻下攻积、清热泻火、解毒、活血祛瘀;芒硝又名朴硝,功能泻下、软坚、清热;槟榔功能杀虫、消积、行气、利水。诸味合用功能清热解毒、活血化瘀。可用于酒渣鼻。

白果膏治酒渣鼻

[组成与用法] 鲜白果适量剥去外壳,捣烂如膏,每日涂于患处。

[功效与适应证] 方中白果又名银杏,《本草再新》称其:"补气养心,益肾滋阴,止咳除烦,生肌长肉,排脓拔毒,消疮疥疽瘤"。《秘传经验方》称:"治头面癣疮,生白果仁切断,频擦取效。"

寻常疣、扁平疣（5方）

寻常疣又称千日疮、瘊子等，是一种常见的发生于皮肤浅表的良性赘生物，多见于儿童和青少年，好发于手背、手指、足背、足趾、面、头皮等处，病程缓慢，愈后一般不留痕迹。本病以局部治疗为主，一般不需全身治疗。

扁平疣是较常见的一种疣，与寻常疣属同一种病毒，多见于青少年，故又称青少年扁平疣。中医称扁瘊，多系肌肤气血不和，风热邪毒浸入，郁阻于肌肤而致。

乌梅治寻常疣

［**组成与用法**］乌梅肉适量（视患处多少来定分量），浸于米醋中，每晚临睡前敷于患处，外用纱布固定，次日早上除去，每日1次，连用数次。

［**功效与适应证**］方中乌梅功能敛肺涩肠、生津安蛔，用于久咳不止及久痢滑泄，又能生津治消渴、消食，擦牙开噤、蚀外伤胬肉。本品与米醋同用，可治寻常疣。

鸦胆子治瘊子

［**组成与用法**］将鸦胆子适量去皮研成泥，用香油适量调匀，涂于疣上，每天早晚各1次，结痂后，即停止涂药。

［**功效与适应证**］方中鸦胆子苦寒有毒，外用燥湿杀虫，可用于赘疣、鸡眼、尖锐性湿疣、扁平疣。

📝**按语**：

用鸦胆子10g捣碎，浸泡于高浓度白酒100ml中，数日后可取用，小心点于疣上，不要碰及正常皮肤，每日涂3次。

鸦胆子方应用效果较快，但反应也较大，用药后患处发红，有烧灼疼痛感，隔天变黑，再过 2~3 天即脱落。

补骨脂治刺瘊子

[组成与用法] 补骨脂 100g，捣碎后浸泡于 200ml 70% 酒精中，数日后，浸液成为芳香黑褐色液状物，每日取药液涂抹患处 3~5 次，连用数日。

[功效与适应证] 方中补骨脂为补肾壮阳药，主治遗精、腰痛、冷泄及小便频数等症。本品民间用治刺瘊子（即寻常疣、扁平疣），效果颇佳，且没有不良反应。

📝 按语：

据《中华皮肤科杂志》报道，此方还可用以治疗白癜风，据分析可能是补骨脂能使色素新生。白癜风初起或症状轻微者可以试用，用法同上。

苡仁百合粥治扁平疣

[组成与用法] 生苡仁 50g，生百合 50g，粳米 150g，将粳米与苡仁、百合洗净，同放砂锅中，加水 2000ml 煎成稀粥，吃时可加适量白糖。每日 1 次，连服一段时间。

[功效与适应证] 此方为民间验方，功能健脾利湿，润肠通便，美容护肤，可用于扁平疣、粉刺、湿疹等。

苡仁治扁平疣

苡仁又名薏苡仁、苡米，功能健脾益胃、补肺清热，为药食两用之品。近代医家每用之治疗寻常疣、扁平疣、尖锐湿疣、传染性软疣等，效果颇佳。

［**组成与用法**］每次取生苡仁 50g，加水 1200ml 熬粥，可加白糖调味，早晚各 1 次，连服 1 个月。或用生苡仁 500g，研细末，加同量白糖拌匀，瓶贮备用，每次 1 汤匙，开水送服，每日服 2~3 次，连服 1 个月。

本方服后有部分患者于扁平疣消失前，可出现治疗反应，其反应为损害增大变红，炎症增剧，继服数日后，则损害渐趋干燥脱屑以至消退。

📝按语：

1977 年第 1 期《新医药学杂志》刊载有用薏苡仁治扁平疣的验案："某女，23 岁，面部患扁平疣已 2 年，曾多次用过板蓝根、次水杨酸泌油剂、鸦胆子等治疗，均未奏效，改用薏苡仁治疗（取生薏苡仁 1 斤，研细末，然后加入白砂糖 1 斤，共拌和，每日服 2~3 次，每次 1 匙），服用 10 天皮疹开始逐渐消失，1 个月后痊愈，随访 1 年未复发。"

1987 年第 1 期《湖南中医杂志》也有薏苡仁治扁平疣的介绍：薏苡仁 50g，加水煮熟后（薏苡仁刚裂开），加白糖少许。将苡仁与水同时服下，每日 1 剂，儿童酌情减量，功能健脾利湿。该文并附有验案：曾治张某，女，24 岁。双手背患疣半年，后发展到面部，曾到许多医院治疗无效。服上药 15 剂，大部分疣块脱落，再服 5 剂，疣疹消失而愈。

阴囊风（2方）

阴囊风又称绣球风，是一种男性常见的病症，以阴囊局部或全部出现湿疹，起白屑厚皮或作湿痒，奇痒难忍，反复发作，迁延难愈为特征。此证系感风寒而得，风胜则起白屑，湿胜则浸润湿烂。

五倍子治阴囊风

［**组成与用法**］五倍子 15g，红茶 15g，加水 1000ml 煎 20 分钟，取汤

熏洗，数次即愈。

[**功效与适应证**] 方中五倍子性味酸咸寒，功能敛肺降火、涩肠止泻、敛汗止血。研末外敷，或煎汤熏洗，可用于疮癣肿毒、皮肤湿烂等症。本品与红茶煎汤熏洗阴囊风，有收敛杀菌止痒的功效。

白矾蛇床子治绣球风

[**组成与用法**] 白矾 9g，蛇床子 30g，加水 1000ml 煎 20 分钟去渣取汤，趁温先熏后洗数次即愈。

[**功效与适应证**] 此方出自《民间灵验便方》，方中白矾又称明矾，功能燥湿消痰、止血止泻、解毒杀虫；蛇床子内服温肾壮阳，外用燥湿杀虫。二味合用，能祛风燥湿，杀虫止痒，故用之有效。此方亦可加用川椒 9g，效果更佳。

脂溢性皮炎（2方）

脂溢性皮炎，中医称为白屑风，本病有皮疹损害和瘙痒感，好发于头皮部位，亦可延及面部、耳项等处，症见皮损为头皮发生干燥性呈糠秕状白屑脱落，易脱易生，亦可为油脂状淡黄色鳞屑，黏在发间或头面、耳项。伴有丘疹，搔之有血渍和滋水。

脂溢洗方

[**组成与用法**] 苍耳子 30g，王不留行 30g，苦参 15g，白矾 9g，加水 3000ml 煎半小时取水沐发，每剂，煎洗 2 次，每隔 3 日洗 1 剂。

[**功效与适应证**] 此方出自《朱仁康临床经验集》。方中苍耳子散风杀虫；王不留行活血散结；苦参清热解毒燥湿；白矾燥湿收敛。数味合用，功能祛风、燥湿、止痒。可用于脂溢性皮炎皮肤赤痒脱屑，脂液增多兼脱发者。

百部蛇床子治脂溢性皮炎

[**组成与用法**] 百部 25g，蛇床子 15g，70% 酒精 100ml，浸泡 7 日后过滤取汁外涂，每日 2~3 次。

[**功效与适应证**] 方中百部内服润肺止咳，外用治疥癣、灭虱杀虫。蛇床子内服温肾壮阳，外用燥湿杀虫。本方功能祛风燥湿，杀虫止痒，可用于脂溢性皮炎。

白 发（6方）

白发可分为先天性及后天性两种。发生于儿童及青年的白发称少年白发，常呈家族性发病，现代医学认为，白发症主要是毛发黑色素形成减少，功能减弱，酪氨酸酶的活性降低所致。凡情绪过度紧张、用脑过度、忧虑、神经外伤等都可能造成白发。中医学则认为本症的发生与精虚血弱等有关。

木耳桂圆治白发

[**组成与用法**] 黑木耳 10g，桂圆 20g，冰糖适量，加水 600ml 煎汤，当茶饮用，每天 1 剂，连服一段时间。

[**功效与适应证**] 此方功能滋阴补虚，和血养营，久服能使白发变黑，枯发柔软滋润。

桑椹子治白发

桑椹子为桑科植物桑树的成熟果实，嫩时色青味酸，熟时转为紫黑色，味甜多汁。

桑椹具有补肝益肾、生津润肠、乌发明目、生津止渴、促进消化、帮助排便等功效，适合糖尿病、贫血、高血压、高血脂、冠状动脉粥样硬化性心脏病、神经衰弱等病症患者食用。本品更适合肝肾阴血不足者，诸如腰酸、头晕、耳鸣、耳聋及少年白发者食用。可取鲜桑椹子（紫红色熟透者）数量不拘，榨取其汁，放砂锅中文火熬成膏，加适量蜂蜜调匀，瓶贮备用，每服 1~2 汤匙，每日 2~3 次，开水送服，连服数月，功能养血脉、乌须发，用治头发早白。此方还可用于神经衰弱失眠、习惯性便秘等症。还可用鲜桑椹 60g，加水 2 碗煎至 1 碗，用白糖或冰糖适量调味，去渣饮用，功效同上。

核桃粥治白发

［**组成与用法**］核桃肉 8 个，粳米 50g，冰糖 25g，将核桃肉捣碎，粳米洗净，放砂锅中加水 2000ml，文火煎粥，临熟时加入冰糖，每日早晚各吃一次，连服数月。

［**功效与适应证**］方中核桃性味甘温，有补肾固精、温肺定喘、润肠之功。核桃营养丰富，为干果中的佳品，古人认为常食之能使人开胃，增进食欲，使骨肉油腻有光泽，而且通润血脉，乌须黑发，使人驻颜美容。本品与粳米煎粥，功能补肾益肝，润燥泽肤，养血乌发。久服能治白发症。

仙人粥治须发早白

［**组成与用法**］制何首乌 60g，粳米 100g，红枣 5 枚，红糖适量。将制首乌加水适量煎取浓汁，去渣，加粳米、红枣同入砂锅内煮粥，粥将成时，加少许红糖以调味，再煮片刻即可。

［**功效与适应证**］此方出自明代《遵生八笺》，方中首乌功能补肝、益肾、养血，《本草纲目》称"何首乌养血益肝，固精益肾，健筋骨，乌髭发，为滋补良药"。本品以个大、质坚实而重者为佳。仙人粥功能补气血、益肝肾，适用于肝肾亏损引起的发须早白、脱发、头晕耳鸣、腰膝软弱、大便干结，以及高脂血症、神经衰弱、高血压等。

在食用仙人粥期间，忌吃葱蒜，煎煮时不宜采用铁锅。

首乌蛋治白发、脱发

[**组成与用法**] 制何首乌（切片）60g，鸡蛋 2 个，加水 1000ml 放砂锅中煮至蛋熟去壳再煮 10 分钟，加入白糖适量（亦可不用白糖，改用食盐调味），吃蛋喝汤。

[**功效与适应证**] 方中何首乌补益精血，生用具有解毒、截疟、润肠通便的功效，对于精血亏虚、头晕眼花、须发早白、腰膝酸软、遗精、崩漏等有一定疗效，制首乌功能补肝肾、益精血、乌须发，治血虚萎黄、失眠健忘等。本品与富有营养价值的鸡蛋同用，适用于肝肾虚损、精血不足的白发、脱发。

应当注意的是，何首乌不宜长期服用，因久服易导致肝功能损害。

麻核桃乌须黑发

[**组成与用法**] 炒芝麻 100g，炒核桃仁 100g，枸杞子 100g，何首乌 100g，白糖 100g。共研细末，瓶贮备用。每服 9g，开水送下，早晚各 1 次。

[**功效与适应证**] 芝麻性味甘平，具有滋养肝肾、养血润燥的作用，能坚筋骨，明耳目；核桃功能补肾固精、温肺定喘；杞子功能润肺补肝、益肾明目；何首乌功能补肝益肾、乌须黑发。数味合用，功能滋补肝肾、乌须黑发，治头发早白、头发焦黄不润稀疏等。

脱 发（3 方）

脱发是指非生理性脱落的一种疾病，其中，脂溢性脱发是指在头皮脂溢性皮炎的基础上发生的头发细软、稀疏、脱落。脱发的基本病机为风盛血燥，气血亏虚，精血不足，气血瘀滞而致发失所养。

侧柏叶治脱发

[**组成与用法**] 侧柏叶 100g，浸于高浓度白酒或 60% 酒精 200ml 中，浸

泡 7 天后，取药液涂擦头发脱落部位，每日 3 次。坚持使用，一般 2~3 个月可获疗效。

[**功效与适应证**] 方中侧柏叶味苦涩，多用于凉血止血、止咳平喘和乌发生发。本方功能清热凉血，活血生发，可用于治疗血热型脱发和脂溢性脱发。

冬虫夏草酒治脱发

[**组成与用法**] 冬虫夏草 60g，高浓度白酒 240ml，同浸泡 7 天后，用牙刷沾酒外涂掉发处 2~3 分钟，早晚各 1 次。

[**功效与适应证**] 此方出自《赵炳南临床经验集》，本方功能补气血，助生发，乌须黑发。可用于圆形脱发、脂溢性脱发及神经性脱发。

长发滋荣散治脱发

[**组成与用法**] 生姜皮（焙干）30g，人参 30g，共为细末，每用生姜切片，沾药末于发落处涂擦，每次 1~2 分钟，每隔 1 天用 1 次。

[**功效与适应证**] 本方出自《御药院方》，功能长养须发，治疗须发脱落。

手足皲裂（2 方）

手足皲裂一般发生在手指、足趾、掌面、足跟等皮肤处，重者伴有疼痛。冬季常见，本症多采用外治法。

醋蛋糊治疗手足皲裂

[**组成与用法**] 取鲜鸡蛋 5 个，洗净放入 500ml 米醋中浸泡 7 天，待鸡蛋皮变软后取出把蛋壳剥掉，把鸡蛋内液倒入干净的瓶中，再加进去 500ml 米醋，搅拌均匀后备用，应用时先用温水浸泡患处 20 分钟，用毛巾搽干后，将醋蛋液均匀地涂上一层，然后轻轻摩擦，每日早晚各用 1 次，连用一段时间即可痊愈。

📝 按语:

　　《北方医话》中《议"醋蛋糊"》一文有介绍并附有验案:"醋蛋糊"为治手足皲裂有效的良药,方法独特,疗效高,深受患者欢迎。介绍如下:米醋500ml,新红皮鸡蛋5个。配制时将鸡蛋用温水洗净,拭干后放在米醋坛中浸泡数日,待鸡蛋皮脱钙后软化,取出鸡蛋去掉外皮,加等量的米醋搅拌成稀糊状,瓷罐贮藏,备用。应用时先将患处用温热水浸泡20分钟,拭干,再将配好的蛋糊,均匀地薄薄地涂于患处,轻轻地摩擦,促使皲裂消失,每日涂擦2次,轻者数日可愈,重者数个星期可愈。忌用碱性过强的肥皂和药皂及冷水洗涤。曾治一男患,患手足皲裂已8年,每逢冬季和春初,手足皮肤干燥、粗糙,摸之刺手,弹性减退,呈现较深的线状裂隙,深达皮下组织,易出血,常结血痂,肿胀,患者不敢行走,影响工作,非常痛苦。投给"醋蛋糊"500mg,令患者按说明涂醋蛋糊剂,1周后患者明显好转,皮肤干燥、疼痛减轻,皮肤渐渐恢复柔软,大部皲裂已变浅,令其继续搽"醋蛋糊",又10天而痊愈,追访2年未复发。

　　"醋蛋糊"善能益血活血、疏通脉络,血活则肌肤得养,皮肤柔润,皲裂自除;调和营卫,使脉络通畅,气通脉道则血活,具有预防和治疗皲裂之功,又有调和营卫气血之力,致使腠理致密,抵御外邪侵袭。因此,能防能治。此方不但治手足皲裂有效,若配合华佗膏外搽,治鹅掌风、脚气亦有很好的疗效。

白及治手足皲裂

[**组成与用法**] 白及30g,研细末,用鸡蛋清2个调成糊,外涂患处,每天1次。

[**功效与适应证**] 方中白及性味苦甘涩微寒,《中国药用植物图鉴》称:"本品有补肺、生肌、化瘀、止血的功用,能治吐血、衄血。外敷金疮、痈肿"。本品配合功能生肌的鸡蛋清,对手足皲裂有效,坚持应用即可痊愈。

白癜风（2方）

白癜风亦名白驳风，是一种原发性后天局部色素脱失症，由于风湿郁于皮毛，气血失和所致。该病无自觉症状，发展多亦缓慢，偶有自行消退者。

补骨脂治白癜风

[**组成与用法**] 补骨脂300g，75%酒精600ml，将补骨脂捣碎后放酒精内浸泡7天，此时药液呈暗褐色，去渣备用，用棉球沾药涂于患处，并摩擦10分钟，如有条件用紫外线照射2~3分钟。

[**功效与适应证**] 本方功能调和气血、活血通经，可用于白癜风及各种疣。本品所以治疗白癜风有效，据研究可能与补骨脂能促使色素新生有关。

📝 **按语：**

补骨脂对白癜风初起及症状较轻者见效较快，如症状较重者坚持用药也能收效。20世纪60年代初的《上海中医杂志》曾刊登盛灿若用补骨脂药酒外搽治愈1例白癜风患者的验案：患者得白癜风已3年多，曾采用多种疗法无效，病情也日益加重，患者因而失去治疗信心，任其发展，后经友人介绍，采用补骨脂五钱（即15g），研细末，放于95%酒精200ml内浸7天（密盖瓶口），滤过取其药液，用小棉球沾药液外搽，每日3次，4个月后，白斑中间即有点点正常皮肤生长，且逐渐向四周扩大，慢慢地可见白斑上有正常皮肤覆盖，用药6个月后，除前额部尚有一小块尚未完全恢复正常外，面部等处白斑消失，又继续在前额部外搽1个多月，皮肤基本已接近恢复正常，只是局部肤稍淡些。停治1年余，皮肤依旧保持正常，白斑未见复发。

白癜风内服方

［**组成与用法**］黑芝麻 90g，白蒺藜 60g，二药炒黄后研末，瓶贮备用。每次 3g，每日 2 次，温开水冲服。

［**功效与适应证**］此方为民间验方，治疗白癜风有一定疗效。方中白蒺藜即刺蒺藜，《名医别录》称其："治身体风痒，头痛。"《孙真人食忌》有用白蒺藜治白癜风的记载："治白癜风疾，白蒺藜子六两，生捣为末，每汤服二钱，日二服，服一月绝根，服至半月，白处见红点，神效。"

五官科

眼结膜炎（4方）

结膜炎，多见于春秋二季，是由细菌感染引起的急性传染眼病。本病初起眼忽赤肿，痒疼交作，怕热羞明，流泪难睁，继则眼眵黏稠，有先患一眼而累及另一眼的，有两眼齐发的，亦有一眼刚退另一眼又发的。

决明子海带汤治结膜炎

［**组成与用法**］决明子 10g，海带 20g，加清水 2 碗煎至 1 碗，去渣饮汤，每日 1 剂，连服 3~4 日。

［**功效与适应证**］决明子性味苦甘凉，功能清肝明目、润肠通便，主治目赤肿痛、羞明多泪、高血压头痛、肠燥便结等。海带性味咸寒，功能软坚散结、清热利水、镇咳平喘、降脂降压。二味合用，功能清肝明目，可治疗眼结膜炎，亦可用于高血压及肝火头痛。

蒲公英治急性结膜炎

［**组成与用法**］蒲公英 60g，白菊花 30g，车前子 9g（纱布袋装），水 3 碗煎存 2 碗，分 3 次（早、中、晚），饭后服，疗效很好。

［**功效与适应证**］此方出自《中医验方集》。方中蒲公英苦甘寒，《医学衷中参西录》载："治眼疾肿痛，或胬肉遮睛，或赤脉络目，重用蒲公英一味，名蒲公英汤。"白菊花味甘苦性凉，有疏风清热、解毒明目之功效，可治头痛眩晕、目赤烦热、疔疮肿毒等症。车前子味甘性寒，有清热明目、利水祛痰之功效，可治疗目赤障翳、咳嗽多痰、小便不通、淋浊带下等症。三味合用清热明目，对因风火引发的目红赤疼效果很好。

按语：

也可单用蒲公英一味治疗急性结膜炎,《叶橘泉点滴经验回忆录》收录有目疾单方：蒲公英鲜者四两（200g）或干者二两（100g）。用法：以上一味煎汁熏洗患处，日数次，并以此物代茶，日服数杯。应用范围：凡目疾初起，无论风火诸疾，皆可用此，屡经试验，因病之轻重，有用一二日愈者，有数日愈者，症重者，耐心洗服，莫不收功。

目赤肿痛方

[**组成与用法**] 夏枯草 30g，菊花 30g，加水 1000ml 煎 20 分钟，将药汁倒入碗内后，趁热先熏双目，然后服用。每日 1 剂，连服 3~4 剂。

[**功效与适应证**] 方中夏枯草味苦辛微寒，功能宣肝胆之郁热，治瘰疬、目珠夜痛。《本草纲目》载:"夏枯草治目痛，用砂糖水浸一夜用，取其能解内热、缓肝火也。"菊花能疏风热、解疔毒、养肝明目、息风，《本草求真》载："甘菊花，其味甘，故能保肺以滋水，其味苦，故能解热以除燥，其味辛，故能祛风而明目。"二味合用，功能清热明目，治疗目赤肿痛。

莲子治眼痛

[**组成与用法**] 莲子（带心）100g，白糖适量，加水 1500ml 煎至莲子熟烂服用，可分为 2 次服，每天 1 剂。

按语：

此方出自王克辉所著的《民间药与验方》，并附有验案："邻人某妇，患眼痛，眼睑红色，流泪不止，终至不能张开眼来看东西。我的母亲告诉她买莲子一角钱、白糖五分钱，莲子带心煮烂，调糖服之。过了 2 天，这个妇人到我家来时，已经没有病了。所费仅一角五分（1937 年市价），实在是经济的疗法。"

此方用治急性结膜炎，确实有效，霍老曾用治多人，效果颇佳，方中莲心性味苦寒，能清热降火，可治心烦口渴、目赤肿痛等，故煮莲子时不要除去，可与莲子同时服用。虽然如今莲子市价不低，但仍算得上是简便的疗法。

迎风流泪（2方）

正常人泪道的排泄系统是畅通的，但眼部或周围组织的病变或受刺激而引起反射性泪腺分泌增多，中医称之为"迎风流泪""冲风泪出"等。

猪肝杞子治迎风流泪

[**组成与用法**] 猪肝 100g，杞子 50g，加水 1500ml 煎汤，喝汤吃猪肝，每天 1 剂，连服一段时间。

[**功效与适应证**] 方中猪肝具有养血、补肝、明目、增强人体免疫力，适宜肝血不足所致的视物模糊不清、夜盲、眼干燥症等。枸杞子功能补肝明目，用于肝肾阴亏、目眩、目昏多泪等症。两味合用治疗肝肾虚引起的眼睛迎风流泪，视物模糊等效果更佳。

按语：

《小偏方大功效》载有枸杞炖猪肝治近视眼、迎风流泪：枸杞子 20g，猪肝 300g，食油、葱、姜、白糖、黄酒、淀粉各少许。制用法：用猪肝洗净，同枸杞子放入锅内，加水适量煮 1 小时，捞出猪肝切片备用，油锅烧热，葱姜炝锅放入猪肝片炒，烹白糖、黄酒兑入原汤少许，收汁，勾入淀粉，汤汁明透即成。

杞子酒治迎风流泪

〔**组成与用法**〕枸杞子 500g，米酒 1000ml，同浸泡 7 天，时间越长越好，每天随意饮用。

〔**功效与适应证**〕明代医家张景岳认为："枸杞子味重而纯，故能补阴；阴中有阳，故能补气；能明耳目，填精固髓，健骨强筋。"用本品泡酒功能补虚长肌肉、益颜色、令人肥健，治疗肝虚当风流泪。

夜 盲（2方）

夜盲，俗称鸡盲。一般分为两种：一是属于先天性的视神经及视网膜退行性病变；一是后天性营养缺乏的夜盲（即维生素 A 缺乏症）。夜盲症即双眼白天视物如常，但到黑夜减少灯光时就视物不见。

夜明砂蒸猪肝治夜盲

〔**组成与用法**〕夜明砂 6g，鲜猪肝 150g，将猪肝切片，与夜明砂拌匀，上笼蒸熟趁热服食，每日或 2 日 1 次，连服 3~5 次。

除上法外，亦可用猪肝 90g，夜明砂 6g，先将夜明砂用纱布包好，然后放锅中与猪肝同煮，待猪肝熟后切片趁热吃。

〔**功效与适应证**〕方中夜明砂性味辛寒，功能清肝明目、散血消积，主治肝热目赤、夜盲障翳、疳积等。猪肝功能补肝、养血、益目，可治贫血、目雾昏花等症。二味合用，有清肝明目、消疳积、养血的功效，适用于夜盲、视力模糊、小儿麻疹病后之角膜软化症、内外障翳。

羊肝苍术汤治夜盲

〔**组成与用法**〕羊肝 90g，苍术 9g，放碗内加水适量，文火蒸熟，去掉药渣，食肝饮汁，每日 1 次。

［功效与适应证］方中羊肝味甘苦性凉，功能益血、养肝、明目，主治夜盲、眼干燥、视物昏花等症。苍术味辛苦性温，功能燥湿健脾、祛风辟秽、发汗明目，主治食欲不振、夜盲、小儿软骨症等。二味合用，功能温补肾阳，健脾益气，凡患夜盲症，轻者2~3剂，重者5~6剂，即见疗效。

另外，方中羊肝如缺，可用鸡肝代替，用法同上。

咽喉炎、扁桃体炎（11方）

咽喉炎分急性、慢性两种，急性发作初期，咽喉处感到发热、刺痒和干燥不舒服，病重者咽喉肿痛，吞食疼痛，伴有畏寒、发热、全身不适的症状，声音变为嘶哑，严重时失声，喉内多痰而不易咳出，常黏附于声带表面；慢性咽炎主要是由于急性咽炎反复发作，转为慢性，或是因为患各种鼻病，鼻窍阻塞，长期张口呼吸所致，主要表现为咽部不适，干、痒、胀，分泌物多而灼痛，易恶心，有异物感，咯之不出，吞之不下等。

扁桃体炎为腭扁桃体的非特异性炎症，有急慢性之分，中医称为"乳蛾""喉蛾"，发病部位在咽喉部两侧的喉核处。症见咽喉红肿疼痛，扁桃体肿胀如蛾，化脓，可伴有发热、头痛、面赤等症。致病机为外感风热毒邪，急性者多为风火热毒之症，慢性者多属阴亏燥热之候。

生地螃蟹汤治急性咽喉炎

急性咽喉炎多发于春秋季，症见畏寒发热、全身不适和酸疼、头痛、咽喉疼痛等。

［组成与用法］生地30g，活蟹1只，清水2碗煎存1碗，去药渣吃蟹饮汤，1次顿服。每日1次，连服3~4次。

［功效与适应证］方中生地性味甘苦凉，功能清热养阴、凉血润燥，主治温病发热、阴虚发热、消渴、衄血、月经不调等症；螃蟹性味咸寒，功能滋

阴、清热、消积、止痛，主治跌打损伤、伤筋断骨、瘀血肿痛等。二味合用，功能清热凉血、解结散肿，适用于急性咽喉炎的病患者。

《本草纲目》记载食蟹时不可食柿及荆芥，应当注意。

西瓜皮治咽喉炎

[组成与用法] 西瓜皮 60g，白菊花 20g，冰糖 20g，加水 1200ml 煎服，每日 2 次，连服数日。

[功效与适应证] 方中西瓜有止渴、解暑、除烦、利咽、解酒、清热、利水等功效，西瓜皮又称西瓜翠衣，与西瓜的功效略同，是清热解暑、生津止渴的良药；菊花功能疏风清热、解毒明目；冰糖多在清热、消炎、降火气时应用，适用于咽喉肿疼、口腔发炎、肺热咳嗽等。三味合用，是防治咽喉炎的良药。

蒲公英治咽喉炎

[组成与用法] 蒲公英 50g，板蓝根 30g，加水 1500ml 煎 20 分钟去渣取汁服，每日 1 剂，分 2 次服，连服数日。

[功效与适应证] 方中蒲公英性味苦甘寒，功能清热解毒、消痈散结，主治急性乳腺炎、扁桃体脓肿、咽痛、痈疔等；板蓝根性味苦寒，功能清热解毒、凉血，主治流行性感冒、流行性腮腺炎、急性传染性肝炎、咽喉肿痛等。二味合用，功能清热解毒，用于治疗咽喉炎效果很好。

生蒜头治喉痛

喉痛因过食辛辣、炸烤之品而引起者，可用生蒜头治之。

[组成与用法] 生蒜头数粒，剥去外衣，捣烂后用开水适量泡之，并加食盐少许，时时服用，即觉喉痛减轻，渐渐而愈。

[功效与适应证] 方中蒜头性温、味辛，具有健胃、杀菌的功效，可以治疗急慢性胃肠道炎症及溃疡性疾病、呼吸道感染性疾病等，并可改善病人体质，增强机体抗病能力。

胖大海治急性扁桃体炎

胖大海一药始见于清代赵学敏的《本草纲目拾遗》。胖大海为梧桐科植物胖大海的种子，又名安南子、大洞果，此外它还有个异名叫大发，张寿颐解释说："此药亦曰大发，以其一得沸水，即裂皮发胀，几盈一瓯故也。"

胖大海性味甘淡凉，攻能清热、润肺、利咽、解毒，主治干咳失音、咽喉干燥疼痛、急性扁桃体炎、牙龈肿痛、痔疮漏管。民间常用本品治疗急性扁桃体炎，每次用胖大海 4~8 枚，洗净，放入碗内（可加冰糖适量），冲入沸水，加盖焖 30 分钟左右，徐徐饮用，隔 4 小时再泡 1 次，每天 2 次，连服 2~3 日即见效。

《慎德堂方》也载有此方，但加甘草，并录之以供参考：治干咳失音、咽喉燥痛，因于外感者，取胖大海 5 枚，甘草 3g，泡水饮服，老幼者可加入冰糖少许。

茅根菊花治急性扁桃体炎

［**组成与用法**］白茅根 30g，白菊花 30g，加水 2 碗煎 20 分钟去渣取汁内服，每日 1 剂，分 2 次服用，连服数剂。

［**功效与适应证**］方中白茅根性味甘寒，功能凉血、止血、清热、利尿；白菊花性味甘苦凉，功能疏风、清热、明目、解毒。二味合用，功能清热凉血解毒，治疗急性扁桃体炎，连服本方 3~4 剂，即可痊愈。

菊花蜂蜜治咽炎

［**组成与用法**］菊花 20g，蜂蜜适量，先将菊花用开水冲泡数分钟，待菊花沉入杯底后再放入蜂蜜搅匀，频频含服，然后咽下。

［**功效与适应证**］方中菊花性味甘苦微寒，具有散风清热、平肝明目、清热解毒的功效，可用于风热感冒、头痛眩晕、目赤肿痛、眼目昏花、疮痈肿毒等症。本品与蜂蜜泡水，可代茶饮，功能清热润喉，治疗咽炎。

治急性咽炎方

[**组成与用法**] 灯心草 10g，淡竹叶 6g，麦冬 10g，加水 600ml 煎 15 分钟去渣取汁，频频含咽，每日 1 剂，连服数剂。

[**功效与适应证**] 方中灯心草性味甘淡寒，功能清心降火、利尿通淋，治淋病、水肿、小便不利、湿热黄疸、心烦不寐、小儿夜啼、喉痹等；淡竹叶性味辛淡甘寒，主治心经实热、小便不利、口舌生疮等；麦冬甘微苦微寒，功能养阴清热、润肺止咳。三味合用功能清热降火、润喉利咽，适用于急性咽炎、咽部生颗粒或舌炎、口中疱疮等。

天萝水治扁桃腺炎

天萝水即丝瓜水，每于霜降以后，择粗大丝瓜藤，约在近根一尺处剪断，然后将两个断头插入大口瓶内，则分别有水流出，收储备用，剪断 1 株丝瓜藤可得水 500g。

如治扁桃腺炎，每次可取天萝水 60ml 加开水调服，每天 2 次，连服数天。天萝水还可用于粉刺（取水外搽患处）。

金银花治喉痛

金银花因花开白黄二色，故称金银。其叶经冬不凋，故称忍冬。金银花性寒味甘，气味芳香，既可清风温之热，又可解血中之毒。如咽喉红肿疼痛者，可用金银花 30g，加水 800ml 煎成浓汁，分 2 次服，每天 1 剂，简便有效。

橄榄萝卜治咽喉肿痛

[**组成与用法**] 鲜橄榄 10 个，鲜白萝卜 1 个，将萝卜洗净切片，与橄榄加水 1000ml，煎 20 分钟，去渣取汁代茶饮，日服 2 次。每天 1 剂，连服 3~5 天。

[**功效与适应证**] 此方出自清代名医王孟英《王氏医案》，被誉为青龙白虎汤。方中橄榄又名青果，有清热利咽、生津解毒作用，《滇南本草》称其"治

一切喉火上炎"。诸多医家都喜用青橄榄入药，对于冬春季节流行性感冒，咽喉肿痛，酒毒烦渴，初期的感冒咳喘有显著的缓解作用。本品与功能理气、生津、止渴的白萝卜合用煎汤，有清热消肿作用，不仅治扁桃体红肿发炎、喉炎等引发的喉痛奇效，还可治小儿流行性感冒、支气管炎等多种疾病。方中橄榄入药以鲜品（青橄榄）为佳，如因不属产地等原因，可用加工好的甜、咸橄榄代替。此外，为便于小儿服用，本方还可加入适量冰糖。

失 音（4方）

声音嘶哑有急性和慢性两种。急性的声音嘶哑多因过久的呼喊、唱歌或高声讲话所引起（常见声带充血、水肿），感冒、急性咽喉炎和剧烈咳嗽也可引起本病。慢性声音嘶哑以慢性喉炎引起的最为常见，另外也常见于声带肌无力，声门闭合不全的病人。

黄花菜蜂蜜饮治音哑

［组成与用法］黄花菜 50g，加水 2 碗煮烂，候凉冲入蜂蜜 50g，缓缓咽下，每日 3 次分服。

［功效与适应证］方中黄花菜又名金针菜，其性味甘凉，功能清热解毒、止血、止渴、生津、利尿、通乳，主治口干热燥、大便带血、小便不利、吐血、鼻出血、便秘、妇人乳闭；蜂蜜，性味甘平，功能养阴润燥、和百药、解病毒、养脾气、悦颜色，主治脾胃虚弱、津枯便秘、胃肠溃疡、虚劳干咳、咽干声哑、心腹疼痛，外用治口疮、烫伤。二味合用，功能清火、利咽、开声，急性声音嘶哑者，连服此方数次，即可见效。

蛋清梨汁饮治失音

失音因外感风邪化热，上灼肺金而致者，症见身热咳嗽，口燥而渴，咽痛声哑。

[组成与用法] 鸡蛋清 1 个，鲜梨汁 1 杯，调匀，用滚开水半碗冲服，每日 2 次。

[功效与适应证] 方中鸡蛋清又名鸡蛋白，性味寒凉。功能清热、解毒、消炎和保护黏膜，主治咽喉肿痛、声哑失音、化脓性创伤等症。梨汁性味甘寒，功能生津止渴、止咳化痰、清热降火、润肺去燥，主治热病烦渴、肺热咳嗽痰多、喉痛失音等症。二味合用，功能清火利咽，凡因热灼金而致失音者，连服数次即能开音，但因外感风寒及肺气虚弱以致失音者，不宜用此方。

胖大海治干咳失音

[组成与用法] 胖大海 5 枚，冰糖适量，将胖大海洗净，同冰糖放入碗内，冲入开水，浸泡 30 分钟即可饮用，隔半日再冲泡 1 次，每日 2 次，2~3 日即可见效。

[功效与适应证] 此方功能清热、解毒、润肺，可治干咳失音、咽干喉痛、扁桃体炎、牙龈肿痛及内痔出血等。

木蝴蝶治声音嘶哑

[组成与用法] 木蝴蝶 10g，水 1 碗，煎存多半碗，待凉后频频饮用。

[功效与适应证] 方中木蝴蝶又名千层纸，《中国药用植物图鉴》称其为消炎及镇痛药，治干性气管炎、咳嗽不止、胃神经痛、胃痉挛、肝气痛、百日咳及咽喉失音等症。本品煎水内服功能清肺润喉开音，用治声音嘶哑效果不错。

牙痛（附牙龈肿痛、出血）(7方)

引起牙痛的原因多种多样，常见的有风寒、胃热（风火）、虫蛀及肾虚，由风寒引起的牙痛，牙肉不红不肿，吃冷食或吸入冷空气后更痛，吃热饮热食则可稍减，全身或有轻微发冷；由胃热（风火）引起的牙痛，牙肉又红又肿，甚至溃烂流脓，自觉灼热疼痛，痛引头面，含漱冷水则可稍减，并有口臭、口苦、口渴、大便燥结等症状；虫蛀牙痛时发时止，反复不愈；因肾虚引起的牙痛，疼痛不重，多为隐隐作痛，或为满口牙痛，牙肉不红不肿，但牙根松动，并伴有腰酸脚软，多见于老年人或身体过分虚弱者。

风火牙痛方

[**组成与用法**] 元参 120g，红糖适量，加水 800ml 煎浓汤服，日服 2 次，连服数日。

[**功效与适应证**] 方中元参又名玄参，性味苦咸微寒，功能养阴生津、清火解毒，主治热病余热未清、阴虚内热、口渴舌燥、发斑丹毒、咽喉红肿、目赤牙痛、瘰疬结核等。加红糖调味，药汁不致过苦，使小儿也能接受。

咸鸭蛋韭菜治牙痛

[**组成与用法**] 咸鸭蛋 2 个，韭菜 150g，食盐少许，加水 600ml 同煮 15 分钟，喝汤吃蛋，空腹服，连服数次。

[**功效与适应证**] 方中咸鸭蛋有一定的补益和泻热效能；韭菜功能温中行气、散血解毒。本方简便，清热消炎，不论风寒或风火引起的牙痛均可服用。

牙痛漱口方

[**组成与用法**] 五倍子 3g，川椒 2g，煎水一茶杯，待水变温，用之漱口数次愈。

[**功效与适应证**] 方中五倍子有敛肺涩肠、止血解毒之功效，外用有消肿敛疮之功，治龈齿牙痛剧烈者多有奇效；川椒又名花椒，功能温中散寒，燥湿杀虫，行气止痛，外用治牙痛，并可作表面麻醉用。此方可治风火、虫蛀牙痛。

✎ **按语：**

江苏《中医秘方验方汇编》收录有五倍子治龋齿（蛀牙）方：五倍子 15g，以清水煎汤备用。用法：漱口一刻，忍住涩味，约 15 分钟吐出，以温开水过口漱净，日 3 次，连用 2 个月。

1985 年第 5 期《四川中医》刊载有五倍子治牙痛的验案：某女，23 岁，1979 年 5 月 6 日就诊，5 年来，双侧上下牙反复剧烈疼痛。诊见牙上有小孔，即用五倍子 15g，煎浓汁含漱口，2 天后疼痛止，现已 6 年多未见复发。

生地鸭蛋治风火牙痛

［**组成与用法**］生地 40g，鸭蛋 2 个，加水一碗半同煎，待鸭蛋熟后取出剥壳放入再煎片刻，可加少许冰糖调味，饮汤吃蛋。每日 1 次，连服数次。

［**功效与适应证**］方中生地性味甘苦寒，功能清热、生津、润燥、凉血、止血，主治肾虚发热、津伤口渴、咽喉肿痛、血热吐血、衄血、尿血、便血、便秘、斑疹等；鸭蛋功能滋阴、清热、解毒。二味合用，功能清热生津养血，适用于风火牙痛。

牙痛简便方

谚云："牙痛不是病，痛死无人知。"这确实道出牙痛的难堪，每逢牙痛，常疼痛缠绵，令人眠食皆废。有一民间验方治此症，非常简便。方用棉花球蘸 70% 酒精适量，塞入患侧耳中，约三至五分钟即见效，局部有发凉、发热、发胀等不同感觉。虽然此方仅有止痛作用，无法根治，但如配合内服药方治疗，标本同治，其功必宏。

地骨皮治牙龈肿痛

［**组成与用法**］地骨皮 50g，加水 800ml 煎 20 分钟，去渣取汁频服，1 天

后痛止肿减，连服数剂。

[**功效与适应证**] 方中地骨皮为枸杞子的根皮，性味甘寒，功能清热凉血，治虚劳潮热盗汗、肺热咳喘、吐血、衄血、血淋、消渴、高血压、痈肿、恶疮。本方对饮酒食肥甘致牙龈肿痛甚剧，属实热者效果颇佳。因地骨皮功能泻火下行，用治虚火牙痛亦有良效。

📝 按语：

> 1995 年第 1 期《江西中医药》刊载有地骨皮治牙痛的验案：某男，36 岁，近日饮酒，食肥甘之味致牙龈肿痛甚剧，此属实热，用地骨皮 50g，煎水代茶饮，1 日后痛止肿减。
>
> 地骨皮与麦冬同用（地骨皮 15g，麦冬 15g），加水 500ml 煎取药汁，倒茶杯中，不时含少量，然后吐出，一般含嗽 2、3 天后，牙龈出血即明显减少，本方适用于牙龈红肿口干或有热臭及嚼嚼食物时牙龈出血。
>
> 20 世纪 60 年代《辽宁医学杂志》亦刊载有应用地骨皮汤治疗牙髓炎并附有验案：我院口腔科，试用秘方"地骨皮汤"局部使用，治疗牙髓炎所引起的疼痛，共 11 例，今将 1 病例摘要及使用方法，作一简单介绍如下。病例：某男，31 岁，主诉牙痛剧烈，不能入眠，经检查患牙有龋洞至髓角，诊断：急性牙髓炎，即用地骨皮汤棉球置入洞窝 1 分钟后，疼痛完全停止，第三日复诊时未再发生牙痛。制法及用法：地骨皮 30g，加水 500ml，煎至 50ml，过滤后置入瓶中备用。使用时以棉球蘸此液，填入已清洁之窝洞内即可，经过 11 例试用，均达到立即止痛之作用。

萝卜治齿龈出血肿痛

[**组成与用法**] 生萝卜洗净削皮切片，放口内嚼烂含片刻，热则吐掉再换另嚼，极效。此方出自清代《验方新编》，虽然简单，但有奇效。

口腔炎（5方）

口腔溃疡为一种常见疾病，症见内唇、两颊、舌上或上腭等处的黏膜出现淡黄色或白色之小溃疡面，单个或多个不等，呈椭圆形，表面凹陷，局部灼痛，反复发作，影响吞咽，可分为实火和虚火两种类型。

实火型的发病是由于平素嗜食辛辣炙烤之物，脾胃积热，久而化火，循经上炎。症见恶寒发热、头痛、便秘尿黄、舌苔黄厚干燥，偶可伴有颌淋巴结肿大疼痛等症。

虚火型大多因思虑过度，劳累体弱，心阴耗损，虚火上炎所致。虚火型可无明显全身症状，或有低热，可伴有口燥咽干、手足心热、失眠、多梦、舌苔剥落等。

吴茱萸治口腔溃疡

对反复发作的口腔溃疡患者，一般可采用"上病下取"法治疗。

[**组成与用法**] 吴茱萸（小儿量 6 至 9g，成人量 12 至 15g），研末，加适量米醋调和成糊状，敷贴两足心（涌泉穴）处，用绷带包扎固定，于 24 小时后取下，敷药后 3~5 日溃疡即愈合。

[**功效与适应证**] 此方明代李时珍《本草纲目》和清代陈修园所著的《验方必要》等均有记载，方中吴茱萸功能温中下气、止痛、除湿血痹、逐风邪、开腠理。配合米醋外用敷两足心，治口舌生疮，其效如神。

症状较重者，可用板蓝根 15g，冰糖适量，加水 600ml 煎 20 分钟代茶服，连服 2~3 日。

📝 按语：

1987 年第 3 期《河北中医》刊载有吴茱萸治口腔溃疡的验案：某男，4 岁，1978 年 6 月 7 日就诊。患儿素有消化不良，口腔溃疡反复发作，中西医治疗无效，日趋严重，住院治疗。当日用吴茱萸20g，研末，醋调，敷于双足涌泉穴，4次而愈。

《小药方大健康》也介绍有何国兴用吴茱萸糊治口腔溃疡：吴茱萸适量研为细末，用食醋调为糊状，涂敷于双足心涌泉穴，用纱布覆盖，胶布固定，每晚换药1次。涌泉穴为人体足少阴肾经之井穴，刺激该穴可起到滋肾水，引热下行的作用。吴茱萸性热，味辛苦，具有散寒止痛，疏肝下气，燥湿的功效。用吴茱萸敷涌泉穴，可引热下行，使肾水充足则虚火自降，此方适用于肾阴亏虚，口腔溃疡反复发作患者。

生地莲子汤治口腔溃疡

[**组成与用法**] 生地10g，莲子芯6g，生甘草6g，加水600ml煎20分钟，去渣取汁内服，每日1剂（可分数次服），连服数剂。

[**功效与适应证**] 方中生地味甘微温，功能滋阴补血，可治阴虚血热、月经不调、耳聋目赤等症；莲子心为莲子中间青绿色的胚芽，入药有清热、固精、安神、强心、降压之效，治疗高血压、心悸、失眠；甘草功能和中缓急、润肺解毒、调和诸药。三味合用，适用于阴虚火旺引起的口腔溃疡。

苹果胡萝卜汁治口腔溃疡

[**组成与用法**] 苹果200g，胡萝卜150g，将苹果和胡萝卜洗净削皮，切片后绞汁搅拌均匀，分2次服，连服2~3日。

[**功效与适应证**] 方中苹果性平味甘，苹果含果糖、葡萄糖、蔗糖；还含有微量元素锌、钙、磷、铁、钾及维生素 B_1、维生素 B_2、维生素 C 和胡萝卜素等。具有补心益气、生津止渴、健脾和胃之功，对消化不良、气壅不通者，挤汁服之，可消食顺气；胡萝卜味道清甜适口，营养丰富，民间誉为"小人参"，深受欢迎，胡萝卜具有润燥明目、降压强心、健脾化滞、和胃、补肝、清热解毒等作用，可治疗夜盲、肺结核、营养不良、贫血、小儿软骨病、食欲不振、眼干燥症等。本方可口易服，小儿容易接受，适用于口舌生疮，口腔糜烂。

绿豆蛋花汤治口腔溃烂

[组成与用法] 绿豆 30g，鸡蛋 1 个，先将绿豆用开水浸泡 10 多分钟，再煎沸 5 分钟，另把鸡蛋打入碗内，搅散后倒入绿豆水中，煎成蛋花汤饮用，每日早晚各 1 次，连服 3 日。

[功效与适应证] 方中绿豆性味甘凉，功能清热解毒、消暑、利水。治暑热烦渴、水肿、泻痢、丹毒、痈肿，解药毒；鸡蛋功能补血、安胎、镇心、清热、开音、止渴等。本方药性平和，适用于口腔溃烂，日久不愈者。

📝 按语：

> 1989 年第 7 期《浙江中医杂志》刊载有应用绿豆蛋花汤治口腔溃烂的验案："某女，22 岁，口腔溃烂，经常发作已多年，日久不愈，疼痛难忍，冷水热汤难以入口，用绿豆适量，鸡蛋 1 个，把鸡蛋打入碗内，捣散，绿豆经浸泡十几分钟后，煮沸 5 分钟，取绿豆水冲鸡蛋花饮用，每天早晚各 1 次，3 次而愈，随访 5 年未发。"

治口舌糜烂方

[组成与用法] 淡竹叶 30g，车前草 15g，甘草 3g，加水 800ml 煎 20 分钟，去渣取汁内服，每日 1 剂，连服 4~5 剂。

[功效与适应证] 方中淡竹叶性味辛淡甘寒，功能利水祛湿，治心经实热、小便不利、口舌生疮等症；车前草功能凉血去热、利水通淋；甘草功能补脾益气、清热解毒、润肺止咳、调和诸药。三味合用功能清热凉血，可用于实火引起的口舌生疮。

口臭方（4 方）

口臭是指病者自觉口中散发出难闻的气味，或虽自己感觉不到，但别人感到有明显的气味。《杂病源流犀烛》认为："虚火郁热，蕴于胸胃之间则口臭，或劳心味厚之人亦口臭，或肺为火灼口臭。"口臭不是一种独立存在的疾病，如口腔疾病、鼻咽部疾病等都会出现这种症状。

藿香治口臭

[组成与用法] 藿香 30g，加水 500ml 煎 10 分钟，去渣取汤漱口极佳。

[功效与适应证] 此方出自《摘玄方》，方中藿香为化湿浊之要药，如脾胃之湿浊得化，则口臭自能解除。且藿香气味芳香，本身即有除臭之效。

母丁香治口臭

[组成与用法] 母丁香洗净，每用 1 粒，含于口中。此方能除口臭，令口香。可用治内有湿热，舌苔黄腻或白腐腻苔之口臭及龋齿引起的口臭。

[功效与适应证] 方中丁香性味辛温，功能温脾胃，止霍乱肿胀，治风毒诸肿，能发各种香味，还能治口气等。《吕氏会约医镜》称："丁香有二种，小者力小，大者名母丁香，力最大也。"

香薷治口中臭气

[组成与用法] 香薷 30g，加水 500ml 煎 10 分钟，去渣取汤漱口。

[功效与适应证] 此方出自《千金方》，方中香薷气味芳香，以其煎水含漱，功能香口祛臭。《食物本草》载："夏月煮饮茶，可无热病，调中温胃，含汁漱口，去臭气。"

佩兰治口臭

[组成与用法] 佩兰叶 50g，加水 500ml 煎 10 分钟，去渣取汁分多次内服或用开水冲泡代茶频饮。

[功效与适应证] 佩兰为芳香化湿药，味辛性平，功能解暑化湿、辟秽和中，本品代茶饮对因胃热引起的口臭、口苦、苔腻等久不能除者，有良效。

五官科

173

> 本品亦可与藿香同用（佩兰、藿香各10g），加水500ml煎10分钟去渣取汁分数次内服，口臭较重者可先含漱片刻再缓缓咽服。

耳鸣耳聋（5方）

耳鸣是指耳中鸣响，如同蝉鸣声或如风声、流水声等。耳聋指不同程度的听力减退。耳鸣、耳聋都是多种疾病常见的症状。对神经性耳鸣和感音神经性耳聋，可以采用单方或复方治疗，其中补益肾精、益气养血的方剂适用于虚证，清肝泻火、行气活血的方剂适用于实证。

治耳聋方

［**组成与用法**］沙参30g，远志9g，苍术9g，石菖蒲15g，猪耳朵1只，加水1500ml放砂锅中文火炖90分钟，喝汤，猪耳朵切丝加调味佐膳，每日1剂，连服一段时间。

［**功效与适应证**］方中沙参功能清肺养阴、益胃生津；远志功能安神益智、祛痰解郁，《神农本草经》称其能"利九窍、益智慧、耳目聪明、不忘"；苍术功能燥湿健脾、祛风疗痹；石菖蒲功能开窍宁神、化湿和胃，主治湿浊蒙蔽清窍所致的神志昏乱、健忘、耳鸣、胸腹胀闷疼痛等。诸药用猪耳为引，功能补肾益精，治疗肾虚耳聋。

山萸炖猪腰治耳聋

［**组成与用法**］山萸肉15g，猪腰子1对，加水600ml文火炖服，每日早上空腹服食，连服10日。

［**功效与适应证**］方中山萸肉性味酸涩微温，功能补益肝肾，《药性本草》

载山萸"疗耳鸣，补肾气，兴阳道，坚茎，填精髓，止老人尿不节"；猪腰子即猪肾，性平味甘咸，具有补肾、强腰、益气、通膀胱、消积滞、止消渴之功效，可用于治疗肾虚腰痛、水肿、耳聋等症。二味合用，可用于肾虚引起的耳聋。

治耳鸣方

[**组成与用法**] 白果 10g，枸杞子 30g，加水 600ml 煎 20 分钟连汤带渣服，每天 1 剂，连服数次。

[**功效与适应证**] 方中白果功能补气养心、益肾滋阴；枸杞子专于补肾、润肺、生津、益气，为肝肾真阴不足、劳乏内热补益之要药。二味合用，适用于肾阴不足之耳鸣。

🖉 按语：

> 《老偏方》载单吃枸杞子亦可用于治疗肾虚耳鸣、听力减退之症："枸杞子 10g，温开水洗净，每晚临睡前慢口嚼食。中医认为，耳属肾，枸杞子有补肾益精养血之功效，久服对肾虚耳鸣及听力减退有较好疗效。"

核桃芝麻治耳鸣

[**组成与用法**] 核桃肉 100g，黑芝麻 100g，同捣烂，瓶贮备用，每服一汤匙，开水冲服（可加少许白糖），每日 2~3 次，连服多日。

[**功效与适应证**] 方中核桃味甘性温，功能补肾固精、温肺定喘、润肠通便；芝麻味甘性平，《名医别录》称其："坚筋骨，明耳目，耐饥渴，延年。"本方功能补益肾精，对肾虚引起的耳鸣和老年人的耳鸣有效。但需要服用时间长，才可获得效果。

此外，也可只用核桃仁 6 枚，加水 600ml 煎 30 分钟连汤带渣服，每日 1 剂，功能益肾通窍，适用于青年耳聋患者。

五官科

羊肾羹治耳聋耳鸣

[**组成与用法**] 羊肾（去筋膜，洗净切片）1 对，生山药（去皮）120g，葱白、生姜丝适量，加水 1200ml 放砂锅中文火炖成羹，加盐，味精调味，空腹食，每日 1 次，连服数日。

[**功效与适应证**] 此方出自《圣济总录》，方中羊肾性温味甘，具有补肾壮阳、生精益脑的功效，可治肾虚劳损、腰脊疼痛、足膝痿弱、耳聋、消渴阴痿、尿频、遗溺等；山药性味甘平，功能健脾、补肺、固肾、益精，主治脾虚泄泻、久痢、虚劳咳嗽、消渴、遗精、带下、小便频数等。两味合用，功能益肾聪耳，适用于肾虚耳聋耳鸣。

中耳炎（2方）

中耳炎有急性与慢性之分。此病多因上呼吸道感染、鼻咽部疾病、外伤感染及全身慢性疾病造成人体抵抗力下降引起，主要表现为耳鸣、耳痛、耳内有脓液流出，严重时甚至听不见声音。

鸡蛋黄油治耳疼流脓

耳内红肿疼痛流脓（中耳炎），无论成人小儿，不论患病日期长短，皆可使用鸡蛋黄油治疗，效果颇佳。

[**组成与用法**] 鲜鸡蛋 2 个煮熟，去白留黄，放入铁勺内用微火熬成黑胶状，将油滤出，待冷后加入冰片末 1g 搅匀，贮于瓶中备用。先以药棉拭去耳内脓液，再滴入鸡蛋黄油，每日 3 次，每次 1~2 滴，一般 2~4 天即见效果。如病程较长，症状较重者，可加服牛黄解毒丸，每次 1 丸，日服 3 次，小儿酌减。

[**功效与适应证**] 方中鸡蛋黄性平，有祛热、温胃、镇静、解毒、消炎等功效，用蛋黄炼出的蛋黄油外用有润肤生肌的作用，可治乳头破裂、奶癣及

下肢溃疡等症；冰片芳香开窍，能清热止痛防腐，多用于外科。

黄连治中耳炎

［**组成与用法**］黄连 20g，烘干研末，浸于花生油 50ml 中，浸泡 7 天使油色变黄即成，临睡前侧卧，病耳向上，将黄连油滴入耳孔 3~5 滴。

［**功效与适应证**］方中黄连性味苦寒，功能清热燥湿、清心除烦、泻火解毒，治时行热毒、菌痢、热泻腹痛、咽喉肿痛、火眼、口疮、痈疽疮毒、湿疹、汤火烫伤等。使用黄连油治中耳炎，连用几天即愈。治疗期间，忌食辛辣发物。

鼻窦炎、过敏性鼻炎（4方）

鼻窦炎可分急性和慢性两类。急性鼻窦炎是鼻窦黏膜的急性炎症，多继发于急性鼻炎，以鼻塞、流脓涕和头痛为主要症状；慢性鼻窦炎多因急性鼻窦炎迁延不愈转化而来，主要症状是鼻塞、流涕、头痛及嗅觉障碍等。属于中医"鼻渊"范畴。

过敏性鼻炎，多数呈阵发性发作，或者与过敏原接触后突然发生，发作过后可以恢复正常，主要表现为鼻痒、打喷嚏、流清鼻涕、鼻塞及嗅觉减退或消失等。

鹅不食草治慢性鼻炎

［**组成与用法**］鹅不食草 15g，糯米 30g，猪肠头一段，将前二味洗净后装入猪肠内，两端用线扎住，加水 1200ml，放砂锅内文火煎至猪肠烂熟吃，喝汤吃猪肠，每天 1 剂，连服 5~7 剂。

［**功效与适应证**］方中鹅不食草性味辛温，功能通窍、散湿、祛风消肿、活血，主治过敏性鼻炎、慢性鼻炎、疟疾、黄疸肝炎、风湿痹痛、跌打损伤等，鲜品捣汁做成滴剂可治鼻炎，捣敷治跌打损伤。

📝 **按语：**

　　此外，可将鹅不食草适量晒干后研成细末，瓶贮备用。每取药末少许吸入鼻孔，每天数次。也可用棉花浸湿拧干后，包药末少许塞鼻，20来分钟后取出，每天1次。用药后头痛鼻塞症状消失或减轻。初用药时会有喷嚏、流泪与流鼻涕等现象，余无不良反应。此法适用于急性鼻炎、慢性单纯性鼻炎、肥厚性鼻炎、变态反应性鼻炎等。

　　1995年第5期《福建中医药》刊载有应用鹅不食草塞鼻治鼻炎的验案："某男，73岁，以双鼻塞呼吸恶臭数十年，伴嗅觉丧失，秋冬季节加重，长期反复，于1991年5月3日来门诊求治。查：双侧鼻腔增大，黏膜附有大量黄绿色结痂。给药粉治疗（将鹅不食草全草洗净晒干再研成粉末状，喷入鼻腔，每日3~4次，每疗程10~15天），每次用药后约5~10分钟后鼻腔出现清稀水样分泌物，结痂部分脱落排出，持续用药2个疗程后随访，鼻腔结痂全部脱落，鼻腔黏膜健康增生，随访至今，情况良好。"

慢性鼻窦炎外治方

　　[**组成与用法**] 辛夷花6g，麝香1g，共研极细末，贮于瓷瓶（或玻璃瓶）内，密闭，用时打开盖子，吸入其药气，1日吸5~6次或至10多次。

　　[**功效与适应证**] 方中辛夷性味辛温，功能通肺窍、散风寒。《名医别录》称其"利九窍，通鼻塞，涕出"。麝香辛温，功能开窍醒脑、活血散结、催生下胎。本方功能祛风开窍、活血通络，对鼻塞不通的慢性鼻窦炎，过敏性鼻炎等效果很好，但对女性怀孕者忌用。

📝 **按语：**

　　本方中的麝香为贵重药品，如寻找不易，单用辛夷花亦可，1966年第3期《江苏中医》刊载有应用辛夷花治鼻炎的验案："某男，21岁。鼻时塞时通，流鼻涕，经西医诊为慢性鼻窦炎，用辛夷花

> 2~3 朵揉碎，用绢布包塞患侧鼻孔，治愈。数月未见复发。"

鼻渊外治方

[**组成与用法**] 苍耳子 5g（炒焦），白芷 30g，辛夷 5g，薄荷 2g，共研极细末，瓶贮密闭，每次用药末少许吹入鼻内，每日吹 3 次。

[**功效与适应证**] 方中苍耳子性味甘温，有小毒，功能散风止痛、祛湿杀虫，主治风寒头痛、鼻渊、齿痛，风寒湿痹、四肢挛痛、疥癣、瘙痒；白芷性味辛温，功能祛风燥湿、消肿止痛，主治头痛、眉棱骨痛、齿痛、鼻渊等；辛夷性味辛温，功能散风寒、通鼻窍，主治鼻渊引起的鼻塞不通、香臭不闻、流黄臭浊涕、头痛及眉棱骨痛等症；薄荷性味辛凉，功能疏风散热、辟秽解毒，治外感风热、头痛目赤、咽喉肿痛等。诸药合用功能散风消炎、宣通鼻窍，可用于鼻渊及鼻炎而见鼻塞、流涕。

辛夷蛋治鼻炎

[**组成与用法**] 辛夷花 6g（纱布袋装），鸡蛋 2 个，用辛夷花加水 500ml 煎 20 分钟后放入鸡蛋同煮，鸡蛋熟后取出剥壳，再放入煮片刻，吃蛋喝汤，每日 1 次，连服 5 次。如病情需要，可多服几次。

[**功效与适用症**] 此方为民间验方，方中辛夷花又名木笔花，性味辛温，为慢性鼻炎之特效药，功能通九窍，解肌宣肺，可治鼻塞涕流，头风脑痛，鼻渊等；鸡蛋营养丰富，具有滋阴养血、润燥安胎的功效。两味合用，可治鼻炎，且小孩容易接受。但辛夷花在入煎前要用纱布袋包好。

📝**按语**：

《偏方大全》亦有辛夷花煮鸡蛋治慢性鼻窦炎的介绍：用料：辛夷花 15g，鸡蛋 2 个。制用法：将辛夷花放入砂锅内，加清水 2 碗，煎煮至 1 碗，鸡蛋煮熟去壳刺小孔十余个，将砂锅复置于火上，倒入药汁煮沸放入鸡蛋，同煮片刻，饮汤吃蛋，常服有效。功效：通窍净脓涕，祛风痛，用治慢性鼻窦炎之流脓涕，体弱不任寒凉。

鼻生息肉方（1方）

[**组成与用法**] 取藕节适量，放瓦片或砂锅中焙成炭，研末吹之，其息肉内敛缩而脱落。

[**功效与适应证**] 方中藕节又名干藕节，以个大、无泥沙者为佳。藕节洗净晒干入药，功能止血化瘀。藕节经炒炭入药，功能收敛止血。

鼻中生疮方（1方）

[**组成与用法**] 苡仁 30g，冬瓜 30g，加水 1000ml 煎 50 分钟连渣带汤服，每日 1 次，连服数日。

[**功效与适应证**] 此方出自清代《验方新编》，方中苡仁功能健脾益胃、补肺清热；冬瓜功能清热利水消肿。两味合用，对因内热引起的鼻内生疮有效。

鼻　衄（6方）

鼻衄即非外伤引起的鼻孔出血，其致病或因外感温热，扰动经血；或因内伤肝火偏旺，迫血妄行；或因肺肾阴虚，虚火上炎；或因脾气虚弱，统摄失权等。其治法则视病因的不同而或用清解，或用凉血，或用补阴，或用健脾。

土虱鱼治鼻血

土虱鱼学名叫胡子鲶，是南方常见的野生鱼类，骨刺少，肉质细嫩，营养丰富。

[组成与用法] 土虱鱼（开肚取出内脏和腮，用热水加少许盐去黏液后洗净）2~3 条，糯米（洗净）150g，先将糯米加水 1500ml 煎成粥，放入土虱鱼再煎 10 分钟，然后加入油、盐等调味品服用，每日 1 次。

[功效与适应证] 方中土虱鱼功能补血滋肾、调中兴阴，主治腰膝酸痛、鼻衄不止、久疟体虚、慢性肝炎、小儿疳积等，外科手术后食土虱鱼，还能促使伤口早日愈合；糯米其质柔黏，性味甘温，功能暖肝胃、补中益气、调缩小便。二味合用，功能益气健中、补脾摄血，凡身体虚弱而致鼻血时流者，连服十天半月即可治愈。

雪梨猪瘦肉治鼻血时流

[组成与用法] 雪梨 2 个（切去外皮），猪瘦肉 100g，水 2 碗文火煎存大半碗，加盐、酱油适量调味，连汤带肉 1 次服完，每日或隔日 1 次，连服 4~5 次。

[功效与适应证] 方中雪梨性味甘寒，功能止渴生津、清心润肺、除烦利尿、清热解毒、润喉消痰、降火止咳；猪瘦肉功能滋养脏腑、补中益气，有强壮身体的作用。二味合用，功能滋阴凉血、补气健脾，适用于鼻血久流，身体虚弱者。

莲藕治鼻血

[组成与用法] 使用莲藕治疗鼻血时流，效果很好。可将生莲藕捣汁 1 茶杯冲适量蜂蜜，1 次或分 2 次服，连服数日。也可取莲藕一段，把一边的藕节切断，将适量蜂蜜倒入藕管，把切断的藕节用竹签接好，蒸熟后服，每天 1 次，连服数日。以上两法，不论使用那种，总以多服几次为佳。

[功效与适应证] 莲藕性味甘寒，具有消炎清热、除烦解渴、止血健胃的

功能，能治热性出血。

📝 按语：

> 应用莲藕治鼻血，《杏林薪传》介绍："遇到小儿鼻衄患者时，我
有意不开汤药，令其父母买大量莲藕和马蹄榨汁加白糖频饮，连用
1周，结果收到了预期的效果，鼻衄得到了治愈。有时为了更方便，
直接让患儿父母煮莲藕，将汤汁加白糖当饮料随意饮用1周，亦收
到了良好的疗效。"

金针茅根治鼻衄

[**组成与用法**] 金针菜（干）100g，白茅根50g，加水一碗半，煎服，每日2~3次。

[**功效与适应证**] 方中金针菜性味甘凉，功能清热解毒、止血、止渴生津、利尿通乳，主治口干热燥、大便带血、小便不利、吐血、鼻出血等；白茅根性甘味寒，功能清热生津、凉血利尿，主治热病烦渴、肺热咳嗽、吐血衄血等。二味合用，有消炎解热、凉血止血作用。除治鼻衄外，也可用于咳血症。

大蒜敷足心治鼻血

[**组成与用法**] 如在遇到鼻出血症，仓促缺药的情况下，可用独头蒜（无则用其他蒜头）捣烂敷足心法止之，再议进药。此法各方书上多有记载。法用独头蒜1~2个，捣极烂，左鼻出血敷右足心，右鼻出血敷左足心，两鼻出血同敷两足心，外用纱布包扎，睡时头部稍垫高。敷后约数分钟鼻血全止，血止后须除去蒜泥，以防足心起泡。

📝 按语：

> 《本草纲目》中载有用蒜敷足治衄血的案例："尝有一妇衄血（即

鼻出血），一昼夜不止，诸药不效，时珍令以蒜敷足心，即时血止，真奇也。"

如一时找不到蒜头，可用食盐适量泡温水浸两足，鼻血即止。

1994年第10期《四川中医》刊载有应用大蒜治鼻血的验案："某男，35岁，1990年7月23日，因夏日劳作，突然鼻衄如注，家人急用井水湿敷额部和后颈窝仍衄不止，再用青蒿搓绒后堵塞双鼻，则血由口中涌出，时逢余探亲路过此地，取紫皮大蒜1头，去掉紫皮，捣烂如泥作饼，贴敷双侧涌泉穴，5分钟后衄止。"

1990年第2期《江西中医药》亦刊载有大蒜止鼻血的验案："某女，17岁，1987年10月诊，鼻衄1周，药物治疗无效，试用蒜泥贴敷涌泉穴1次，3小时后取下，1次治愈，随访至今未复发。"

《秘验偏方大成》亦刊有钟久春用蒜泥敷足心止鼻衄疗效显著的介绍："取大蒜头适量，捣烂成泥，先用凡士林或菜油在两足底中心处（涌泉穴）薄薄涂一层，再把蒜泥涂在穴位上，敷料覆盖，胶布固定，20分钟后鼻血即止，然后去药。据介绍，近年来，钟久春在农村医疗实践中用此方治疗鼻出血10例，均获满意疗效。"

生地麦冬治鼻血

[组成与用法] 生地30g，麦冬30g，加水1000ml煎30分钟取汁内服，渣再煎，每日1剂，连服数剂。

[功效与适应证] 此方出自《验方新编》。方中生地性味苦甘寒，功能清热、生津、润燥、凉血、止血，主治肾虚发热、津伤口渴、咽喉肿痛、血热吐血、衄血、尿血、便血、便秘；麦冬性味甘、微苦、微寒，功能养阴润肺、养胃生津、清心除烦、润肠通便，用于治疗热病伤津、心烦、口渴、咽干、肺热燥咳、肺结核咯血。二味合用养阴清热、凉血止血的功效更著，适用于因血热妄行的鼻流血不止。

按语：

　　此外，本方亦可加用元参（生地 30g，麦冬 60g，元参 30g）煎服，每日 1 剂，3 剂即止。据《秘验偏方大全》介绍，本方经许多患者自疗验证，疗效较好，堪称佳效良方。

杂 证

骨 鲠（2方）

骨鲠多因吃食不慎引起，主要表现为咽部有异物感，疼痛，吞咽时更甚，如情况严重，还可造成出血。骨鲠发生时，千万不要着急，可使用下列方子治疗，如无效果，应及时到医院治疗。

威灵仙治骨鲠

[**组成与用法**] 威灵仙 30g，米醋 250ml，红糖适量。先用 125ml 醋加水 1 碗煎威灵仙，煎存半碗，去渣，再加入 125ml 醋和红糖，慢慢吞服。

此方《中医验方》有收录，并有方歌："古本威灵仙，红糖同醋煮，任是诸骨鲠，即刻便消然。"

[**功效与适应证**] 方中威灵仙有祛风湿、通经络、消骨鲠三大功效。据历代方书记载，对于诸骨鲠咽，可用威灵仙 30g 煎汤，缓缓咽下，一般可使骨鲠消失，如配合米醋、红糖适量同煎，效果更好。

📝 **按语：**

> 20 世纪 60 年代《广东中医》曾刊登应用威灵仙治鱼骨鲠的验案："某女，21 岁，因饮食不慎，使鱼骨刺在咽喉，吞咽困难，疼痛，即用威灵仙五钱（15g），白醋少许，煎汤缓缓咽服，服后半晌，喉间鱼骨消失而愈。某男，36 岁，晚饭时，因食鱼，误将鱼骨鲠于喉间，刺伤喉头肌肉，吞咽困难，由西医门诊转来治疗，即给威灵仙五钱，白醋少许，煎服而愈。"

韭菜治骨鲠

大人或小儿于饮食之时，因误吞刺骨而哽塞咽喉者很常见。一般人常以吞咽饭或菜的办法将哽塞物压下。如果是细小之刺，间或可行。若刺骨坚利者，势必愈压愈深，为害非浅。刺骨所以刺碍不下者，多因其锋芒部分穿刺喉壁之故。治此最好借饮食之势，涌而吐之，使之上出。可用韭菜（勿切碎），用水煮半熟变软为度，用线扎之，手抓线头，将韭菜吞入，度其过哽处，便牵之出，而鲠物亦随之牵挂顺拔而出。

📝 **按语：**

> 清代《续名医类案》中载一验案，用意与此相同："一小童被鸡骨鲠，百方莫治，家人惊惶。忽一老人至，自云：'我有巧术，但行手法取之，不劳药饵也。'乃以丝棉裹白糖如梅大，令其咽下喉间，留一半于外。时时以手牵掣，使喉中作痒，忽然痰涎涌出，其骨黏于棉上而出，遂愈。"

解　毒（1方）

绿豆解毒方

[**组成与用法**] 绿豆不拘多少，煲汤煮烂，入食盐少许，待冷任意饮食，能解酒毒、野菌毒、砒霜毒、丹石毒、药物毒（生川乌、生草乌、生附子、巴豆等毒）和食物中毒等。本品善解百毒，能帮助体内毒物的排泄，促进机体的正常代谢。需要注意的是，绿豆用于解毒时，不要去皮。

📝 **按语：**

> 此外，本方加用甘草，其解毒功效更好。《小偏方大功效》有甘草绿豆汤的介绍。配方组成：甘草60g，绿豆200g。制用法：加水煎煮15~20分钟，待冷后频频饮服。功效主治：甘草有和中缓急、

调和诸药、解毒的作用。能解药毒及食物中毒。绿豆肉平，皮寒，解金石、砒霜、草木一切诸毒。

《三十年临证经验集》有邹孟城应用绿豆甘草汤治疗慢性药物中毒引起药疹的介绍，并附验案：绿豆10份，甘草1份。按以上比例，各取适量慢火煮汤日日与服之。主治：用于慢性药物中毒之药疹。李时珍曰："绿豆肉平皮寒，解金石砒霜、草木一切诸毒。"甘草则善和中、泻火、解毒、疗疮，并能调和百药，两者相伍则解毒之功更进一筹，遂成千古名方。李时珍《本草纲目》绿豆条下云"解毒宜连皮生研水服"此为毒重病急者说法，本例受毒不甚，病势缓慢，虽欲急治，恐亦无与，只能小量缓图，故取煎汤饮服法。晚辈阿明，年甫十岁时，忽患外症，外科以青链霉素连续注射20余日，外症得愈，数日后，四肢现红色丘疹，大如蚕豆瓣，略高于皮肤，色红而紫，形如小丘，中心高周围低疹面无皮，故红紫而发亮，初起仅见数枚，以后逐渐增多，竟至数十枚，痒不可忍，屡就专科治疗，经数月后，仍然未有好转，乃至第二年春，始问治于余，余为仔细推究，虑为慢性药物中毒所致，非解毒之品久服不为功。以绿豆10份，甘草1份之比例，各取适量慢火煎汤，日日与服之，服后疹渐隐退，以至全消，计服绿豆10余斤，甘草亦将盈斤矣。

毒虫咬伤（6方）

毒虫咬伤方

[**组成与用法**] 雄黄30g，白矾30g，大黄30g。共研细末，取适量药末用白酒或蜂蜜调匀后敷于患处。

[**功效与适应证**] 方中雄黄功能解毒杀虫，治疗疮恶肿、杀百虫毒；白矾收敛燥湿、止血止泻、祛痰解毒，外用可治蛇虫伤螫；大黄内服泻火凉血、逐瘀通经，外用消肿止痛。三味合用，治疗蜈蚣、蝎子等各种毒虫咬伤，效果显著。

雄黄治蜈蚣咬伤

［组成与用法］雄黄 10g，生姜汁适量，调匀后涂患处。

姜母治蜈蚣咬伤

［组成与用法］用姜母（即老姜）捣汁涂患处亦可立效。

蜂螫伤方

［组成与用法］仙人掌适量捣烂炒热敷患处。

蜂螫伤肿痛方

［组成与用法］用蜂蜜涂伤口即止痛消肿。

蝎子咬伤方

［组成与用法］用鸡蛋 1 个，在尖端轻敲一小孔，盖在伤口上，立能止痛。

猫咬伤（1方）

猫咬伤方

［组成与用法］用薄荷适量煎汤洗伤口，即不肿胀作痛。

救 急（6方）

诸虫入耳方

［组成与用法］取葱白捣汁滴耳即出，或用香油滴耳虫亦出。

煤气中毒方

[**组成与用法**] 症见头昏呕吐，泡浓茶适量，连服2~3杯，其毒立解。

误吞水蛭方

[**组成与用法**] 取白蜂蜜适量，频频饮之。或用羊肉不拘量用水炖服。此两法均为乡下草医所传，清代《验方新编》亦有记载，据介绍水蛭遇上蜂蜜或羊肉汤时即化为水，故用之能收效。

水蛭入阴道方

[**组成与用法**] 鲜茅根100g，捣汁冲蜂蜜1杯服用。

误食鸡染蜈蚣毒

[**组成与用法**] 症见咽喉肿闭噤口，用大茴香（俗称八角茴香）30g，捣碎滚水冲，稍凉含口中，不要咽下，待血泡破穿即愈。

✍ 按语：

　　霍老先生曾用此方治疗某海关职员，其人突然发病不语，手书示其家人邀霍老先生往诊，诊之脉平和，无其他异症，唯喉部肿胀，起一血泡如豆大，及失音不能语。此症据脉理看来非属喉痛可知。然究为何症？霍老遂细问其家人："病发前有否食过何物？" 答云："吃鸡后即发此病。" 霍老乃断定此为中蜈蚣毒无疑。遂书方：八角茴香一两（即30g），用水两碗，煎为一碗，待温含之。病者依霍老所说行之，药才入口、即觉喉部清爽，血泡消而能言语了。病者惊异不已，向霍老叩问其中道理。霍老答之云："喉肿痛不能言，常属喉病，然喉病大多为风痰壅热所致，当有风痰壅热之脉。现你脉象平和，身无寒热，且病起猝然，很可能为食物中毒。既承告知病发前吃过鸡，想必是因放置不妥，被蜈蚣爬过，遗毒在鸡上。"其妻在旁答道："我把鸡煮好后，他适有事外出，我乃将鸡放在一吊筐里。谁知他回家食鸡之后便发此病。现若非先生说明，我等实不知病起何因。"霍老复嘱其将药渣再煎水一大碗，置于放熟鸡的吊筐里，使热气熏将上去，须臾果见一小指粗，数寸长的蜈蚣从梁上坠入汤中，犹蠕蠕而动，病者举家视之，皆咋舌不已。

妇科

白 带（4方）

妇女阴道流出白色、黄色、青绿或赤白色分泌物，有臭或无臭，绵绵不断，淋漓不止，称为"带下"。可分为实证（湿热下注）和虚证（脾肾亏虚）。

实证主要症状为：带下黄色质地稠黏，有气味，阴部作痒，或灼热刺痛，小便黄赤，舌苔薄黄等。虚证主要症状为：带下清稀如水或色白如涕，量多无臭，腰部酸痛，四肢不温，神疲乏力，下肢浮肿，纳少便溏，面色无华，苔白舌淡等。

鲜墨鱼治体虚白带

[组成与用法] 用鲜墨鱼 200g，瘦猪肉 250g，食盐适量，加水 1800ml 同炖 2 小时，然后吃肉喝汤（1 次服完），空口服或以之佐餐均可，每日服 1 次，连服 4~5 次，白带即消除或大为减少。

[功效与适应证] 墨鱼又称乌贼鱼，性味咸平，功能滋肝肾、补血脉、理奇经、愈崩淋、利胎产、调经带，最益妇女。配合功能滋养强壮的瘦猪肉，加用少许食盐，不但用作调味，且引二物入肾经，共奏调补止带的功效。

📝 按语：

此方出自 1966 年第 4 期《浙江中医》，并附验案："某女，30 岁，患白带已久，服药甚多，无效，悲观失望，日夜忧虑，以致身体日形羸瘦，影响劳动出工率，于 1958 年 6 月来院门诊，病员表示，不愿意再服苦药，要求有效单方，经我再三考虑，用墨鱼（乌贼鱼）2 个，猪瘦肉半斤，少加食盐煮食，每日 1 次，连服 5 日，白带若失。"

此方霍老先生从医刊中获得后，曾用于治疗多例体虚型白带，屡用屡验。值得注意的是，墨鱼和瘦猪肉要用鲜品，冰冻处理过的效果不好。

白果乌骨鸡治体虚白带

体虚白带，症见带下清稀如水或色白如涕，量多无臭，腰部酸痛，四肢不温，神疲乏力，下肢浮肿，纳少便溏，面色无华，苔白舌淡。

[**组成与用法**] 白果肉 15g，莲子肉 15g，糯米 15g，胡椒适量，乌骨鸡 1 只（洗净，去毛和肠脏）。将前四味装入鸡腹内，放瓦罐内隔水炖至熟烂，空腹食用。

[**功效与适应证**] 方中白果肉性味甘苦涩平，功能敛肺定喘、涩精止带，主治哮喘、咳嗽、白带、遗精、小便频数；莲子功能补中养神、健脾开胃、止泻固精；糯米性味甘平，功能暖脾胃、补中益气；胡椒性味辛热，功能助散寒、健胃温中；乌骨鸡肉味鲜美，被视为妇科圣药，对妇女白带症、不育症、月经不调、产后虚损均有良效。数味合用，功能补益脾肾、收涩止带。尤适用于体虚带下的患者。

黑豆白果治赤白带下

[**组成与用法**] 黑豆 60g，白果 10 个，红枣 20 个，加水 1500ml 煮至黑豆烂熟，连渣带汤服用，连服 3 剂。

[**功效与适应证**] 方中黑豆味甘性平，功能活血、利水、祛风、解毒，可治水肿胀满、风毒脚气、痈肿疮毒等症；白果性味甘苦涩平（有小毒，故每次用量不宜过大），功能止咳平喘、止带浊、缩小便，主治带下、梦遗、咳嗽、头晕、咯血；红枣即大枣，功能补脾益胃、养血安神、益气生津。本方适用于脾肾不足引起的赤白带下。

海带夹心肉治带下

[**组成与用法**] 海带 30g，猪夹心肉 100g，加水 1500ml 煎 50 分钟，连肉

带汤内服，每日 1 剂，连服数日。

［**功效与适应证**］方中海带性味咸寒，功能软坚化痰、利水泄热。猪肉具有补虚养血、滋阴润燥的功用。两味合用煎汤，是较好的食补疗法，可用于湿热型妇女带下。

月经病（11 方）

木耳蛋枣汤治月经过多

病人阴道大量出血之外，还兼有精神不好，懒说懒动，气短心慌，饮食减少，四肢乏力，面色苍白等症状。治疗此症，可用木耳蛋枣汤。

［**组成与用法**］黑木耳 20g，红枣 20 枚，鸡蛋 1 只，加水 500ml 同煮，待鸡蛋熟后去壳再煮，加少许红糖调味服。月经期每日服 1 次，连服 5~10 剂。

［**功效与适应证**］方中黑木耳性味甘平，功能安神润燥、活血去瘀，主治崩中漏下、痔疮出血、血痢便血、高血压等；红枣功能补脾益阴、调和营卫；鸡蛋能补血，治下痢、胎产诸症。三味合用，有健脾、养血、宁神的作用，可治贫血、神经衰弱及妇女体虚白带，月经过多等症。

📝**按语**：

《小偏方大功效》介绍有木耳红糖饮，亦适用于月经过多症："配方组成：木耳 120g、红糖 60g，制用法：木耳煮熟，加红糖拌匀，1 次服完。功效主治：益气凉血、止血，适用于月经过多或淋漓不尽。"

首乌甘草治经来多日不止

［**组成与用法**］首乌 30g，生甘草 15g，加水 600ml 煎 20 分钟取汁服，渣

再煎，3剂即止，如为血崩症，可加三七（研末）9g。

[**功效与适应证**]方中首乌性味苦甘涩微温，《药品化义》称其："益肝、敛血、滋阴，治腰膝软弱、筋骨酸痛、截虚疟、止肾泻、除崩漏、解带下。"本品配合功能调和百药的甘草，用治经久不止，效果很好。如经血过多，属于血崩者，加用功能止血、散瘀、消肿、止痛的三七，自能见效。

经久不止方

[**组成与用法**]白芍9g，香附9g，熟艾叶9g，加水600ml煎20分钟取汁内服，渣再煎，每天1剂，连服3剂。

[**功效与适应证**]方中白芍功能柔肝止痛、养血敛阴；香附理气解郁，调经解郁，为血中之气药；艾叶功能温气血，逐寒湿，可调经、安胎、治腹痛、止诸血，艾叶炮制成炭后，更是治疗功能性子宫出血的妙药。三味合用，功能活血祛瘀、养血止血。治经久不止者有效。

益母草治月经不调

[**组成与用法**]益母草24g，红糖60g，加水600ml煎20分钟，取汁内服，渣再煎，早晚各1次，每天1剂，连服3剂。

[**功效与适应证**]方中益母草性味辛微苦寒，功能行血祛瘀、消水解毒；李时珍《本草纲目》载益母草"活血破血，调经解毒，治胎漏产难、胎衣不下、血晕、血风、血痛、崩中、漏下、尿血、泻血、疳痢、痔疾、跌扑内损瘀血、大便小便不通。"红糖又名赤砂糖，有补中缓肝、活血和瘀的功效，因此，在经期、孕期、产期、哺乳期的妇女，喝红糖水非常有益。二味合用具有活血调经的功效，治月经不调月经过少有良效。如月经错前加黄芩9g，错后加当归15g，生姜6g。

✎ 按语：

　　《实用单方验方大全》收录有益姜汤治月经不调方，比上方加生姜一味（益母草24g，生姜6g，红糖60g，水煎服），此方功能温经散寒，活血祛瘀。主治月经不调，经来量少，有血块，肚痛。

　　《偏方大全》也收录有鸡蛋益母汤和大枣益母汤，均可用于调经养血。

鸡蛋益母汤

　　[**组成与用法**]鸡蛋 2 个，益母草 30g。鸡蛋洗干净，同益母草加水共炖，蛋熟后去壳再煮 20 分钟，吃蛋饮汤。

　　[**功效与适应证**]活血调经，用治产后恶露不止，气血壅滞导致的痛经及月经不调等。

大枣益母汤

　　[**组成与用法**]大枣 20 枚，益母草 10g，红糖 10g。加水共炖饮汤，每日早晚各 1 次。

　　[**功效与适应证**]温经养血，祛瘀止痛，用治经期受寒或贫血等造成的月经不调疼痛，腰酸，有一定的疗效。

山楂治痛经、闭经

　　妇女正值经期或行经前后出现周期性小腹疼痛，或痛到腰骶甚则剧痛昏厥者称为痛经。中医认为，本病主要是气血运行不畅，胞宫经血流通受阻，以致不通则痛。痛经有两种情况，一种是指生殖器官无明显器质性病变的月经痛，称功能性痛经，多见于未婚或未孕女性；另一种是指生殖器官有器质性病变，由子宫内膜异位、子宫黏膜下肌瘤和盆腔炎等病症引起的月经疼痛，称继发性痛经。

　　[**组成与用法**]生山楂 60g，红糖 10g，加水 600ml 煎 20 分钟，去渣取汁内服，服后腹痛缓解，每日 1 剂，连服 3 剂，为巩固疗效，于每月月经来潮前服 3 剂，连服 3 个月。

[功效与适应证] 方中山楂性味酸甘,《日用本草》称其"化食积, 行结气, 健胃宽膈, 消血痞气块。"《医学衷中参西录》称:"山楂, 若以甘药佐之, 化瘀血而不伤新血, 开郁气而不伤正气, 其性尤和平也。"本品配合散寒活血、缓解疼痛的红糖, 功能行气活血、祛瘀止痛, 故用治痛经有效。

✎ 按语:

> 1992 年第 5 期《浙江中医杂志》刊载有应用山楂治痛经的验案:
> "某女, 28 岁, 痛经 5 年, 每于经前 1~2 天腹部疼痛, 重则全身出汗, 头目眩晕, 恶心欲吐, 四肢麻木, 经量少, 色暗有血块, 舌淡红, 苔薄白, 脉弦细。予生山楂 60g, 红糖 10g, 水煎服。1 剂后腹痛缓解, 继服 2 剂以巩固疗效。后每于月经来潮前服药 3 剂, 连服 3 个周期而愈。"
>
> 本方如加用当归, 效果更好。方用: 山楂 30g, 当归 15g, 加水 300ml 煎 30 分钟, 渣再煎, 两次煎出汁混合, 加红糖 15g, 分 2 次服用, 每天 1 剂, 连服 7 剂。本方功能活血行气, 适用于气滞血瘀、寒湿凝滞型痛经, 月经量少, 色暗紫或有瘀块。
>
> 本方还可用于闭经症, 民国名医张锡纯《医学衷中参西录》载: "女子至期, 月信不来, 用山楂两许(即 30g 左右)煎汤, 冲化红蔗糖七八钱(即 20g 左右), 服之即效, 此方屡试屡效。若月信数月不通者, 多服几次, 亦通下。"

月季花治痛经

[组成与用法] 月季花 9g, 开水冲泡饮之, 每于经前 5 天起服至月经止, 连服 3~4 月。

[功效与适应证] 方中月季花性味甘温, 功能活血、养血、调经、消肿, 主治肝郁不舒、经脉阻滞所致的经行不畅, 胸腹胀痛、经闭等症。

📝 **按语：**

《老偏方》有月季花汤和月枣汤的介绍：

月季花汤：月季花 50g，洗净，加水 150ml，文火煎存 100ml，去渣取汁，加冰糖 30g，黄酒 10ml，溶化调匀服用。功效：能活血化瘀，适于月经不调、痛经等症。

月枣汤：月季花 10g，大枣 12g，水煎加适量蜂蜜调服。功效：对经期潮热有很好的食疗效果。

《实用中医奇方妙方》对月季花评价颇高，称其："既能用于肝气郁结之痛经，又能用于血瘀之月经不调、痛经、闭经、胸胁胀痛等。既可单用，开水泡服，亦可与玫瑰花、当归、香附等同用，以疏肝解郁、理气止痛。近代药理研究显示，月季花有镇痛作用，可改善微循环，增加血流量，降低血小板凝集。"

使用注意：孕妇忌服，用量不宜过大，久服可引起便溏腹泻。

1992 年第 2 期《中国乡村医生杂志》刊载有应用月季花治痛经的验案："某女，14 岁，12 岁初潮，月经量中等，有时有少量血块，经期腹痛，不能上学，疼痛难忍，每次经期均需注射复方氨林巴比妥注射液等方能缓解。后做人工周期，做 1 个周期后症状缓解，因无药而中断，经期仍腹痛，未见缓解。口服各种中药未见好转。用月季花 1 天 1 朵，加适量红糖用开水沪服，连服 4 朵，再次行经，无腹痛症状，亦未复发。"

艾炭煮蛋治崩漏下血

崩漏（功能性子宫出血），指不在经期，忽然阴道大量出血，或淋漓持续不断出血的统称。来势急，血量多者为崩；来势缓而淋漓不断出血者为漏，因为两者常互相转化，故统称为崩漏。本病多发生于青春期及更年期妇女。

[**组成与用法**] 艾炭 9g，鸡蛋 3 个，将艾炭、鸡蛋放砂锅内（不可用铁

妇科

199

锅）加水三大碗煮，待鸡蛋煮熟，取出去蛋壳，再放入砂锅内煮至剩一碗汤时为止。将鸡蛋和汤一起服食，重者每日早晚各服 1 次，轻者日服 1 次，连服 3~4 日即愈。

[**功效与适应证**] 此方为民间流传的经验良方，方中艾叶能温经、止血、镇痛、散寒除湿，适用于虚寒性的腹痛、崩漏下血，炒炭后作用更著，配合功能镇心益气的鸡蛋，故对因虚所得的崩漏症有效。

📝**按语:**

> 除上述用法外，还可用艾叶（醋炒）5g，鸡蛋去白留黄 2 个，先将艾叶加水适量煎汤去渣，将鸡蛋黄搅匀倒入，饭前温服，可主治妇女月经淋漓不断，兼治血虚带下。

月经久闭方

女性年龄超过 18 岁而未行经者，称为原发性闭经；月经初潮之后，正常绝经之前的任何时期，月经 3 个月不来潮，而非妊娠、哺乳期者，称为继发性闭经。

[**组成与用法**] 花生油 100ml，蜂蜜 100g，酒水各半碗，文火炖 2 小时，空腹服，连服 3 次即通。

[**功效与适应证**] 此方为民间验方，用治闭经日久者，效果颇佳。

薏苡根治经闭不通

[**组成与用法**] 薏苡根 30g，加水 800ml 煎 20 分钟，去渣取汁内服，不过数服，闭经即通，甚效。

[**功效与适应证**] 此方出自《海上方》，薏苡根性寒味苦微甘，功能清热利湿、健脾杀虫，主治黄疸、水肿、淋病、疝气、经闭、带下、虫积腹痛。本方对经期不准，或数月不来，连服多次即来。

老妇崩漏方

[组成与用法] 黄芪 30g，龙眼肉 20g，红枣 5 枚，加水 800ml 煎 30 分钟，取汁代茶饮，每天 1 剂，连服 7 剂。

[功效与适应证] 方中黄芪补气升阳，可治气虚不能摄血所致的便血、崩漏等症；龙眼肉功能补心脾、益气血，主治心脾两虚、惊悸、失眠、健忘、气血亏虚等症。两药佐以功能补中益气，养血安神的红枣，可以气血双补，适用于老年经水不断及血崩。

绝经期综合征方

绝经期综合征是指妇女经断前后，卵巢功能逐渐衰退，内分泌系统功能失调和自主神经功能紊乱的一系列临床表现的综合征。主要表现阵发性潮热、情绪易激动、烦躁不安、心悸失眠、记忆力减退、皮肤麻木或有蚁行感、眩晕耳鸣、水肿等症。

[组成与用法] 小麦 30g，甘草 10g，红枣 5 枚，龙眼肉 10g，加水 400ml，煎至 200ml，加红糖适量，分 2 次服，每天 1 剂，连服数剂。

[功效与适应证] 本方为张仲景名方小麦甘草汤加龙眼肉，功能养心益气，清热安神。适用妇女绝经期综合征，症见心悸乏力，出汗多，睡眠不宁等。

产前病（2方）

杜仲粥治孕妇腰腹痛胀

[组成与用法] 杜仲（炒）30g，糯米 100g，红糖适量。将杜仲加水 1000ml 煎 30 分钟，去渣取汁，加入糯米煮成粥，调入红糖内服。

[功效与适应证] 方中杜仲性味甘微辛温，功能补肝肾、壮筋骨、安胎，

适用于肾虚腰痛、腰膝乏力、眩晕、小便频数等症。配合功能补脾胃、益肺气的糯米，有调和气血、强健腰膝、安胎止痛之作用。

陈艾煮鸡蛋治习惯性流产

习惯性流产是指流产连续发生 3 次或以上者，中医称之为"滑胎"，本症的发生与先天不足，肾气受损，或脾胃虚弱，或素体阴虚，内热虚旺等因素有关。

[**组成与用法**] 陈艾叶 15g，鸡蛋 1 个，同放砂锅内（忌用铁锅），加水 600ml 煎至蛋熟，剥去外壳，再煮片刻，喝汤吃蛋。本方从确诊早孕后开始，每天 1 次，连服 7 次。以后每月定期吃 1 次。每次用蛋 2 个，至妊娠足月为止。

[**功效与适应证**] 此方为民间验方，并为众多医家所认可。方中艾叶性味苦辛温，功能温经止血、散寒止痛，主治虚寒性出血证，对妇女崩漏下血尤为适宜。陈艾叶即放置陈久者，香气浓郁，习以为佳。鸡蛋是人类最好的营养来源之一，具有滋阴养血、润燥安胎的功效。两味合用，功能理气、止血、安胎，适用于习惯性流产。

📝 **按语:**

> 1989 年第 3 期《浙江中医杂志》刊载有应用艾叶蛋治疗习惯性流产的验案："李某，30 余岁，曾多次流产，亟思一子，此次孕已 3 个月，晨起突觉腰胀腹痛，阴部见血，稍后见血下多，急求诊治，投以本方（陈艾叶 6g，鸡蛋 2 个，以适量水煎陈艾叶，沸后入鸡蛋，煮至蛋熟，食其蛋，饮其汤。）午前服下，至傍晚出血渐止，次日腹胀腰痛亦愈，数月后顺产 1 男孩，母子均安。"

产后病（8方）

山楂治产后腹痛

产后以小腹疼痛为主症者，称"产后腹痛"，其中因瘀血引起的，又称
"儿枕痛"。

[**组成与用法**]山楂30g，红糖15g，水1碗，煎存半碗，温服，轻者1服，
重者2~3服可愈。

[**功效与适应证**]方中山楂酸甘微温，功能消食化积、活血散瘀，用于
食积不化、胸腹胀满、高脂血症、血瘀痛经等症；红糖性温，具有益气、暖
中、化食之功，并有缓解疼痛的作用。凡妇人产后因瘀血作痛，即以此方服
之，均见效。

按语:

> 1990年5期《吉林中医药》刊载有孔令举以单味山楂治疗产后
> 瘀滞腹痛的经验："以单味治疗产后瘀滞腹痛116例，收效颇著，均
> 在用药1~4剂后获愈。治法：取焦山楂30~50g，水煎后冲红糖适量，
> 在盖碗中浸泡片刻，分早晚2次口服。该文并附验案：毛某，女，
> 25岁，1980年8月20日诊，5天前生产，产后自觉少腹疼痛，近日
> 加剧，按之痛甚，诊见面色青白，四肢欠温，恶露量少，舌暗红有
> 瘀点，脉弦涩有力。予焦山楂50g，水煎后加红糖服用，服1剂后，
> 症安而愈。"

产后腹痛泄泻方

[**组成与用法**]山楂肉15g，藿香9g，红砂糖15g，加水1碗煎15分钟，

去渣取汁内服，每日1剂，连服数剂。

［**功效与适应证**］方中山楂肉性味酸甘微温，功能开胃止疼、消食化积、治痢止泻、镇痛收敛、调经化瘀、活血止血等；藿香性味辛微温，功能醒脾化湿、和中辟恶；红砂糖补中缓肝、活血和瘀。三味合用，治疗产后腹痛泄泻，药简而效宏。

产后大便干燥方

［**组成与用法**］花生米50g，小米50g，红枣10g，加水1200ml煎粥服，每日1次，连服数日。

［**功效与适应证**］方中花生性味甘平，功能养血补脾、润肺化痰、止血增乳、润肠通便；小米性味甘咸凉，具有健脾和中、益肾气、补虚损、清虚热、利尿等功效；红枣性味甘平，具有补脾胃、调营卫、生津液的功效。数味合用，功能补气血、润肠通便，可用于产后疲乏无力，大便干燥。

参归腰子汤治产后怔忡虚汗

［**组成与用法**］人参3g，当归10g，猪腰子1对，将猪腰子里的白膜去净，然后切片，以水洗净，以无血色、无气味为度，加水600ml将猪腰子煮熟，然后用此汁煎参归服食，腰子片可以食用。每日1剂，连服3~5剂。

［**功效与适应证**］此方出自明代太医龚云林《寿世保元》，方中用猪腰子以补肾，人参以补气，当归生血，用治产后怔忡虚汗，气血两虚，心肾亏损，自汗等症，效果良好。

产后风症（行动艰难）方

［**组成与用法**］牛膝30g，党参30g，当归30g，防风15g，酒水各400ml和猪蹄1只同炖服，喝汤吃猪蹄，可分作2日服。连服一段时间。

［**功效与适应证**］方中牛膝功能活血祛瘀、补肝肾、壮筋骨、引血下行，主治月经不调、痛经、经闭、产后瘀阻腹痛、跌打伤痛、腰膝酸痛、下肢无力、尿血、小便不利、尿道涩痛等。党参功能补中益气、生津养血；当归功

能补血、活血、止痛、润肠；防风功能祛风解表、胜湿、止痛、解痉。上药配合具有补虚弱、填肾精等功效的猪蹄并用酒水炖服对产后因感风而行动艰难者，是个理想的食疗方。

产后体虚方

[组成与用法] 鸡蛋 2 个，红枣 10g，红糖适量，先用水 1 碗煮，待锅内水沸打入鸡蛋煮片刻，加入红枣、红糖文火煎 10 多分钟，乘热服用，每日 1 次，连服数次。

[功效与适应证] 本方功能补中益气、养血，作为产后气血不足的调理，功效较好，此外亦可用于贫血及病后气血不足者。

乳鸽治产后体虚

[组成与用法] 乳鸽 1 只，枸杞子 30g，将乳鸽去毛及肠脏，洗净后放入砂锅中加水 600ml，加入枸杞文火炖烂，加盐少许调味，吃肉饮汤，每日一次，连服数次。

[功效与适应证] 方中鸽肉性平味甘咸，具有补肾、养血、滋补益气、祛风解毒的功能，对病后体弱、血虚闭经、头晕神疲、记忆衰退有很好的补益治疗作用；枸杞子性味甘平，功能滋补肝肾、明目、润肺，主治肝肾阴虚导致的头晕目眩、腰膝酸软、遗精消渴、视力减退，阴虚劳嗽等。两味合用，功能益气、补血、理虚，可用于产后体虚，亦适用于病后气虚体倦乏力、自汗等症。

老母鸡治产后体虚

[组成与用法] 老母鸡 1 只，党参 30g，黄芪 50g，山药 30g，红枣 30g，黄酒适量，将老母鸡去毛及肠肚，放瓦盅中加黄酒淹没，党参等药放在鸡的周围，隔水蒸熟，分数次服食。

[功效与适应证] 方中党参性味甘平，功能补中、益气、生津，治脾胃虚弱、气血两亏、体倦无力、食少、口渴、久泻、脱肛等；黄芪味甘微温，功能补气升阳、益卫固表，主治脾肺气虚所致的食少便溏、气短乏力以及气虚

血滞所致的肢体麻木、关节痹痛、半身不遂等症。山药性味甘平，功能益气养阴、补脾肺肾，主治脾虚气弱所致的食少便溏、肺虚喘咳、肾虚尿频、遗精、腰膝酸困无力等；红枣性味甘温，功能补中益气、养血安神、缓和药性；鸡肉性温味甘，功能益五脏，补虚损，健脾胃，强筋骨，入药以老母鸡为佳。数味合用功能益气补血，适用于产后体虚。

产后缺乳（2方）

产后乳汁少或完全无乳，称为缺乳。乳汁的分泌与乳母的精神情绪、营养状况、作息等息息相关，任何精神上的刺激，如忧虑、惊恐、烦恼、悲伤都会减少乳汁分泌。产后缺乳多发于初产妇。可分为气血虚弱和肝郁气滞2种类型。前者因产妇身体虚弱，气血不足以及产时失血过多，产后失于调养，致使气血生化不足，无以生乳，治法宜补益气血，通脉增乳；后者因产后精神郁闷或恚怒伤肝，气滞不宣，脉络阻塞而导致乳汁不行，治法宜疏肝解郁，通络下乳。

带鱼木瓜汤治产后乳汁不行

[**组成与用法**] 鲜带鱼 200g（去肠脏，洗净），生木瓜 250g（削去瓜皮、瓜核，切成块状），加清水 2 碗煎存 1 碗，用适量盐、酱油调味服食。

[**功效与适应证**] 方中带鱼，性味甘温，功能暖胃、补虚、泽肤，治产后乳汁过少；木瓜，又称番木瓜，成熟者清香甜美柔软，未熟者有健胃作用，产妇常食可促进乳汁的分泌。二味合用，有营养、补虚、通乳的功效。凡产后因气血不足引起乳汁不行者，可每日服 1 次，连服数次，即可见效。

乳汁不通方

[**组成与用法**] 木通 9g，前猪蹄 2 只，将猪蹄刮洗干净，砍成小块，与木通同放砂锅中，加水 1000ml，大火煮沸，改小火清炖 4 小时，加盐少许调

味，每日佐餐，随量喝汤，连吃数日。

［**功效与适应证**］方中木通性味苦寒，上能清心宣窍、下能利水泄热，为清热利水之品，并有通乳作用；猪蹄有补血通乳之功。二味合用，治疗产妇乳汁不通者，效果显著。

乳腺炎（2方）

刚生孩子后3～4周的初产妇，出现一侧或两侧乳房肿大、变硬、发红，轻压即痛，称为乳腺炎，严重的可有发热。其致病原因大多是因为没有良好的卫生习惯，感染细菌而引起。

仙人掌治急性乳腺炎

［**组成与用法**］取新鲜仙人掌或仙人球适量，除去表面的刺，削去硬皮，洗净捣烂，敷于乳房红肿的部位，上面盖以纱布，每日换数次，使敷料保持湿润，至红肿消退为止。

［**功效与适应证**］仙人掌功能行气活血、清热解毒，外用可治疗流行性腮腺炎、乳腺炎、痈疖肿痛、蛇咬伤、烧烫伤等。

📝**按语**：

1966年第5期《上海中医杂志》曾介绍应用仙人掌治急性乳腺炎的验案："某女，26岁，左上方乳房结块，嫩红肿胀，且疼痛，乳汁不畅，兼有寒热，头痛，骨节酸楚，脉弦数，即用仙人掌打烂外敷，1天中更换5次，次日肿块已消，疼痛及其余症状亦减。"

蒲公英酒治乳痈

［**组成与用法**］鲜蒲公英捣汁，兑等量黄酒，每服一茶杯，饭后服，日服3次。

[**功效与适应证**] 此方《中医验方汇选》有收录。方中蒲公英为治乳症良药，功能消肿核、化热毒、疗疔肿恶疮，用治妇人乳肿疼，佐以黄酒之温通，则效果更佳。凡由于气滞、热毒等因而起的乳病可以采用，且药品稳妥，用法简便，患乳部肿疼者可放心用之。

📝**按语：**

此方清代《验方新编》中亦有记载："生蒲公英，捣烂冲酒服，渣敷乳上，略睡片刻，数次即愈。此为乳痈圣药，屡著神奇，不可轻视。"

据众多医家介绍，本方对由于气滞，热毒等原因而起的乳病可以采用，但以乳痈初起，肿疼未成脓者为宜。

民国医刊《中医新生命》刊载的孔伯毅《验方丛话》也介绍有蒲公英治乳痈并附有验案："妇人乳部起坚硬核块，疼痛发热，防生乳痈，宜于核块未大，且未变色时，先以指将核块捻软，一面用鲜蒲公英，大者用十余株，如小者用二十余株，清水洗净，连根捣烂，取汁，冲热酒温服之，以药渣敷患处（如无鲜者，则用干者9g水煎，酒冲服），服后欲睡，是其效力，可盖被取汗，汗出则愈。若核块已大，疼痛甚，势欲化脓者，则不宜加酒，否则促其溃烂，不可不慎。若已成脓或穿溃，则绝对勿加酒，敷服数次，单一味即可收功，其效力不可思议，但无征不信，因略述其验案如下：昔者亡妻尝患此证，脓血淋漓，痛苦不已，乡中医士，无法可施，余遂挈赴广州，觅医院就医，偶避雨于生草药店，店主陈元龙君，邻乡人也，叙谈之下，知系来省医乳病。陈君曰：夫人之乳疮，一味蒲公英即可收功，何必觅医院请西医，无乃浪费。余问君能医否？陈君曰不难，经诊察，谓已成乳痈，若请西医则所费必可观，君如信我，我为君治之。余曰善。陈君即取蒲公英如法调治，始终用一味，每日敷服2次，3日而愈。余厚谢之。陈君又为余详言，用蒲公英加酒与否之标准，如上文所云。陈君又谓辅公英只能治阳证之乳疮、乳疖、乳吹、乳痈，而不能治阴证之乳岩云。后小妾患左乳结核欲作疮脓，疼痛甚，不能寐，余急觅蒲公英治之，汗出而愈。有同事之妻多人，或患乳结核，或患疮疖已溃未溃，总是以蒲公英如法治之，莫不应手而瘳，验案太多，不具举。"

1985 年第 5 期《四川中医》亦刊载有应用蒲公英外敷治疗乳痈的验案："某女，26 岁，产后 10 余天，左侧乳房红肿疼痛，汁流不畅，伴有畏寒发热，经用青霉素及四环素等治疗效果不佳，改用蒲公英外敷，3 日后诸症消除，随访未复发。"

附：蒲公英外敷法：用蒲公英 30g（鲜草 60g），研细末，加热醋调成糊状，摊于敷料上外敷。此法除适用于乳痈外，亦可用以治疗各种痈疖红肿疼痛者。

乳腺增生（2方）

乳腺增生症是乳腺导管上皮及其周围结缔组织、乳腺小叶的良性增生性疾病。以乳房肿块、乳房胀痛及乳头溢液为特征。属于中医"乳癖"范畴。本病多因情志内伤，郁怒伤肝，忧思伤脾，以及肝气不舒，脾失健运，肝气郁滞，克伐脾土，致水湿失运，痰浊内生，从而致使痰气互结乳房而发病。

夏枯草治乳腺增生

夏枯草性味苦辛寒，《滇南本草》称其："祛肝风、行经络，治口眼歪斜。行肝气、开肝郁、止筋骨疼痛、目珠痛、散瘰疬、周身结核。"

本品可用于乳腺增生症，每天用夏枯草 30g，加水 800ml 煎 20 分钟，去渣取汁代茶饮，连续用药数月，效果很好。

玫瑰花治乳腺增生

［组成与用法］玫瑰花 10g，菊花 10g，青皮 6g，用开水冲泡代茶频饮，每天 1 剂，连服数月。

［功效与适应证］方中玫瑰花性味甘微苦温，功能理气解郁、和血散瘀；《本草正义》称"玫瑰花，香气最浓，清而不浊，和而不猛，柔肝醒胃，流气活血，宣通窒滞而绝无辛温刚燥之弊，断推气分药之中，最有捷效而最为驯良者，芳香诸品，殆无其匹"。《百草镜》称："治肿毒初起，乳痈初起，及郁证，俱用本品一味，或陈酒煎服，或焙研酒冲服，或冲汤代茶服。"《随息居饮食谱》称"玫瑰花可治乳癖（即乳腺增生）"。菊花性味甘苦凉，功能疏风、清热、明目、解毒；青皮性味苦辛温，功能疏肝破气止痛、散积化滞。三味合用，具有清热散结的功效，可用于乳腺增生症。

子宫脱垂（5方）

子宫脱垂又名阴脱，多由气虚下陷，带脉失约，冲任虚损，或多产、难产、产时用力过度，或产后过早参加体力劳动而造成，其主要症状就是子宫下垂，严重的皦脱出阴道口，病人有下坠感。

参芪炖鸡治子宫脱垂

［组成与用法］党参 120g，黄芪 120g，升麻 5g，小母鸡 1 只（去毛及内脏），加水 1000ml 及酒 200ml，文火炖至鸡熟烂，喝汤吃鸡，可分数次服。

［功效与适应证］方中党参性味甘平，功能补中益气、生津，主治食少便溏、四肢无力、心悸气短、脱肛、子宫脱垂等。黄芪性味甘微温，功能补中益气、固表利水、托疮生肌，主治脾胃虚弱、崩漏带下、久泻脱肛、子宫脱垂、自汗盗汗等；升麻性味甘辛微苦凉，功能透疹、升阳、解毒，主治麻疹

透发不畅、久泻、久痢、脱肛、子宫脱垂等；鸡肉功能补虚暖胃、强筋骨、活血调经、止崩带等。数味合用，功能补气升阳，凡因气虚下陷所致的子宫脱垂者，连服此方数次即可见效。

猪大肠治子宫脱垂

[组成与用法] 猪大肠一段，升麻 6g，黑芝麻 60g，将猪大肠洗净，纳入升麻、黑芝麻后，两头用线扎紧，加水 1000ml，文火炖至猪肠烂熟后去升麻、黑芝麻，加盐调味，吃猪肠喝汤，每 2 天 1 次，连吃 5 次。

[功效与适应证] 方中猪大肠性寒味甘，具有润肠、调脏毒、固大肠的功效，适宜痔疮、便血、脱肛等大肠病变者食用，也适宜小便频多者食用；升麻性味甘辛微苦凉，功能升阳、发表、透疹、解毒，可治中气下陷、久泻久痢、脱肛、妇女崩带、子宫下坠等；黑芝麻性味甘平，功能补益精血、润燥滑肠，主治精血不足、须发早白、头晕眼花、肠燥便秘等。本方功能益气升阳、补肾固脱，对因中气不足或肾气亏损引起的子宫下垂疗效颇佳。

蛇床子治子宫脱垂

[组成与用法] 蛇床子 30g，乌梅 14 个，加水 1500ml 煎 20 分钟，去渣取汁，倒盆中先熏后洗。每天洗 1~2 次，连用数剂。

[功效与适应证] 方中蛇床子功能温肾壮阳、祛风散寒、燥湿杀虫。乌梅功能收敛生津、安蛔驱虫。两味合用，功能收敛消炎，适用于子宫脱垂。

📝 按语：

　　单用乌梅亦可治疗子宫脱垂。2002 年第 9 期《中医杂志》刊载有郑世章的经验："用乌梅水煎熏洗治疗子宫脱垂，效果颇佳。因乌梅味酸平，其有收敛固涩作用，故能治疗子宫脱垂。"

　　该文并附有验案："张某，女，32 岁，农民，于 1997 年 3 月 2 日就诊。主诉：2 年前因产后过早操劳家务而患子宫脱垂，症见：面

妇科

色无华，头晕目眩，心悸，四肢无力，少气懒言，腰酸带下，少腹坠胀，舌淡苔白，脉象细弱无力。妇科检查，2度子宫脱垂。取乌梅20g，水煎熏洗，每天2次，连用7天，1年后随访未再复发。"

枳壳治子宫脱垂

[**组成与用法**]枳壳30g，益母草15g，加水1500ml煎20分钟，去渣取汁，倒入盆中先熏后洗。每天1~2次，连用数剂。

[**功效与适应证**]方中枳壳性味苦辛凉，功能破气、行瘀、消积，治胸膈痰滞、胸痞、胁胀、食积、噫气、下痢后重、脱肛、子宫脱垂；益母草性味辛苦微寒，功能活血祛瘀、利尿消肿，主治妇女血脉阻滞之月经不调，经行不畅、小腹胀痛、经闭、产后瘀阻腹痛等。两味合用，功能行气活血、消炎升提，用治子宫脱垂。

五倍子治子宫脱垂

[**组成与用法**]五倍子30g，枳壳30g，加水1500ml煎20分钟，去渣取汁，倒入盆中，先熏后洗。每天1~2次，连用数剂。

[**功效与适应证**]方中五倍子性味酸涩寒，功能敛肺降火、涩肠、固精、敛汗、止血。外用可治疮疖肿毒、湿疮流水、溃疡不敛、肛脱不收、子宫脱垂等。本品与功能行瘀消积的枳壳配合，能消炎升提，用治子宫脱垂，可收良效。

阴痒（阴道炎）(5方)

阴痒，指妇人外阴及阴道瘙痒不堪，甚则痒痛难忍，坐卧不安，或伴有带下增多。本病可出现于阴道炎症、外阴湿疹、外阴白色病变等病症。

阴痒外洗方

[**组成与用法**] 蛇床子 30g，艾叶 15g，白矾 15g，杏仁 15g，川连 9g，加水 2000ml 煎汤熏洗，每日早晚各 1 次，连用 5~7 日。

[**功效与适应证**] 方中蛇床子功能温肾壮阳、祛风散寒、燥湿杀虫，主治阳痿、宫冷不孕、寒湿带下、湿痹腰痛、外阴湿痒、湿疹、湿疮、疥癣、滴虫性阴道炎等；艾叶功能温经止血、散寒止痛，外用可治皮肤湿疹瘙痒；白矾功能解毒杀虫、燥湿止痒，外用主治疮疡疥癣、湿疹瘙痒；杏仁为祛痰止咳药，此外《纲目》称其还能"杀虫，治诸疮疥"；川连即黄连，功能清热燥湿、泻火解毒。诸味合用功能杀虫、消炎、止痒，适用于阴道炎及阴道滴虫引起的外阴痒痛。

蛇床子川椒治阴痒

[**组成与用法**] 蛇床子 30g，川椒 10g，白矾 10g，加水 1500ml 煎汤，趁热熏之，温则洗之，每日 1 次，连用数次。

[**功效与适应证**] 此方出自清代名医陈士铎《石室秘录》，功能燥湿解毒、杀虫止痒，用治阴痒生疮作痛不止，据陈士铎称此方"一次止痒，二次即止痛，三次即痊愈，神效之极"。

土茯苓治阴痒

[**组成与用法**] 土茯苓 30g，猪小肚 1 个，加水 1000ml 放砂锅中文火炖60 分钟，喝汤，猪小肚可切丝加调味佐膳，每日 1 剂，连服 5~7 剂。

[**功效与适应证**] 方中土茯苓性味甘淡平，功能清热解毒，除湿通络，用于治疗火毒痈疖、热淋尿痛以及杨梅疮毒等；猪小肚即猪膀胱，具有清热利湿、益脾补肾等功效。本方功能利湿消炎，适用于妇人阴痒，但在服用期间，不宜饮茶。

妇科

桃叶治阴道滴虫作痒

[**组成与用法**] 鲜桃叶 150g，加水 1000ml，放砂罐内煎汤，待温用于坐浴或冲浴，每日早晚各 1 次，连用 5 日可愈。

[**功效与适应证**] 方中桃叶功能祛风止痛、清热杀虫，可用于痈肿、湿疹、癣疮、荨麻疹、阴道滴虫等。本品煎汤外洗，可治妇女阴道滴虫作痒难忍。

阴部生疮痒痛方

[**组成与用法**] 吴茱萸、苦参、蛇床子各 30g，加水 1500ml 浓煎熏洗，1 日数次。

[**功效与适应证**] 此方出自清代《验方新编》，方中吴茱萸性味辛苦温，功能温中止痛、理气燥湿，外用可治阴下湿痒生疮；苦参性味苦寒，功能清热、燥湿、杀虫，可用于皮肤瘙痒、疥癞恶疮、阴疮湿疹等；蛇床子性味辛苦温，功能燥湿杀虫，可用于阴囊湿痒、女子阴痒阴疮等。三味合用，对女子阴部生疮，或痒或痛或肿者效果颇佳。

📝 **按语**：

清代《续名医类案》载有应用本方治疗阴痒的验案："一寡妇患阴中痒，不可告人，渐至委顿。此妇平日虔奉大士，忽有尼僧来，与药一包，日以此洗之，数次而愈。其药乃蛇床子、吴茱萸、苦参也。"

儿

科

小儿夏季热（3方）

小儿夏季热，又名小儿暑热证。其特证为发热延续十多天或数月，患儿精神倦怠，食欲不振，身体日渐消瘦，并常伴有烦渴多饮多尿等症状。进入秋凉以后，症状一般能自行消退。本病常见于6个月以上，4岁以下的婴幼儿。

翠衣饮治小儿夏季热

西瓜为清暑解湿之佳品，夏季暑热时食之能令人舒畅。其果表青皮，以小刀刮下，名西瓜翠衣。

[**组成与用法**] 西瓜翠衣20g，绿豆壳15g，加水二大碗煎存一碗，酌加冰糖调服，每日服2~3次。

[**功效与适应证**] 方中西瓜翠衣功能清烦止渴、解暑清热，可治口疮喉痹、暑热烦渴、小便不利等症；绿豆壳为绿豆之外皮，性味甘寒，功能清热解毒，主治暑热烦渴，小便不利等症。二药合用，功能清暑、养阴、生津，小儿夏季发热者，每日用翠衣饮当茶水，连服数日，体温可逐渐下降。

蕹菜马蹄汤治小儿夏季热

[**组成与用法**] 蕹菜200g，马蹄子7个（切碎），加水800ml共煮汤代茶饮，日服3~4次。

[**功效与适应证**] 方中蕹菜性味平和，功能清热、解毒、凉血、利尿；马蹄子性味甘滑微寒，功能清热生津、利湿化痰、开胃消食。二味合用，功能清暑益气、养阴生津。凡小儿夏季热、口渴、尿黄者，连服5~7日即可见效。

荷叶西瓜翠衣治小儿夏季热

[**组成与用法**] 鲜荷叶1张，西瓜翠衣30g，板蓝根3g，黄芩5g，冰

糖 20g，加水 800ml 煎 20 分钟，去渣取汁分 2 次服，每日 1 剂，连服 4~5 剂。

[**功效与适应证**] 方中荷叶性味苦平，功能清热解暑、升发清阳；西瓜翠衣性味甘凉，有解热祛暑、消炎降压作用；板蓝根功能清热解毒、凉血；黄芩苦寒，功能清热、燥湿、解毒、止血、安胎。数味配以润肺生津的冰糖，清热作用更佳，且药味不苦，小儿易于接受。

小儿百日咳（4方）

百日咳为小儿常见病，多发于 2~4 岁，其特点是咳嗽由轻到重，病程较长，所以称为"百日咳"。

贝蛋治百日咳

[**组成与用法**] 川贝母 3g，鸡蛋 1 个，先将川贝母研末，然后在鸡蛋一头的尖端敲一小孔，放入川贝母末，再用净纸封口，放在饭锅内炖熟。轻症每日 1 个，重症每日 2 个，饭后吃（早晚各 1 次），至病愈。

[**功效与适应证**] 方中川贝母功能润心肺、化燥痰；鸡蛋功能益气补血、润肺滋阴、清咳开音。二味合用，具有清肺化痰、止咳安神的功效，可治小儿百日咳。

📝**按语**：

此方《江西医药》杂志曾作过介绍："昔年吾乡曼岙一带发生百日咳流行时，吾曾亲告服贝蛋，效验甚佳，此后遇有是症，亦屡用屡验，此方不但经济、简便，而且小儿喜服，疗效属实，对大人肺虚咳嗽亦有一定的效果，实为偏僻农村求医不便之处的第一良方。"

川贝米汤饮治百日咳

[组成与用法] 米汤 500ml，放入川贝（研末）9g，冰糖 50g，隔水炖 15 分钟，分 2 次服（早晚各 1 次），5 岁以下小儿用量酌减。

[功效与适应证] 方中川贝性味苦甘凉，功能润肺止咳、化痰散结，主治肺热咳嗽、肺虚久咳、咯血等；冰糖功能清热、消炎降火，主治咽喉肿疼、口腔发炎、肺热咳嗽等；米汤功能补脾、和胃、清肺。三味合用，功能润肺、除痰止咳，凡小儿患百日咳者，连服 5~7 日，即可见效。

罗汉果柿饼治百日咳

[组成与用法] 罗汉果 1 个，柿饼 15g，加水 800ml 煎 20 分钟，去渣取汁分 2 次内服。每天 1 剂，连服数天。

[功效与适应证] 方中罗汉果性味甘凉，功能清热止咳、润肠通便，主治伤风感冒、支气管炎、百日咳、扁桃体炎、咽喉炎等；柿饼性味甘平，功能和胃肠、止血、祛痰、镇咳，主治慢性支气管炎、痔疮出血、大便秘结等。二味合用，功能清肺润肠、止咳化痰，凡百日咳者，连服 5~7 次即可见效。

大蒜治百日咳

[组成与用法] 大蒜 2 枚，白糖 30g，将大蒜去皮，捣烂如泥，冲开水 1 杯，放入白糖搅匀，每日分 4~5 次服完，连服数日即愈。

[功效与适应证] 方中大蒜味辛性热，对各种细菌具有强烈的杀灭、抑制作用，被誉为"天然广谱抗生素"。本品与白糖合用，功能解痉止咳，适用于小儿百日咳。

✎ 按语：

　　1965 年第 3 期《广西中医杂志》刊载有应用大蒜治百日咳的验案：某男，5 岁，1965 年 2 月 3 日就诊。其母代诉：阵发性痉挛咳嗽，连续月余，每每一连咳几十声，日发多次，呕吐痰涎，面目浮肿，结膜充血，食欲不振，精神欠佳。治疗方法：大蒜 2 枚，白糖 30g，将大蒜去皮捣烂，冲开水 1 杯，调和好白糖，备用。1 天分 4~5 次服完。依本方服 1 剂，病情大有好转，再服 2 剂，诸症悉除。

小儿盗汗（2方）

盗汗又称虚汗，症见入睡后出汗，醒后即止。本病多发生在 2~6 岁体质虚弱的小儿，其致病原因是小儿气虚或阴虚，汗孔开闭失常，不能收敛汗液而引起。

五倍子敷脐治小儿盗汗

［**组成与用法**］五倍子 30g 研末，贮于瓶中备用。于小儿晚上睡觉前取药末 3g 以唾津（男用女津，女用男津，亦可用温开水）调成糊状，直接敷于脐部，用纱布盖上并加胶布固定，次早去掉，连用 3~5 日，盗汗即能消失。如脐部有湿疹或皮肤破损者勿用此方，此外，用 5~6 次无效者停用，另换他药。

［**功效与适应证**］方中五倍子味酸咸，能敛肺止血、化痰、止渴、收汗；其气寒，能散热毒疮肿；其性收，能除泄痢湿烂。症状较重者，可加用花旗参 3g 煎汤与服，连服 2~3 次。此方亦适用于成人盗汗者，一般连用 5 次左右即可见效。

📝 **按语：**

1992 年第 11 期《四川中医》刊载有应用五倍子治盗汗的验案："某女，5 岁，1990 年 4 月诊，夜间冷汗淋漓，更换衣裤，汗出如故，醒后汗止，已 2 个月。用五倍子粉 5g，加入温开水，少许调和，做

儿
科

219

成药饼，分 2 次于每晚临睡前贴肚脐而愈。"

《当代中医师灵验奇方真传》收录有曾庆余介绍的五倍子敷脐治愈自汗及盗汗："五倍子 6g，研为细末，每次约 2g，用健康异性唾液调为糊状，置肚脐中，外用一小块胶布覆盖固定，贴一昼夜更换。健康异性唾液，取其阴阳调和之意，亦可用醋调代替，但疗效次之。曾庆余介绍其在多年临床实践中，经内外合治，用此方治愈患者不计其数，有效率达 98%。"

五倍子含酸，有强烈收敛性，一般单纯性的遗精或自汗、盗汗症，仅用此药粉贴肚脐治愈。如有兼证配汤剂内外合治，则相得益彰，疗效更为显著。本药特点是见效快，无副作用，价廉药广，施用方便，值得推广。

浮小麦羊肚汤治小儿盗汗

[**组成与用法**] 浮小麦 30g，羊肚 250g（洗净切块），加水二大碗煎存多半碗，滤去浮小麦，加适量酱油、盐调味，吃羊肚喝汤。

[**功效与适应证**] 方中浮小麦为干瘪轻浮的小麦，性味甘凉，功能镇静、止汗、生津液、养心气，主治虚热多汗、盗汗、口干舌燥、心烦失眠等症；羊肚即羊胃，性味甘温，功能健脾开胃、敛虚汗、补虚羸，主治反胃、胃虚消渴、下虚尿床、脾虚盗汗等。二味合用，功能健脾、益气、止汗，凡小儿脾虚自汗，阴虚盗汗者，连服 5~7 次即可见效。

小儿疳积（3 方）

小儿疳积多发于 1~5 岁的婴幼儿。其致病原因多由哺乳不足，喂养不当，营养失调或久病脾虚而起。其主要症状是：面黄体瘦，表情淡漠，体重比正常同龄儿童减少四分之一，甚至三分之一，久病者身高也低于正常。重度营养不良的患儿体温偏低，智力发育不全。初期注注多哭而烦躁，继之变为呆钝，睡眠不佳，食欲低下以至消失，注注伴有腹泻及呕吐，极重度者可发生水肿。

鹌鹑治小儿疳积

鹌鹑肉味鲜美，营养丰富，素有"动物人参"之誉，既有补益，又可疗疾。

[**组成与用法**] 取鹌鹑两只，除毛去肠，洗净，加适量油、盐、葱、糖等调味品，加水 800ml 文火炖烂熟，早晚各吃 1 只，连服 5 日。

[**功效与适应证**] 方中鹌鹑，性平和，功能滋补五脏、益中续气、实筋骨，主治小儿疳积，营养不良及支气管哮喘。此方还可加用粳米一茶杯同煮成粥服用，疗效更佳。

治小儿疳积方

[**组成与用法**] 茯苓 30g，炒怀山 30g，炒芡实 60g，炒莲子 30g，鸡内金 30g，共研细末，加入糯米粉 300g，白糖适量，调匀瓶贮备用。每次取细末 30g 盛于小碗内，隔水蒸熟（煮饭时放饭上蒸更好）服食，每日 2~3 次，连服一段时间。

[**功效与适应证**] 方中茯苓利水渗湿、宁心安神，怀山功能滋阴止泻、补脾胃，主治泄精、健忘、泻痢；芡实补脾止泻、固肾涩精；莲子养心益肾、补脾固肠；鸡内金消食积、止遗尿、健脾理肠。上述数味，配合善于补脾胃、益肺气的糯米粉，功能健脾醒胃、促进食欲、帮助消化，故对小儿疳积疗效颇佳。

鸡内金治小儿疳积

[**组成与用法**] 鸡内金焙干 30g，春砂仁 6g，荔枝核 3g，共研细末，加入锅巴（晒干研粉）200g，白糖适量拌匀，瓶贮。每日服 2 次，每次 12~24g（用量视患儿年龄大小而定）。

［功效与适应证］方中鸡内金、砂仁、锅巴等有健脾醒胃、促进食欲、帮助消化等作用；荔枝核除宣散寒湿结气，消疝瘕肿痛外，还能治蛔虫及疳积。本方对小儿蛔虫及疳积病，疗效颇佳。

小儿蛔虫病（1方）

蛔虫病是小儿常见的一种寄生虫病，主要是因为吃了被蛔虫卵污染的食物和水引起。主要表现为食欲不佳，肚子疼（主要是肚脐周围疼），并可在面部和巩膜上出现虫斑，有的小儿还可出现荨麻疹。

使君子蒸肉丸治蛔虫病

［组成与用法］使君子 9g，去壳取出使君子肉，与瘦猪肉 90g 一起切烂和匀，放碗中隔水蒸熟，1 次吃完。

［功效与适应证］方中使君子性味甘温，功能杀虫消疳，尤专驱蛔，微有泻性，每用 6~9g，大量服用能引起呃逆、眩晕、呕吐等反应，不可与茶同服，服之能引起呃逆，如出现此类反应时，将使君子的壳煎水饮，即可解除。本品与猪瘦肉蒸肉丸，简便安全，小儿喜服。

小儿虫积腹痛（1方）

小儿腹痛，大多是蛔虫或食积所引起。蛔虫痛者，痛处移动不定，按之痛移，时痛时止。食积痛者，按之痛甚，不移。此外，小儿患有蛔虫症者，面部每有虫斑，下唇内有白色或淡黄色小点。

葱油治小儿虫积腹痛

［组成与用法］对小儿腹痛因虫积引起者，可用葱油治疗，用法如下：葱

白一把，洗净切碎，捣烂取汁约半酒杯，兑入花生油（生、熟油均可）2~3汤匙混合后空腹服下。

[**功效与适应证**] 方中葱白可除风湿身痛麻痹、虫积、心痛、妇人妊娠溺血，与花生油同用，治疗小儿虫积腹痛，效果很好，服后约 10 分钟，腹痛即止。

📝 按语：

　　此方霍老先生在临床上使用了数十年，效果很好。霍老有位亲友邱某，平日喜欢向他求索民间单方。某天深夜，邻居有个年约三岁的小孩，腹痛发作，哭闹不已，举家束手无策，闻知邱某略通医术，急来求助。邱某从各种情况分析，断定为虫积腹痛，但自思此地此时配药不便，遂忆起霍老先生曾对他讲过葱油治虫积腹痛的单方，即吩咐病家往菜园拔一把生葱（仅取葱白部分），依法炮制，给病儿服下。约十分钟左右，病儿腹痛即止而安然入睡。

　　葱油一方并可治疗小儿蛔虫性肠梗阻，用法同上，唯服药后须用手在患儿腹部轻轻按摩，约 15 分钟症状便可缓解。

小儿钩虫病（1方）

　　钩虫病，是农村常见的寄生虫病。因卫生条件较差，而儿童常赤足行走，由皮肤感染。虫体寄生于小肠，吮吸血液，日久出现贫血症状，面色萎黄，全身乏力，心悸浮肿，善食易饥，并有"异嗜"现象，如喜食生米、土块等。严重影响儿童发育，后期可发展成为"黄胖病"。

槟榔南瓜子治小儿钩虫病

[**组成与用法**] 槟榔 30g，南瓜子 15g，加水 1 碗煎汁冲红糖 30g，早晨空腹服。

[**功效与适应证**] 方中槟榔性味苦辛温，功能杀虫破积、下气行水，主治肠寄生虫病、食滞、泻痢、水肿、脚气等；南瓜子性味甘温，含有丰富的脂肪和蛋白质，其肉质较厚，即可炒作茶点，又可药用，是古今公认的有效驱虫剂，本品与槟榔合用，其驱虫功效更大。凡钩虫病患者，可每日服1次，连服3日，1周后再服3日。本方亦适用于成人绦虫病，用法同上。

📝按语：

　　《靳文清50年临证得失录》介绍有南瓜子驱成人绦虫有良效并附验案：回忆1966年冬有一农民，大便后发现粪便中混有长短不等的面条样虫子很多。当时惊慌失措，逢人便诉说自己的怪病。有人告诉他邻村有这样一个病人，已去北京市医院治好。当即去该村访问。该患者声称能包治此病，但必须先付药费60元。此农民经济拮据，无力措此巨额药费，思想压力很大。经人介绍前来舍下求医。遂告其从亲友中搜集倭瓜子（南瓜子俗称）大约半斤，将瓜子炒熟，去皮捣细，每次服二两。细嚼烂吃下。预先到公社医院买生槟榔片200g，用100g煎水备用。同时买30g玄明粉。吃完倭瓜子粉半小时后，服煎好的槟榔水，再过半小时服玄明粉15g。该农民依照嘱咐回家备妥各药，依次服用。3小时后泻出粪便和绦虫半便盆，经清水淘洗后，拣出绦虫半玻璃罐，其中夹有蛔虫数条。第二天照原法服药，仅下绦虫少许。从此大便再未发现绦虫，共花药费数角钱，该农民喜出望外，逢人便讲。

小儿泄泻（2方）

　　小儿脾胃娇嫩，如饮食不节，易内伤脾胃而导致久泻不止。

怀山苡仁粥治小儿泄泻

[**组成与用法**] 怀山 60g，炒苡仁 60g，柿饼 1 个，鸡蛋去白留黄 1 个，加水 1000ml 煎成稀粥，用白糖适量调味喂服。

[**功效与适应证**] 方中怀山性味甘平，功能健脾、厚肠胃、补肺益肾，主治脾胃泄泻、久痢、小便频数；苡仁性味甘淡，生者功能清利湿热、除风湿、利小便，炒熟者功能健脾滋胃，治疗脾虚泄泻；柿饼性味甘平，功能和胃肠、止血，主治吐血、痔疮下血、泻痢；鸡蛋黄性平，功能补血温胃、消炎，主治下痢诸症。四味合用，功能益气补脾，凡小儿久泻不止者，一般连服 1~2 周便能治愈。

山楂麦芽治小儿腹泻

[**组成与用法**]生山楂 9g，炒麦芽 9g，加水 600ml 煎 20 分钟，去渣取汁，分数次饮，每日 1 剂，连服数剂。

[**功效与适应证**] 方中山楂性味酸甘微温，《随息居饮食谱》载山楂"醒脾气、消肉食、破瘀血、散结消胀、解酒化痰、除疳积、止泻痢"；麦芽性味咸平，功能消食和中、退乳。二味合用，适用于因食积腹胀，消化不良引起的小儿腹泻症。

小儿遗尿（3 方）

小儿遗尿是指幼童夜间常不自觉的排尿于床上，如发于 3 岁以下的小儿，并非病象。本病的原因，主要由于先天禀赋未充，或后天失调，以致肾阳不足，下元虚冷而形成。其特证为每晚睡中遗尿，病情较重的注注伴有面色苍白，恶寒肢冷，腰腿酸软，小便清长，或食欲不振，或大便泄泻等。

荔枝糯米饭治小儿遗尿

[**组成与用法**] 荔枝肉 50g，糯米 50g，猪膀胱（洗净）1 个。将前二味装入猪膀胱内加水 1000ml 煮熟服食，每日 1 次。

[**功效与适应证**] 方中荔枝，黄元御《玉揪药解》载"荔枝甘温滋润，最益脾肝精血，阳败血寒，最宜此味，功与龙眼相同，但血热宜龙眼，血寒宜荔枝。干者味减，不如鲜者，而气和平补益无损，不致助火生热，则大胜鲜者。"糯米功能暖脾胃、补中益气、缩小便，主治胃寒痛、消渴、夜多小便、小便频数；猪膀胱味甘咸性寒，主治梦中遗尿、疝气坠痛、消渴无度等症。三味合用，功能温补肾阳、固涩小便。凡小儿因肾虚引起遗尿者，连服 3~4 日即可见效。

鸡肠怀山治小儿遗尿

[**组成与用法**] 鸡肠 1 具，剖开用醋或盐洗净，然后焙干，怀山 30g，用文火炒黄，共研细末，加适量白糖，分成 2 份，早晚空腹用开水冲服，日服 1 剂，连服 3~4 日。

[**功效与适应证**] 方中鸡肠有补肾止遗的功效；怀山功能健脾胃、补肺肾，主治脾虚泄泻、遗精带下，小便频数。二味合用，功能健脾、益肾、止遗，除治疗小儿遗尿外，也可用以治疗成人肾虚尿频。

益智桑螵蛸治小儿遗尿

[**组成与用法**] 益智仁 15g，桑螵蛸 7 个，共为细末，鸡肠 1 具，用醋或盐洗净（男孩用雄鸡肠，女孩用雌鸡肠），将药末一半与鸡肠炖汤服，另一半用汤送服，每日 1 剂，连服数剂。

[**功效与适应证**] 方中益智仁性味辛温，功能补肾固精、缩小便、温脾止泻、摄涎唾，用于下元虚冷不能固秘的遗泄，小便数、遗尿、白浊及脾寒泻泄，唾涎多等症；桑螵蛸性味甘咸平，功能补肾助阳、固精缩尿，主治肾阳不足之遗尿、小便频数、遗精早泄，尤常用于小儿遗尿；鸡肠有补肾止遗的

功效。三味合用更能补肾固精、止遗缩尿，适用于因先天不足或后天失调引起的小儿遗尿。

✎ 按语：

此外，亦可用鸡内金代替益智仁，方用：桑螵蛸、鸡内金各10g，加水1碗煎服，每天1剂，一般3~5次即见效，可继续服至痊愈。

小儿夜啼（3方）

小儿在睡眠中突然惊醒，啼哭尖锐，面容恐怖，或时哭时止，呈间歇发作，甚至通宵达旦啼哭不休，但白天却安静不哭。本病的病因多为脾寒、心热、惊恐、积滞四类。

枣仁远志治小儿夜啼

[组成与用法] 炒枣仁10g，远志10g，加水1碗煎20分钟，去渣取汁，可分数次内服，每日1剂，连服数日。

[功效与适应证] 方中枣仁即酸枣仁，性味甘酸平，主治血虚心烦不安、失眠、虚汗自出、心悸怔忡等。远志性味苦辛温，《名医别录》称其能"定心气、止惊悸"。本方适用于因惊恐引起的小儿夜啼。

淡竹叶粥治小儿夜啼

[组成与用法] 淡竹叶30g，白米50g，冰糖适量，先将淡竹叶加水1000ml煎汤，去渣后加入白米煎粥，加入冰糖调味，每日早晚各1次，连服数日。

[功效与适应证] 方中淡竹叶性味甘淡寒，功能清热除烦、利尿通淋，主

治热病心烦口渴、咽喉炎、口腔炎等症。本药与粳米、冰糖煎粥，味道可口，小儿易于接受，适用于心火炽盛引起的小儿夜啼。

甘麦大枣汤治小儿夜啼

小麦即小麦的成熟果实，未成熟者称浮小麦。

[**组成与用法**] 炙甘草 10g，小麦 30g，大枣 5 枚，加水 600ml，小火煎煮，药汁倒出后，渣再二煎，将 2 次煎液混匀，早晚温服，每日 1 剂，连服数日。

[**功效与适应证**] 此方出自汉代医圣张仲景《金匮要略》，有养心安神、补脾和中之功，主治脏躁，此外对盗汗、自汗、心脾不足的失眠和小儿夜啼也有效。方中甘草泻心火而和胃；大枣功能补脾胃、益气血、安心神、调营卫、和药性；小麦功能养心安神、除烦，治心神不宁、失眠、妇女脏躁，浮小麦益气除热、止汗，治自汗、盗汗、骨蒸劳热等。此方对小儿无故夜啼，而无其他病变者可用。

小儿龟头炎（1 方）

小儿龟头炎（阴茎肿胀），是夏秋季常见的一种疾病，其症状为龟头肿胀，包皮水肿光亮，甚则小便疼痛或有轻度发热。本病常因小儿喜尤屁股挖蚯蚓所致，故民间俗称蚯蚓呵。

茶籽饼治小儿龟头炎

茶籽饼是油茶果实榨油后余渣压成的饼，古代传统洗头用茶籽饼，长期使用有止屑止痒、去油、杀菌、修复受损发质的功效，还有明显的乌发生发作用。民间草医喜用此物配药敷治痈肿，乃取其有消肿的功效。此外，民间验方还用其泡水浸液治疗小儿龟头炎特效。其法用茶籽饼适量捣烂，加清水浸片刻后，以此水浸患处，顷刻肿即消大半，后换药再浸 2~3 次而愈。

曾有一小儿在泥地挖蚯蚓玩，忽然阴茎肿大发亮，家人急之，适邻居有在乡间小学任教者，素喜收集民间单方，诊之判为小儿龟头炎，按方书所示，取威灵仙 12g，煎水待冷洗之，然仅收微效。后又有人告诉小儿其父，取茶油枯（即茶籽饼）浸水洗之有效，并说此方得自一乡间老医。其父依法用之，顷刻肿即消大半，后继浸 2 次而愈。此方后传多人，屡用屡效。

小儿流涎（2方）

小儿流涎，俗称流口水，有些出生 3~4 个月的婴儿，因为唾液分泌增加，还不会及时吞下，引起流涎，属于正常现象。本病多因脾胃虚弱，不能摄纳津液所致，治宜健脾益气，补肾摄涎为主。

白术治小儿流涎

[组成与用法] 生白术 9g，白糖适量，将白术捣碎，加水多半碗和糖放碗内入锅蒸 30 分钟，去渣取汁，分数次服。每日 1 剂，连服 5~6 剂。

[功效与适应证] 方中白术，《医学衷中参西录》称其："性温而燥，气香不窜，味苦微甘微辛，善健脾胃，消痰水，止泻泄。治脾虚作胀，脾湿作渴，脾弱四肢运动无力，甚或作痛。"本方功能健脾利湿，对小儿流涎脾湿证有效。

按语:

1965 年第 12 期《江苏中医》刊登有应用白术治疗小儿流涎的验案："沈某某，男，5 岁，1964 年 11 月初诊。患儿入冬以来，终日流涎，口角及下唇、颌部出现小粒疱疹、瘙痒，溃破面经常渗水，自用药末涂敷未效。诊见面色萎黄，精神欠振，大便稀薄。属脾虚湿泛，始由流涎，继而浸淫成疮。用上方治疗，连服5剂，流涎得止，再服2剂，疱疹亦敛。"

山药白术治多涎

[**组成与用法**] 生山药30g，炒白术15g，加水800ml煎汤去渣，加白糖少许，分数次服。每日1剂，连服数日。

[**功效与适应证**] 多涎症尤以小儿多见，症见口水多，不自觉流出，口角浸润发红等。方中山药功能健脾补肺，固肾益精。白术补脾益胃，燥湿和中。二味合用功能健脾祛湿，对小儿多涎症有效，如3岁以下小儿，剂量减半。

小儿发热外用方（1方）

[**组成与用法**] 生雄黄30g（研末），生鸡蛋1个（去蛋黄用蛋清），用纱布一块，敷鸡蛋清后，摊上雄黄末，贴于小儿心窝处，用胶布固定。

[**功效与适应证**] 本方为民间验方，本方功能解热、拔毒、消痰、祛风、对小儿发热欲作惊痫者，外用有效。贴药后，最多经过90分钟，小儿发热即退，退烧后应将药去掉。

📝按语：

《越医汇讲》中绍兴医家董汉良《栀子的外治疗法》一文也有外用生山栀治疗小儿热证的介绍，与上法异曲同工，并录之以供参考：小儿高热，尤其婴幼儿，如外感初起，或受惊之后，发热在39摄氏度左右，时有惊叫，口干唇燥，但精神尚可，可用生山栀2~3枚研末，用适量面粉和蛋清调敷两手内关穴（内关穴取穴：手掌朝上，在腕横纹上两寸，当握拳并且手腕上抬时，就能在手臂中间看到两条"筋"，内关就在腕上两寸两筋之间。）外用塑料布包扎，24小时取下，一般热退病愈。20世纪70年代我在山区农村从事医疗工作，时值提倡简便验廉的中草药疗法，以解决当时山区农村缺医少药问题，故多用此法，治验无算，可称上外治良方。

小儿服汤药妙法（1方）

小儿畏吃苦药，服药往往不合作，喂中药汤剂时更不容易，家长苦之。有一乡间老医传一妙法：可用山羊角1只（牛角过大，不适用），除去角中内容物，在羊角尖端磨穿成小孔，外面用小刀刮光，置开水中煮沸消毒后即可。使用时将羊角尖端插于病儿口内，将汤药注入羊角内，即可徐徐喂下。

小儿误吞铁钉（1方）

[组成与用法] 小儿误吞铁钉，剥新炭皮（即刚烧好的木炭），研为末，调粥（即米粥）3碗与小儿食之，其钉自下。此方出自《苏沈良方》。

📝 按语：

清代名臣纪晓岚的《槐西杂志》中便记载了这么一个故事：参与编纂《四库全书》的大臣蔡葛山先生因校对该书时出现错别字，曾数次被夺俸（即罚扣工资）。但有一事则得益于他有幸参与校对四库全书。蔡葛山有个幼孙贪玩把铁钉吞到肚子里，家人急忙请来多位医生，用朴硝等泻药都没能把铁钉排出体外，孩子受此折磨，身体日渐瘦弱。可幸的是，没多久蔡葛山刚好校对到《苏沈良方》，看到书中有小儿吞铁物方，喜出望外，忙命家人剥新炭皮研末调粥三碗给小孙子服食，果然炭屑包裹铁钉从大便排出。

此方清代《验方新编》也有记载："误吞铁器，用炭皮研末调粥二三碗食之，炭末即裹铁器由大便而出，神效第一方也。"

羊胫骨治小儿误吞金（1方）

[**组成与用法**] 羊胫骨适量，烧黑，研为细末，每次服15g，米汤送下。

[**功效与适应证**] 本方可用治误吞铜、铁、金等金属物。《本草纲目》载有一验案："汉上张某，女，八岁，误吞金环子一双，胸膈痛不可忍，忧惶无措。一银匠炒末药三钱，米饮服下，次早随大便下。叩求其方，乃羊胫灰一物耳。"

📝 按语：

此方清代《疡医大全》亦有记载：一方治吞金，用羊胫骨烧焦研末3钱米饮调下，从大便出；一方治吞铜钱，用羊胫骨灰煮粥食之。

近代名医邓铁涛的医话集里也载有其师张景述教授的一个验案："患者为出生才10个月的男婴，于1964年4月某日将桌上一个六角形4cm长的螺丝钉吞入口中，卡在胃内，进退不得，时剧痛惊叫，恶心呕吐，经治疗未效，继发高热抽搐，送某军医院救治，经照片检查，螺丝钉卡在幽门部，由于螺丝钉体大，始终未能通过，经一再会诊，认为患者年龄太小，且高热抽搐，怕下不了手术台，决定先请中医会诊，再考虑手术治疗。张教授应邀前往会诊，经诊查患婴后，处理方法为白黏米粥一碗（稠稀适中），加入羊骨炭粉末一大汤匙拌匀，一次尽量喂服。骨炭粉粥服后半小时，即服蓖麻油3茶匙。药服后约10个小时，螺丝钉黏满炭末，自肛门顺利排出，各种症状逐渐缓解，继服中药数剂，热退身凉而愈。对此，邓铁涛认为此事恰好证明，中医救急之法，往往比较容易为患者所接受，有验便廉之优点，特别是该方各味皆为厨房所应有，又能随手可得。"

小儿误吞鱼钩（1方）

民国医刊《现代中医杂志》载有郭刚记录其师治疗小儿误吞鱼钩的一个验案："民国22年夏天，有一幼童非常顽皮，竟然趁家人不注意，将鱼钩放在唇边玩，将鱼钩吸进口中又吐出来，玩个不亦乐乎，忽然不小心将钓钩吞入喉中，吐不出来，又不敢咽下。家中人大为担惊，遍请各位名医，皆无法可施。最后请来郭刚的老师，老师一看，穿在鱼钩之上的胶线还在唇外，又看到庭园中的水池种有荷花，结了许多莲房，急命人采摘，另取来一针，穿于钩线的另一端，挨个穿过莲子，并叫小童把口张大，将莲子徐徐送入口内，待第一个莲子抵达钩端时，钩尖已没入莲子中，这才拔之而出，小童得以转危为安。"

此法足见郭刚之师别有慧心，虽然此等情况现在有条件时急送医院并不难解决，但在当年医院不多，即便今天如在偏远地区一时求医也大有不便，如能参照使用此法进行施治，当可济急解困。

与此法类似者在历代医案医话也有记载，如明代《名医类案》便收有这么一则验案："刘遵道，草窗先生族弟也，有渔人误吞钓钩，遵道令熔蜡为丸，以线贯下，钩锐入蜡，即拽而出，其人德之，日献鱼一尾，至殁乃止。"从此验案可见医者遇疾贵在匠心独运，才能因地制宜，济人以危急。且案中渔人可谓知恩能报，每天都送医者一尾鲜鱼，且坚持不懈，至死方休，可为美谈。

小儿蜈蚣误入耳内（1方）

民国医刊《光华医药杂志》载有一则小儿蜈蚣误入耳内的验案：有一位10岁的小儿，正在自家的屋檐前玩耍，忽然有一条小蜈蚣从檐上掉下，不巧正落到该儿的头上，接着又爬进耳窍内，家人大惊，请来好几位医生，使用诸多方法，都不能将蜈蚣取出。正好这时有一位到村里为人理发的剃头师傅路过，知道缘由后表示有方法施治，于是让小儿家人捉来一只猫，将猫放入甕坛内仅露出猫头，又将生姜捣汁半杯，然后将姜汁喷入猫的鼻中，猫受姜汁刺激，立即遗尿在甕坛里，这才让家人松手将猫放走，接着取猫尿少许，滴入小儿耳内，说来也奇，蜈蚣一碰到猫尿，便缩小而毙，剃头师傅这才用镊子将蜈蚣取出，家人大喜，自是重谢剃头师傅。

《顾松园医镜》中载有一则验案与此案治法类似："一人耳内不时作痛，痛极欲死，痛止如故。立斋诊之，六脉皆安，意其有虫误入，令急取猫尿（生姜擦鼻即出）滴耳，果出臭虫而安。"

小儿异物入鼻（1方）

民国医刊《中医科学》载有王象乾录其友郁明仙巧治小儿异物入鼻的一则验案：有一青货摊老板的儿子年方三四岁，其妻子正在剥龙眼肉，以作为补品售，小儿在旁边以龙眼核作为玩物，置鼻上吸其香气，无意中将龙眼核塞入右鼻中，无法取出，疼痛非常，小儿哭闹不停。货摊老板急请中医疗治，用药取嚏，龙眼核不但不出，反而进入。又请来数名西医，先用铜丝伸入鼻内，想将核勾出，结果反而使核进入更深，疼痛倍增，西医见此法无效，认为只能动手术，从鼻根肿处用刀剖开，才能将核取出。小儿家人自然不同意，请来中西名医10多位，皆束手无策，旁人围观者众多，郁明仙刚好路过，了解事情缘由后，对货摊老板说，此症我可施治，但你必须拿出十五块大洋，放在桌上，核子取出来，大洋归我，取不出来，分文不拿。老板同意了，郁明仙取来软棉纸一张，将小儿两耳及左鼻都塞住，又用左手遮住小儿两目，令小儿紧闭眼睛，又用右手按住儿口，让小儿咬紧牙关，这才用口对着患儿右鼻吸去，并叫患儿呼气相助，这样如吸田螺之状，片刻间便将龙眼核吸了出来。众人见状，鼓掌大笑，赞叹不已：不需要药物，而仿吸田螺的方法，用于急救，确实难得。

附录 1　媒体报道

一代名中医霍列五

《海南日报》记者　金昌波

技不在高，而在德；术不在巧，而在仁。如果走在海口老街上，问起"霍先生"，年轻人可能没几个人知道，可但凡上点岁数的老人，肯定会会心地冲你一笑："我知道他，是很好的人"。

时隔多年，这位在海南医学界享有盛誉的老中医依然没有被人忘记。

霍列五（1890~1977），海南海口人，行医六十余年，一生专注中医研究，从四十年代起就闻名海南民间，备受尊敬，连广东徐闻、海安等地的病患都慕名前来，曾在海口新民西路开诊所，1953 年作为特聘专家加入海南人民医行（海南中医院前身）。一生乐善好施的他，对贫困病人不收取分文还免费赠药，深得患者爱戴。

日前，记者拜访了霍列五先生之子霍毅，听他讲述父亲当年悬壶济世的点滴往事。

自学成才当郎中

霍列五是土生土长的海口人，由于父亲去世得早，就一直跟着母亲生活。由于母亲懂得一些土方子，儿时的霍列五，常常看见母亲用土方子治病救人，很受当地人尊敬，这些从小就在他心里留下了深刻印象。那时，年幼的霍列五已经非常懂事，为了减轻家里的负担，从小他就出去给别人当学徒，一有空母亲就教他用这些土方子。

耳濡目染下，霍列五慢慢地对医学产生了兴趣，放弃了当学徒，有了当"郎中"的念头。由于没有师傅带，聪明的霍列五开始收集各类医书，自学中医。

"这也是父亲为什么一直到20多岁才开始行医的原因。"霍毅告诉记者，"在我的印象中，家里医书最多的时候超过十多万卷，为了成为一名合格的中医，父亲花了大量的时间去研究这些医学典籍。"

据霍毅介绍，父亲开始行医，地点基本在老家府城马鞍街附近，而且大多以主动出诊为主。

1921年，刚行医不久的霍列五就遇到一个挑战。那时，邻村有一个姓林的阿婆到河里洗粪桶，不小心被木头把脚扎伤。穷苦人看不起医生，林婆只是在河边拔了些青草嚼烂敷上止血，就回了家。当天晚上伤口发作，红肿疼痛，因家贫，就这样一直拖了半个月，病情更为加重，林婆白天晚上疼得睡不着觉。

一次偶然的机会，一位同村的人将林婆的遭遇告诉了霍列五。从小吃苦的霍列五深知农民的疾苦，虽然刚行医不久，但他还是决定尽力去帮林婆医治。当天下午，他就来到林婆家里，很快，就为林婆开出一个方子：把黑木耳放在尿缸里泡软，然后捣烂，敷在伤口上。

第二天一大早，放心不下的霍列五又来到林婆家里，发现林婆一动不动躺在床上，没有任何声响，当时吓了一跳。进屋一看，才发现原来林婆是还没睡醒，将林婆脚上敷的药剥开，只见流出许多脓血，朽木刺也出来了，于是再以生肌止痛的膏药治疗，林婆的病得以康复。

正是这件事给了霍列五极大的鼓舞，他更加坚定了要做一名好中医的决心。慢慢地，他的名声开始传开，到四十年代的时候，霍列五在海口新民西路开了自己的诊所"中医霍列五"，成为远近都有名气的中医。

爱用"单方"的名医

行医60多年，霍列五最喜欢治疗病人时使用单方。什么是单方？就是简单的药方，通常只用一味或数味中草药。

20世纪50年代，一位老农民带着得了失眠症的儿子来找霍列五看病。由于儿子上大学，在学校学习感到压力太大，睡不着觉，找了许多医生都治不好，身体极度衰弱，无法继续求学。

老农民只得让儿子休学回家。霍列五在给他开安神镇静的方剂后，又特地告诉他们一个单方，采用晒干的花生叶 30g，如果是新鲜的花生叶则用 90g，煎水加适量白糖当茶喝。半年之后，那位老农民的儿子的失眠症消除了，又回到大学继续求学。为此，父子二人还专程上门答谢。

"单方一味，气死名医。"霍毅说，"多开方子就意味着病人要多花钱，单方能治好的就一定先用单方，父亲这是在为病人省钱。"

霍列五就是这样，作为医生，他尽量让患者用最少的钱治好病，有时候，他还自己倒搭钱。有一次，琼山一位农民的独子患了重病，看了很多医生都治不好，后来找到霍列五就给治好了。当农民到药房抓药时，却遇到了困难，原来这对父子带的钱不够，为了不耽误病人的病情，霍列五还帮他们付了药费。

为了报答救命恩人，这位农民特地将自己祖传专门治喉咙痛的秘方告诉霍列五。而正是这个秘方后来帮了霍列五一个大忙。

1954 年，身为广东省人大代表的霍列五前往广州开会，恰巧海南代表团里有一个乐会县（今琼海）县长，喉咙痛了十几年，当时一同前去开会的琼剧名演员郑长和将那位县长介绍给霍列五医治。

按照那位老农民的方法，霍列五找来油灯芯一团，襄衣七片，放在一节青竹筒里用火烧，当竹筒变红时，将竹筒打破，然后加一些冰片（中药），一起研磨成粉末，对着县长的喉咙一吹。

过了一会工夫，那位县长居然出奇地感到喉咙就不痛了。"为了感谢父亲，那位县长后来还专门为父亲买了一件熊毛大衣呢。"霍毅回忆说。

精湛的医术和高尚的医德让霍列五的名字传遍了海口的大街小巷，那时，人们只要提起"霍先生"，就知道指的是霍列五。1953 年，霍列五和吴亦民、李瑞五、张子英等 4 名中医医生被作为特聘专家，一起加入海南人民医行（海南中医院前身），成为医院的主治医生。听说霍列五的名号，许多病人纷纷来挂他的号，他每天接诊的病号几乎都有一百多个。

未竟心愿：将行医经验整理出书

1968 年，已经 78 岁高龄的霍列五在医院办理了半退休。过了两年，身体每况愈下的霍列五正式退休。退休后，霍列五将心思全部集中在整理他收集的医学古籍上面。

在霍毅家里，记者看到十几本已经发黄的小册子，上面密密麻麻记满了霍列五研究医书的心得和多年来行医的经验。

"其实，父亲晚年一直有个心愿，在有生之年将自己的行医经验整理出书。但是，直到1977年父亲去世，这件事情都没有实现。"

在父亲去世后，霍毅一直努力想帮父亲完成这一未竟心愿。"从1978年开始，我陆陆续续将父亲的笔记整理，以医学随笔的形式向中医杂志社投稿，和在报纸上开专栏，至今已发出去的医学随笔有数十篇，单方介绍也有上百篇，但要结集成书，还远远不够，需要将父亲笔记里面的许多好方子继续挖掘，但有些东西都很深奥，也许只有他自己才能理解。"霍毅说。

（原载2014年7月11日《海南日报》，《海南周刊》第三版，｜本文有删节）

海口万卷中医古籍传世

光明日报记者　王晓樱　魏月蘅

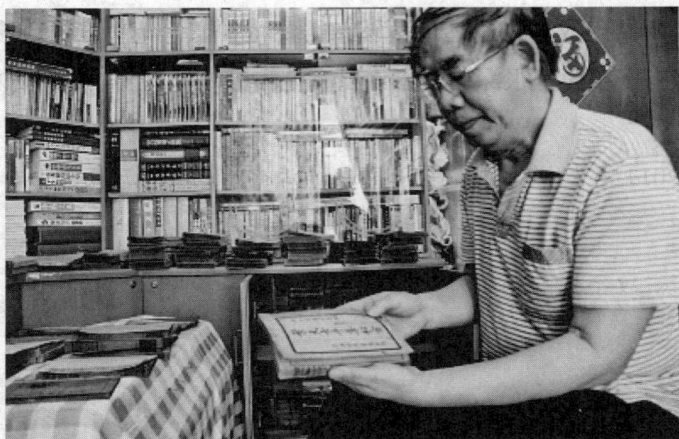

霍列五的儿子霍毅正在家中查看中医古籍（本报记者　王晓樱摄）

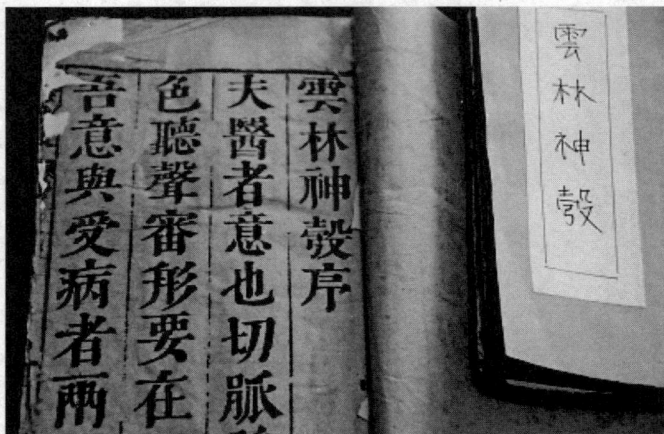

海南已故名中医霍列五收藏的中医古籍（本报记者　王晓樱摄）

海南已故名医霍列五的后人日前向媒体披露家里藏有万卷中医古籍。这些古籍都是一生专注于中医研究的霍列五所收藏，有数百种近万卷，其中不乏《黄帝内经》《仲景全书》《本草纲目》等多种明清刻本的珍贵中医古籍。在古籍现存量有限的海南，民间发现如此大量、系统的古籍尚属首次。

藏书的重要意义

在海口，记者走进霍列五的儿子霍毅家中，看到偌大的书房三面墙都是一字排开的书柜，里面全被中医典籍填得满满当当。这些中医古籍虽历经百余年，但品相完好。据霍毅介绍，这批古籍当中现存年代最早的为清代宏道堂道光二十年（1840年）木刻本《黄帝内经素问》。全书字大行疏，有明显明代刻版风格。更珍贵的是，上面保留有历代医者的心得批注。这本古籍，霍家还同时藏有清末民初医学公会石印、上海广益书局印行、上海锦章图书局印行等多个版本。

霍毅说家中藏书最为珍贵的是有着"医林状元"之称的明代太医龚云林所著的《云林神彀》，是清同治丁卯年（1876年）经济堂藏版，蕴经堂重刻本。"有一年，海南哮喘盛行，许多患者一直都治不好，后来找到我父亲，父亲根据《云林神彀》里的方子，制药丸紫金丹，把所有的病患都治好了。我记得，他们还专程上门感谢父亲。"霍毅回忆，霍列五曾多次应用《云林神彀》中的内府秘方，在临床治疗中取得显著效果。

海南省图书馆地方文献与古籍部（海南省古籍保护中心办公室）主任乔红霞在查看完霍家的古籍后表示："在海南常年酷热潮湿的环境下，历经特殊年代的辗转，霍家能如此系统、完好地收藏大量中医古籍实在难得。霍家藏书，有着重要的史料价值和社会意义。"

宁可不吃饭也要买书

霍毅说："父亲一生爱书藏书，宁可不吃饭也要买书，甚至视书比生命还重要。"

1952年，有一场台风袭击海口。霍列五家的瓦房屋顶被掀，瓦片七零八落散了一地，暴雨倾盆而下。慌乱之中，霍列五跑进卧室拿出两个枕头把尚在襁褓之中的霍毅夹住后，就和妻子去抢救医书了。正当他们搬医书时，轰的一声巨响，屋顶塌了。夫妻二人一下愣住，心想完了，儿子没救了！跑过去一看，不幸中的万幸，倒下的木板正好压在枕头上，霍毅逃过一劫，吓得哇哇大哭。

"也正是父亲爱书如命，才自学成才，从一名杂货铺伙计成长为知名中医。"霍毅说。据介绍，霍列五开始是在一家杂货店当伙计，用业余时间收集各类医书自学中医。"一个伙计每月能有多少工钱，有时一本书就需要一个大洋，可父亲连眼都不眨一下，宁可不吃饭也要把医书买下来。"

为了广泛收集医书，霍列五还经常光顾海口市各废品收购站。因为海南有个传统，家里老人去世后，老人生前的所有物品包括书都会被家人扔掉。"父亲通过这种方式收藏到了相当一部分医书。"霍毅说。

据霍毅回忆，为保存这批古籍，霍家付出了巨大的努力。1957年霍列五被划为右倾分子。"文革"初期父母亲把大部分珍贵的古籍转移到亲戚朋友家，以免抄家时遭到毁坏。后来由于形势所迫，亲戚朋友害怕被牵连，纷纷把转移到自家的古籍烧了。"那些都是父亲经过挑选的精华，所幸的是家里没有被抄，部分古籍才得以保存下来。"霍毅说。

1996年霍毅母亲去世，霍毅叫上几位民工帮忙清理老宅。民工们看着霍家一大柜子的旧书就问霍毅："这些破书都不要了吧？送给我们吧！"霍毅断然回绝，没想到第二天发现柜子里的书全没了，一本儿不剩。"我估计是被那几位民工拿去当废品卖掉了，其中包括一批明代刻本的古籍。"霍毅心痛地说。

古籍保护迫在眉睫

受父亲影响，霍毅对中医古籍也十分热爱。霍列五去世后，霍毅做了大量细致的工作，对这些古籍分类整理，重新装订，精心收藏。

在霍毅家里，记者看到十几本已经发黄的小册子，上面密密麻麻记满了霍列五研究医书的心得和多年来行医的经验。

霍毅说："父亲晚年一直有两个心愿，一是在有生之年得到平反，二是将自己的行医经验整理出书。但是，直到 1977 年父亲去世，这两个心愿都没有实现。直到 1980 年，父亲才被平反。至于出书，也似乎没有机会了。"

为了完成父亲未了的心愿，霍毅从 1978 年开始，就陆陆续续将父亲的笔记整理，以医学随笔的形式向医学杂志及报纸投稿，至今已发出去数百篇，但要成一本书，还远远不够。霍毅表示，希望把父亲遗留下来的中医古籍验方整理出版，同时，正在寻求社会力量合作开发，激活古籍里沉睡的药方，让传统文化活起来。

乔红霞表示，霍家对古籍的收藏和重视，对提高民间自觉保护古籍的意识是很好的示范。近年来，由于中华古籍保护计划的实施，古籍保护工作引起了各地的重视，海南省古籍著录平台目前已经投入使用，希望这批中医古籍能尽快纳入海南省古籍著录平台，并将其中有关海南的古籍数字化，展示其重要的医学价值和史料价值，使古籍得到充分的保护和利用。

（本文原载《光明日报》2014 年 9 月 1 日第五版）

延年益寿的枸杞子

枸杞，别名天精、地仙、却老、仙人杖、西王母杖，为茄科落叶灌木，叶与石榴叶很相似，稍薄而小，干高 60 至 100cm，六七月间开浅紫色小花，果实紫红色或鲜红色，形如葡萄干。

枸杞全身是宝，叶称天精草，民间常于春秋两季，采其嫩者为菜肴，清隽有味，可清肝明目；根称地骨皮，甘凉而寒，有降肺火、退虚热的功效；果实称枸杞子，性味甘平，《本草害利》载本品能滋肾、润肺、补肝、明目，治肝肾阴亏之腰膝酸软、头晕、目眩、目昏多泪、虚劳咳、消渴、遗精，功能补益精气、助阳。苏轼曾赞其"根茎与花实，收拾无弃物"。但本品虽为益阴除热之要药，但脾胃虚弱泄泻者勿用。须先理脾胃，俟泻止用之。

古代名人对枸杞的健身功效推崇备至，尊之为仙苗、仙草。唐代大诗人刘禹锡有一首《枸杞井》诗："僧房药树依寒井，井有清泉药有灵；翠黛叶生笼石甃，殷红子熟照铜瓶；枝繁本是仙人杖，根老能成瑞犬形；上品功能甘露味，还知一勺可延龄。"白居易诗中也有："不知灵药根成狗，怪得时闻夜吠声。"据传说，千年枸杞根，其形状如狗，服之能长生。

《太平圣惠方》中记载了一个服枸杞子长生的故事：有一位使者到西河办差事。路逢一少女用棍棒痛打一老翁。使者深感不平，责问少女："你为什么打老人？"少女说："他是我的曾孙子，有良药不肯服，致使老态龙钟，所以便处罚他。"使者又问少女今年几岁？少女答道："我今年已三百七十二岁了。"使者惊讶不已，忙问吃的是什么药。少女说："一年四季吃枸杞子，可以使人与天地齐寿。"从此，这个"神仙服枸杞法"便传了下来。

据历代医家实践证实，枸杞子久服有推迟衰老，延年益寿之效。《口述中医·名老中医访谈录》中浙江老中医徐锡山在其《道地枸杞子是老百姓的冬虫夏草》一文中现身说法，介绍他服用枸杞子的体会，徐锡山 80 岁，腰不弯眼不花，看书看报不需要戴老花眼镜，他还是浙江省中医院、杭州方回春堂等中药房的药材质量顾问，对方一有事情，不管是多么热的夏天还是大冬天，自行车一骑，随叫随到，平时连个感冒什么的都没有。

徐锡山10多年前，从浙江省中医院退休，从那时起，每天早上起来以后，吃一把枸杞子，分量是30g，十多年吃下来，1天30g，10天就是300g，1个月就是900g，1公斤吃不到1个月，1年差不多吃下去十多公斤。徐锡山买枸杞子不仅要求正宗，而且颗粒要大，要饱满，外表没有褐色斑点，色泽绛红，这样的枸杞子才是一流的，吃下去才有效果。

枸杞子有多种用法，干嚼只是其中的一种服法。民国名医张锡纯从50岁后，无论冬夏，每晚睡前都在床头放一壶凉水，每次醒来，感觉心中躁热，就饮凉水数口，到天亮时，壶中凉水所剩无几。后来，他每晚临睡前嚼服枸杞子30g，夜间喝水大为减少，而且早上起来感觉心中格外舒畅，精力格外充足。

近代名医施今墨曾治一青年，其人患腰椎增生，腰痛如折，行动困难，屡经中西医治疗未效。施今墨断为肾虚，嘱每日服枸杞子30g，1个月后，腰痛大减，行动自如。嘱再服1个月，巩固疗效。其后历经十多年，腰痛未再发。（见《名老中医之路》第三辑）

此外，枸杞子蒸熟嚼食，每次3g，每日2次或3次，对糖尿病较轻者有一定疗效。

1988年第2期《新中医》介绍枸杞子治男性不育，精子异常，用枸杞子15g，每晚1次嚼碎咽下，连服1个月为1疗程，共治42例，1个疗程精液转正常者23例，2个疗程转正常者10例，6例无精子者无效，3例疗效不佳。

枸杞子作为保健佳品，除干嚼法外，还有多种食用方法。柴中元《老医说医》中介绍有枸杞粥：枸杞子30g，淘洗干净，清除杂质，与粳米60g一同下锅，文火煮成粥后可作早餐或晚餐食，此粥四季皆宜。此方出自《太平圣惠方》，服之能补肾益血、养阴明目，故见有目视昏花、腰膝酸软、头晕目眩等肝肾虚亏症状的中老年人，服之最为合适。

现代药理研究证明枸杞子有降低血糖的作用，故中老年之糖尿病患者服食枸杞子粥，也是一种很好的辅助疗法。

百果之宗——梨

梨向有"百果之宗"的称号,古时又称其为"宗果",它还有快果、玉乳、蜜父等称谓。

梨肉脆汁多,含有丰富的糖分、果酸、游离酸、蛋白质、脂肪、钙、铁、磷及各种维生素。在水果中,梨的营养价值与苹果差不多,但富含果汁这一点,却是苹果比不上的。特别是在云高气燥的秋天,吃上几口清润解热的梨,更令人感到别有风味。宋朝大诗人苏轼有咏梨诗云:"霜降红梨熟,柔柯已不胜。未尝蠲夏渴,长见助冬冰。"宋人曾巩及辛寅初也分别有诗赞美梨:"初尝蜜经齿,久嚼泉垂口""嚼处春冰敲齿冷,咽时雪液沃心寒"。

梨既是水果,又是良药。清代名医王秉衡《重庆堂随笔》称梨:"此果中之甘露子,药中之圣醍醐是也。"其孙清代名医王孟英的《随息居饮食谱》更是把梨誉为"天生甘露饮"。中医认为梨性寒味甘,能生津止渴、止咳化痰、清热降火、养血生肌、润肺去燥、解酒毒等功效,最适宜于热病烦渴、肺热咳嗽、痰多、小儿风热、喉疼失音、眼赤肿疼、大便秘结等症。据有关资料介绍:梨还有降低血压、清热镇静的作用,高血压、心脏病者,食梨大有益处。梨含有较多的糖类物质和多种维生素,糖类物质中果糖含量占大部分,易被人体吸收(即使糖尿病患者也能服食),可促进食欲,对肝炎患者有保肝和帮助消化的作用,肝炎患者常吃梨可作为辅助治疗的一种方法。

梨虽有种种好处,但不宜多吃,过食则助湿伤脾。脾虚便溏及寒嗽者忌服,妇人产后、小儿痘后、胃冷呕吐者也不宜食梨。

历代医典方书中记载有不少用梨治病的验方验案。

唐代名臣魏徵的母亲患咳嗽病,但又不喜服药。有人便传给魏徵一方:用鲜梨适量,加水煎浓汤去渣加冰糖收膏,每天温水冲服些许。魏徵依言行之,其母之病果愈。

唐武宗患心热病,烦躁不安,百药无效,太医束手无策。后青城山邢道人教之以生梨绞汁内服,天天如此,唐武宗之病才得以痊愈。

《名医类案》也记有一验案：一人患消渴，医者断其将死，遂弃官而归。途中遇一医令急遣人备北梨二担，食尽可好。信其言，渴即吃梨。未及五六十枚，而病愈。

民间常用梨治多种疾病，简便易行。

肺热咳嗽：生梨加冰糖炖服，或生梨去心加贝母 3g 炖服。

失音：梨汁频饮或用梨切碎加冰糖炖服。

治热病后口渴甚者：鲜梨洗净去心带皮捣烂绞汁，慢慢含咽。

消痰止嗽：梨，捣汁用，熬膏亦良，加姜汁、白蜜。

预防及治疗感冒咳嗽：取鲜梨 1、2 个切片，加生姜 3、4 片，葱白 6、7 枚，加水同煮后去渣，再加米适量，煮成稀粥，随时温服，令取微汗即可。

秋来红枣压枝繁

枣，又叫大枣、红枣，为鼠李科落叶灌木或小乔木，高可达 10 米，秋季果实成熟时采收晒干或烘干，因加工不同而有红枣、黑枣等之分。

枣自古被列为"五果"（桃、李、梅、杏、枣）之一，用途广泛，含有丰富的营养成分，除鲜食外，还可制成蜜枣、红枣、熏枣、酒枣、牙枣等，也可作枣面、枣泥、枣酒、枣醋等，有"木本粮食""铁杆庄稼"等称号。

历代关于枣的传说不少，《汉武内传》载：玉门之枣是汉武帝宴请西王母的果品之一。《贾氏说林》有段轶闻："昔有人得安期大枣……煮三日始熟，香闻十里，死者生，病者起，其人食之，白日飞升，故名煮枣。"《北梦琐言》也有个故事："河中永乐县出枣，世传食其无核者可度世。里有苏氏女获而食之，不食五谷，年五十嫁，颜如处子。"

食枣能辟谷、飞升，当然不必当真，但枣能健身养生却在远古时期就被人们发现和利用。

枣是一味良药，《神农本草经》将枣列为上品，性味甘平，具有健脾益气、养血安神、缓和药性的功效。适用于治疗脾胃虚弱、气血不足导致的贫血萎黄、咳嗽、四肢无力和脏躁、失眠、过敏性紫癜、消化性溃疡等。

民间以枣治病的单方甚多。

脾虚久泻：大枣 15 枚，红茶 10g，红糖 30g，煎取浓汁顿服。

养血美颜：每日吃大枣 3 次，每次 10 枚。

血小板减少性紫癜：大枣 100g，煎汤，吃枣喝汤，日 2 次。

妇女脏躁病：大枣 10 枚，甘草 9g，浮小麦 30g，水煎服。

肝炎、肝硬化所致血清谷丙转氨酶升高：红枣、花生米、冰糖各 30g，先加水煮花生米，将熟烂加入红枣、冰糖同煮烂，分 1 至 2 次吃完，每天 1 剂，连服 1 个月。

妇女贫血体虚：大枣 30 枚，木耳 30g，红糖少许，共煮食。

常吃红枣还能防落发，《民间医疗特效妙方》便收录有江西南昌一位居民服用红枣治落发的切身体会："本人年近 50，身体各项功能渐渐走下坡路，最明显的是掉头发，近几年，一早起床，枕巾上少则十多根落发，多则达数十根，脑门一带掉得稀稀拉拉的，而且它还有继续'向前发展'之势，若再不治疗，恐怕要秃顶了。为防治落发，我先后服过不少食疗验方及汤药，均无效。一年前，我回乡下老家探亲，看见年过七旬的舅妈满头黑发，根根粗壮，便问她有何保养头发的秘方，舅妈笑道：'我啥秘方也没有，就是每天吃几颗红枣。'俗话说'每天吃个枣，甭把郎中找'。回家后，我停用其他食疗方，每天晚上煮 50g 红枣，再冲个鸡蛋，既作药方，又作夜宵。吃了半个月，头发掉得少了，1 个月后不再掉发。从那以后，枕巾上再难找到落发，现在时过一年，原先半秃的前额逐渐长出了一些新发，色泽黑亮，发丝粗壮。吃了一年红枣，头发止落再生，是我始料不及的。"

不过，应用本方，一是应长期食用，持之以恒，二是不宜过量，每天 50g 则可。

需要提醒的是：红枣虽然好处多多，但正如《本草害利》所言："虽能补中而益气，然味过于甘，甘令人满，脾必病也。故中满勿服。凡风痰、痰热及齿痛，俱非所宜。"

长寿之果—核桃

核桃，又称胡桃、羌桃，为胡桃科植物。《本草纲目》载："三月开花如栗花，穗苞黄色，结实至秋如青桃状，熟时沤烂皮肉取核为果。"

核桃仁为胡桃核内的果肉，又名胡桃仁、胡桃肉。核桃仁对人体有益，可强健大脑，是深受人们喜爱的坚果类食品，与扁桃、腰果、榛子并称为"四大干果"。

核桃树能存活和结果数百年，寿命够长，而且果肉营养丰富，功能健脑补肾，服之令人长寿，故有"长寿果"之称。

核桃的药用价值颇受历代医家重视。《本草纲目》记载有一个故事：宋代溧阳洪辑幼子生病，痰多至壅，五日五夜不进乳水，情况危急。后洪辑得一方，名曰"人参胡桃汤"。取新罗人参寸许，胡桃肉一枚，煎汤一蚬壳许灌之，喘即定。第二日依方再服，病遂愈。

唐代孟诜认为，常食核桃"通润血脉，骨肉细腻"。宋代《开宝本草》载常食核桃"令人肥健，润肌，黑须发"。清代王孟英《随息居饮食谱》称："胡桃，甘温，润肺、益肾、利肠、化虚痰、止虚痛、健腰脚、散风寒、通血脉、补产虚、泽肌肤……以壳薄、肉厚、味甜者良。宜馅宜肴，果中能品。惟助火生痰，非虚寒者，勿多食也。"

民国张锡纯《医学衷中参西录》对核桃的功用分析较全面："味微甘，气香，性温，多含油质，将油榨出，须臾即变黑色，为滋补肝肾、强健筋骨之要药，故能治腰疼腿疼，一切筋骨疼痛。为其能补肾，故能固牙齿，乌须发，治虚劳喘嗽，气不归元，下焦虚寒，小便频数，女子崩带诸症。其性又能消坚开瘀，治心腹疼痛、砂淋、石淋、腹寒作痛、肾败不能辘水，小便不利。或误吞铜物，多食亦能消化。"

核桃可以治疗多种疾病。

核桃仁粥：核桃仁50g，捣碎，和大米100g，加水适量煎粥，当早餐食用，可健脑补肾，养血益智。

白发变黑：一天4、5个最适合，不必吃太多，但需天天坚持。

常年便秘：核桃仁60g，黑芝麻30g，共捣烂，每早服1匙，温水送下。

跌扑损伤：胡桃肉杵烂，温酒顿服。

肾虚耳鸣、遗精、腰痛：胡桃3个（去壳取仁），五味子7粒，枸杞子20粒，睡前细嚼，蜜水送服，每晚1次。

小便频数：胡桃煨熟，临睡前嚼之，温酒送下。

核桃还是治疗各种结石的妙药，唐代《海上集验方》就有吃核桃排结石的方子：胡桃肉一升，细米煮粥一升服用。《随息居饮食谱》也有同样的记载：石淋痛楚，胡桃肉一斤，同细米煮浆粥，日日食之。

1986 年版《中药大辞典》载：胡桃仁 120g，用食油炸酥，加糖适量混合研磨，1 至 2 天服完（儿童酌减），一般在服后数天，即能 1 次或多次排石，连续服至结石排出、症状消失为止。

除上述两种服法，也有生吃核桃肉（每天吃 4 至 5 个）防治结石的报道。核桃所以能治结石，据有关文献分析，这是因为核桃肉中含有丙酮酸，能阻止黏蛋白和钙离子结合，从而阻止结石形成。

公孙树—银杏

银杏又名白果树，为银杏科银杏属落叶大乔木。因其生长十分缓慢，寿命可长达千年，从栽种到结果要二十多年，四十多年后才能大量结果，故被称作"公孙树"，有"公种树而孙得食"的含义。

银杏的种子为核果形，十月间成熟，外形颇似小杏。种皮分为三层，外层橙黄色，肉质而柔软，成熟后极易脱落，中层白色骨质而坚硬。内层红色，纸质而纤薄，它的里面就是种仁（即白果）。白果营养丰富，常服可滋阴养颜抗衰老，宋代时已被列为皇家贡品。民间常用白果与牛、羊、猪肉相配，采用炒、蒸、煨、炖、焖、烩、烧、熘等方法做成美味佳肴。

白果不仅是滋补养生的佳品，还具有很高的药用价值，《本草纲目》称其："熟食温肺益气，定喘嗽，缩小便，止白浊；生食降痰，消毒杀虫，（捣）涂鼻面手足，去皱泡及疥癣、阴虱。"《本草再新》载："补气养心，益肾滋阴，止咳除烦，生肌长肉，排脓拔毒，消疮疥疽癣。"据现代医学研究，白果还具有通畅血管，改善大脑功能，延缓老年人大脑衰老，增强记忆能力，可治疗老年痴呆症和脑供血不足。

白果外用，还有治疗粉刺、美白皮肤的功效，这是因为果肉中含有的银杏酸对痤疮丙酸杆菌具有较强的抑制及杀灭作用。据有关资料介绍，白果仁切片频擦患部，治疗粉刺患者120例，结果治愈116例，好转2例，无效2例。一般用药7～14天，粉刺即愈，效果满意。

值得注意的是，白果有小毒，不宜过食（一天用量在9g或10粒左右），过多食用会引起腹痛、发热、呕吐、抽搐等症状。出现这些情况时，可急用生甘草60g水煎服，或白果壳30g水煎服。

果中圣品—龙眼

龙眼，俗名桂圆，又名"荔奴""亚荔枝"，李时珍《本草纲目》载："荔枝才过，龙眼即熟，故南人目为荔枝奴，晒干寄远，北人以为佳果，目为亚荔枝。"这是因为龙眼随着荔枝后熟，而荔枝称果中王，所以龙眼才叫荔奴和亚荔枝。此外，还有"海珠丛""龙目""蜜脾"等名称。

龙眼为与荔枝齐名的佳果，龙眼肉味甘美，常吃可补益身体，故李时珍认为："食品以荔枝为贵，而资益则龙眼为良。盖荔枝性热而龙眼性和平也。"清代王孟英《随息居饮食谱》则称龙眼"甘温，补心气，安志定神，益脾阴，滋营充液。果中圣品，老弱宜之。以核小、肉厚、味纯甘者良。然不易化，宜煎汁饮。"

龙眼肉为补血益心之佳果，是益脾长智之要药。因其味甘类大枣，但治脾病功胜大枣，且又无大枣壅气之弊。龙眼肉在补气润气之中，又有补血作用，凡因思虑过度引起的失眠惊悸，用龙眼治之最好。但因鲜龙眼多食易生湿热及引起口干，入药治病多用干龙眼。

龙眼肉可用于食疗法，兹录一二。

温补脾胃助精神：龙眼肉不拘量入上好烧酒内浸百日，视酒量大小，每饭后适量饮。

治妇女崩漏、贫血、血小板减少：龙眼肉30g，红枣15g，水适量，同蒸熟食用。

治贫血体弱：龙眼肉10g，花生米（连红衣）12g，水煎服。

治产后虚弱、月经不调：龙眼肉15g，鸡蛋1个，红糖适量，水煎服。

治气血两虚、胃下垂：龙眼肉10g，白糖10g，加水炖服，每日1剂，连服 7 日。

龙眼肉虽是健身补品，但其性温，多食易滞气，因此内有痰火及湿滞停饮者忌食。此外，龙眼干含天然糖分较高，糖尿病患者应忌食。

长寿食品—山楂

山楂，又叫山里红、红果、胭脂果，为蔷薇科植物。

山楂果呈圆形，红色，果肉薄，果汁较少，酸甜适中，风味独特。山楂果可鲜食，也可晒干、炒黄焦入药。

山楂营养丰富，含有维生素、胡萝卜素，还含有钙、铁、尼克酸以及蛋白质、脂肪、碳水化合物等营养素，可谓老少咸宜，特别是老年人常吃山楂制品，能增强食欲，改善睡眠，保持骨骼和血液中钙的恒定，预防动脉粥样硬化，因此，山楂又被称为"长寿食品"。

山楂的药用功能，自古倍受医家重视。明代李时珍《本草纲目》载："凡脾弱，食物不克化，胸腹酸刺胀闷者，于每食后嚼二三枚，绝佳。"李时珍还特别引用《物类相感志》的例子："煮老鸡、硬肉，入山楂数颗即易烂，则其消肉积以功，益可推矣。"

山楂除具有开胃止疼、消食化积、止痢止泻、镇痛收敛，调经化瘀、活血止血等功效外，据研究，常食山楂还能够扩张血管，降低血压，防治心血管疾病和老年性心脏病。山楂还具有养颜瘦身的作用，女性多吃山楂能消除体内脂肪，减少脂肪吸收，对于爱美的女性，确是药食两便的佳品。

历代医书中，收录有不少应用山楂治病的验方。

《医学衷中参西录》：女子至期，月信不来，用山楂两许（约30g）煎汤，冲化红蔗糖七八钱（约24g），服之即效，此方屡试屡效。若月信数月不通者，多服几次，亦通下。痢疾初得者，用山楂一两（30g），红白蔗糖各五钱（15g），好毛尖茶叶钱半（约5g），将山楂煎汤，冲糖与茶叶在盖碗中，浸片时，饮之即愈。

《简便方》：食肉不消，山楂肉四两（120g），水煮食之，并饮其汁。

《方脉正宗》：治诸滞腹痛，山楂一味煎汤饮。

《丹溪心法》：产后恶露不尽，山楂百十个，打碎煎汤，入砂糖少许，空腹温服。

需要注意的是，山楂味酸，胃及十二指肠溃疡和胃酸过多者不宜多食；山楂会损坏牙齿，患牙病者不宜食用，儿童不宜过食；山楂易促进宫缩，诱发流产，孕妇应忌食。

忘忧之草—黄花菜

黄花菜属百合科多年生草本植物，因其花蕾色泽金黄形似针，又称金针菜，别名萱草、丹棘、鹿葱、宜男等，古人还称它为"忘忧草"，意思是"欲忘人之忧则赠之"。

黄花菜除食用外，还是一味良药。王孟英《随息居饮食谱》载其"甘平和膈，清热，养心，解忧释急，醒酒除黄，荤素宜之，与病无忌"。张山雷《本草正义》言其"凉降之品，专于清热利水"。《云南中草药选》说它可"镇静、利尿、消肿，治头昏、心悸、小便不利、水肿、尿路感染、乳汁分泌不足、关节肿痛"。

民间有不少应用黄花菜治病的单方。

伤感忧愁、心闷不乐、烦躁不安：用黄花菜 30g 炖母鸡，可镇静解忧。

尿道发炎、小便不利：用黄花菜 60g，白糖适量，煎汤代茶频服，可收到良好效果。

乳腺炎、乳汁不下：用黄花菜 15g 炖猪瘦肉半斤，连服数天，效果颇佳。

声音嘶哑：用黄花菜 30g 加水煮烂，调入蜂蜜 30g，缓缓咽下，每日 3 次分服，有效。

痢疾：用黄花菜、马齿苋各 30g，红糖 60g，水煎服，连服数次有效。

大便下血：用黄花菜、红枣各 30g，加水煎服，连服 2 至 3 次，便血可止。

咯血、吐血、衄血、发热口渴：黄花菜、茅根各 15g，水煎服。

失眠：黄花菜 30g，水煮半小时去渣，加冰糖再煮 2 分钟，睡前一小时饮服。

马齿苋的名称及药用

在野外路边或田间园里，人们常常看到一种野菜：红的长茎，绿的圆叶，不往高处长，只是在地上蔓延，从根到叶，浑身饱含着水分，看上去饱盈盈，鲜嫩嫩的。这便是可供人们食用的野菜 -- 马齿苋。马齿苋在植物分类上为马齿苋科马齿苋属的一年生草本植物，常在春季发苗，夏季开花。马齿苋有马苋、五行草、五方草、长命菜、九头狮子草、瓜子菜、马齿菜、蚂蚁菜、安乐菜、鼠齿菜、老鼠耳、马枸菜、鱼鳞菜等异名。

马齿苋性寒而味微酸，不仅是一味用途很广的民间草药，还是民间爱食的野菜。人们常常喜欢采新鲜者用水煮熟，再拌以醋、蒜、香油之类，味道鲜美可口。

相传唐朝武元衡相国曾患胫疮，焮痒痛楚，三年不愈。后来有人告诉他，以马齿苋鲜者捣烂敷之，果然只用了几次便痊愈了。

马齿苋的药用功能，古今众多医籍都有记载。《唐本草》称其："主诸肿瘘疣目，捣揩之。"《食疗本草》称其："明目，亦治疳痢。"《滇南本草》称其："益气，消暑热，宽中下气，润肠，消积滞，杀虫，疗疮红肿疼痛。"《本草纲目》称其："散血消肿，利肠滑热，解毒通淋。"

现代药典认为：马齿苋功能清热解毒，散血消肿，可治热痢脓血、热淋、血淋、带下、痈肿恶疮、丹毒、瘰疬等。

民间应用马齿苋治病的单方众多，摘录一二。

治细菌性痢疾：取鲜马齿苋 100g，捣烂取汁服，或水煎服。

治乳腺炎：马齿苋 30g，煎水去渣，加入红糖，分 3 次服，连用 3 天。

治痈疖：取鲜马齿苋适量，捣烂外敷患处，同时可用鲜马齿苋 30g，水煎服。

治痔疮出血：用马齿苋 200g，猪瘦肉 50g，煎汤服，每日 1 剂，症重时可每日服 2 次。

治小儿夏季皮炎：取鲜马齿苋 200g，煎水外洗患处，每天 1 次。

治急性尿路感染：鲜马齿苋 300g 切碎加水煎沸半小时，加红糖适量，约剩 1 碗量，趁热服，盖被取汗。

功在排石的金钱草

金钱草是一种常见的民间草药，别名活血丹、连钱草、地钱草、穿墙草、遍地金钱，金钱薄荷、一串钱等。金钱草为唇形科植物活血丹，常生于原野路旁、田边、池旁，为多年生草本，其茎横卧地下，遍地密布，茎方形，叶对生，长柄，叶片呈肾状心形、圆状心形或心形，有香气。各地称"金钱草"供药用的植物，除本种外，还有报春科植物过路黄（大金钱草）、旋花科植物马蹄金（小金钱草）、伞天科植物白毛天胡荽（江西金钱草）、豆科植物金钱草（广东金钱草），虽药用功能有所不同，但都有排石功效。

金钱草全草均可入药，味甘淡、微苦、性凉，有利尿通淋、除湿退黄、清热解毒，主治肝胆及泌尿系结石、热淋、肾炎水肿、湿热黄疸、痈肿疔疮等症。每天取金钱草30g至60g煎水服用，鲜品用量加倍。

近代名医叶橘泉编著的《实用经效单方》对连钱草（即金钱草）有比较详尽的介绍，其中更有他的亲身经历："编者（即叶橘泉）对于民间草药素感兴趣，前在故乡（吴兴双林）时，该镇有黄姓草药医，其招牌为'黄镇义堂'，专治黄病鼓胀、五淋白浊，专卖草药，包医淋病，常有不少尿道病，排尿障碍疼痛者，给他治愈。所用之药，只乱草一团，已晒干揉碎，无从识辨，但嗅之有香气。我疑或是连钱草，因采取此草，前往请教，诚意地和他联络感情。始知此人系江西籍，为行伍出身，其人年已老（五十余），性情颇豪爽，据称祖传识草药，直言告我，他所用的就是金钱草，并谓此草补虚、利湿热，治黄病脱力、淋病等，非常好。他天真地对我笑着说：'我老了，吃饭都靠这个草。'我当时即向他保证：'决不宣传秘密'，从此常去和他扯谈。他还认识不少草药……曾和我一同到市郊乡下去采掘，因此我也增进了对好多种草药的认识。章炳麟氏'下问铃串，不贵儒医'这句话，确实不错呀！"

该书还收录二则应用金钱草治结石的验案，兹摘其一："广州王某患膀胱结石，尿闭不下，某医院劝其用手术割除，因舍此别无他法，患者畏惧不果。后经人介绍于草药店购得金钱草六扎，先将一扎，煎汤一碗饮后，小便滴沥而下，呼痛不已；第二碗饮后，排尿比较顺利，但仍刺痛，此后再服，刺痛渐减，数日间排出碎砂沉积于尿器底者，约半寸许，其病竟愈。"

金钱草治结石，可单独一味煎水服（每次用量干者 30 至 60g，鲜者量加倍）；也可用金钱草配合马蹄子（荸荠）或薏苡仁适量煎水服；或用金钱草鲜者 60g 水煎取汁，另用粳米 50g 洗净倒入药汁加水适量，煎煮成粥，入冰糖 15g 溶化，随意服食，此方不仅用于泌尿系结石、胆囊结石，还可用以尿路感染、肾炎浮肿及黄疸肝炎。

此外，据介绍，有医生在治疗肾结石患者时，让患者每日用金钱草 30g 煎汤代茶，再每天吃四、五枚生核桃肉，1 个月为 1 个疗程，结果有不少患者因此而避免了手术或超声波碎石之苦。

奇异的仙人掌

仙人掌是石草类常绿多年生植物，以其形状似掌故名。

仙人掌的生命力极其旺盛，它不畏炎热，不怕干旱，不管是在贫瘠荒芜的高原上，还是在酷热干旱的沙漠地带，都能落地生根。即使在 60 摄氏度的高温下，也仍是郁郁葱葱，生机勃勃。

仙人掌能在太阳的高温下不被晒死，是因为它身上有一种像"蜡"一样的保护膜。此外，为了适应沙漠干旱环境，它还把叶片退变为刺，以减少体内水分的蒸发，把躯干长得粗大肥硕，以大量地贮存浆液。

仙人掌是常用的中草药，功能清热解毒，行气活血，内服用于治疗胃十二指肠溃疡、急性痢疾、咳嗽；外用可治疗流行性腮腺炎、乳腺炎、痈疖肿毒、烧烫伤等。

摘录数则仙人掌治病单方。

治腮腺炎、乳腺炎、疮疖痈肿：仙人掌鲜品去刺，捣烂外敷。

治火伤：仙人掌，用刀刮去外皮，捣烂后贴伤处，并用纱布包扎。

治细菌性痢疾：鲜仙人掌 50g，去刺去皮，水煎，分 2 次服，每日 1 剂，连服 3 至 5 日。

治带状疱疹：取鲜仙人掌适量，刮去外皮和刺，加冰片 1g，同捣烂外敷患处。

治化脓性中耳炎：取鲜仙人掌去外皮和刺，捣汁滴耳。

需要提醒的是，在使用仙人掌捣汁外用时，要注意不要滴入眼中，《岭南杂记》载："其汁入目，使人失明。"故当慎重。

济世之良谷—绿豆

绿豆，别名青小豆，为豆科植物绿豆的种子。种皮为绿豆衣，一般取绿豆发芽后残留的皮壳晒干而得，又称绿豆壳，绿豆经水磨加工而得淀粉，称绿豆粉。

绿豆含有大量蛋白质、植物脂肪、钙、磷、铁、胡萝卜素、核黄素及尼克酸等，堪称谷、豆中的佼佼者。明代李时珍称绿豆为"食中要物""菜中佳品""真济世之良谷也"。

绿豆自古倍受医家重视。唐代孙思邈称其："治寒热、热中、止泄痢、卒澼、利小便胀满。"《日华子本草》称其："益气，除热毒风，厚肠胃；作枕明目，治头风头痛。"《本草纲目》对绿豆的药用介绍比较全面："绿豆煮食可消肿下气、清热解毒、清暑止渴、调和五脏、安精神、补元气、润皮肤，宜常食；绿豆粉解诸热、解药毒、治疮肿、疗烫伤；绿豆皮解热毒、退目翳；绿豆芽解酒食诸毒。"

绿豆虽性平和，但属于寒性药，脾胃虚寒的人不宜多食。冬季一般不宜食用。其次服温补药时不宜食用绿豆，以免影响药效。同时，民间还认为绿豆（包括粉丝）不宜与狗肉同食，以免引起腹胀；绿豆不可与西红柿同食，以免损伤人体元气。

绿豆功能清热解暑、止渴利尿，盛夏季节，绿豆煎汤是绝妙的清凉饮料。绿豆汤可以冷饮，也可以热食，可以甜服，也可以淡服或加少许盐调味，方法简便。对经常熬夜，容易上火，或者患急性火眼，喉干肿痛，大便燥结，绿豆汤确为良药。

治金石丹火药毒、酒毒、烟毒、煤毒为病：绿豆一升（即500g），生捣末，豆腐浆2碗，调服。一时无豆腐浆，用糯米泔水炖温亦可。（《本草汇言》）

食物及药物中毒：用绿豆60g，生甘草60g，煎水内服即解。

夏季皮肤炎、痱子、丹毒、疖肿等症：可用绿豆30g，赤小豆15g，鲜荷叶一片，白糖适量煮汤内服，功能消炎止痒。

痤疮：绿豆粉温水煮成糊状，晚睡前洗净患部，涂抹之。

小儿丹毒：绿豆 15g，大黄 6g，为末，用鲜薄荷汁加蜜调涂。

脸上有褐斑：常吃绿豆、百合，有助于色素的消退。

绿豆枕：将绿豆干壳装入枕芯，再加干菊花，有清火明目降血压之功。

生命健康之禾—薏苡仁

薏苡，又名回回米，为禾本科一年生或多年生草本植物，果仁叫"薏苡仁"。广东、海南习惯称为"苡米"，此外各地还有"薏米""米仁""薏仁""苡仁""益米"等名称。

据有关资料介绍：薏苡的蛋白质含量约 14% 至 18%，为大米的 2 倍，脂肪含量为 4.6%，相当于大米的 3 倍多，淀粉的含量为 67%；此外还含铁、钙、磷、维生素及多种氨基酸，是一味增进食欲，帮助消化的滋补佳品。在国际市场上，薏苡备受欢迎，享有"生命健康之禾"的美誉。

薏苡仁是一味良药，其性味甘淡、凉，功能健脾、补肺、清热、利湿，可治泄泻、湿痹、筋脉拘挛、屈伸不利、水肿、脚气、肺痿、肺痈、肠炎、淋浊、白带、扁平疣等。其根也能入药，具有清热利尿的功效，常被用于治疗黄疸肝炎、妇女闭经等。

薏苡仁功能去风湿、强筋骨，《本草纲目》介绍有薏苡仁粥：薏苡仁为末，同粳米煮粥，日日食之。对风湿性关节炎引起的筋骨疼痛效果很好。

薏苡仁对扁平疣、寻常疣、传染性软疣等都有良效。可取生苡仁 500g，研末，加入白糖拌匀，每次 10g，每日 2 至 3 次，开水送服，连服半个月。也可用苡仁 30g，水煎服，连服 1 个月。

薏苡仁还是化痰妙药，《长江医话》收录有钟新渊《薏苡仁清痰》一文："1983 年 9 月末，我得了一次感冒，初愈后，每日清晨仍咳黄色浊痰，历时 1 周有增无减，我担心痰浊不清，引起他病，暗自思量，找一味善药来清除痰源，黄色浊痰是湿热酿成，我就选用薏苡仁清化。每日取薏苡仁 50g 煮粥，连吃 3 日，果然，咳痰逐日咸少，尿量增多，湿热从下泄去，我素来脾肾不足，苡仁淡渗寒滑，虽然有利于清化痰热，但却使我溲时余沥点滴，有时自流而难于约束，可见善药也非十全。于是在苡米粥中加入 10 枚红枣，连吃 4 日，痰浊尽去。从此以后，我对肺热痰浊重者，常用苡仁治之，效果多佳。"

国医大师何任对薏苡仁评价颇高，他在《口述中医》中对薏苡仁有这样的介绍："1973 年，我突然出现血尿，经浙医一院检查诊断为膀胱肿瘤，当时就做了肿瘤切除加膀胱部分切除术。这场病之后，我搜集了各种抗肿瘤的方子，自己又亲自尝了大量中西药品，摸索出一套较完整的治疗膀胱肿瘤的验方，还有进食米仁的独特疗法。尽管 29 年前我得了恶性肿瘤，以前膀胱里、肾里、大肠里都有癌细胞，但是 29 年过去了，目前身体照样很好，所有的指标化验出来结果都是好的。一切尽在掌控之中，从 29 年前生病到现在（2007 年），我坚持天天吃中药，当然这属于保护性吃法，一天吃半帖。米仁就是薏苡仁，《本草纲目》中说，日日食米仁，可治久风湿痹，补正气，利肠胃，消水肿，除胸中邪气，治筋脉拘挛。我通过自己的亲身体会，认为这也是一味抗肿瘤的好药。在服用米仁时，应该选用粒大、色白、饱满的国产米仁，每天 30~60g，洗净后加水在砂锅里煮成稀饭，并加入少许白糖或食盐调味，也可以加少量红枣同煮，每天早上或下午空腹服用。这只食疗的方子，对体虚容易感冒的人和患有高血脂的人都有很好的效果，尤其是对动过手术，做过放疗或化疗的肿瘤患者，只要坚持服用米仁，就能促进体力逐渐恢复，提高抗病能力，稳定病情。可见，服用米仁对养生保健，扶正抗癌是很有好处的。"

强身健体的山药

山药古名薯蓣，又因河南怀庆府出产的山药品质最好，而被称为"怀山药"。

山药是一种药食兼用的植物，质坚粉足，久煮不散。鲜山药可当作蔬菜食用，可作主料、辅料，切丁、切块、切茸配制成各种滋补美肴，甜咸均宜，还可用来煮粥，作馅可制成饺子、包子及山药饼等。山药不宜生吃，因生山药含有一定的毒素，吃了有损健康。

山药营养丰富，常食之可健身强体，延缓衰老。《神农本草经》将山药列为上品，谓之"主健中补虚，除寒热邪气，补中益气力，长肌肉，久服耳目聪明。"《本草纲目》载山药功能"补五劳七伤，开达心孔，多记事。""强筋骨，益肾气，健脾胃，止泻痢，化痰涎，润毛皮。"《药品化义》则称："山药，温补而不骤，微香而不燥，循循有调肺之功，治肺虚久咳，何其稳当。因其味甘气香，用之助脾，治脾虚腹泻，怠惰嗜卧，四肢困倦。又取其甘则补阳，以能补中益气，温养肌肉，为肺脾两经要药。"

根据历代本草记载和近代有关研究，山药适宜慢性脾虚便溏，长期腹泻，食欲不振，神疲倦怠，妇女脾虚带下者食用，对肺肾不足所致的虚弱咳喘、遗精盗汗、夜尿频多者，效果显著。此外，山药含有黏液蛋白，有降低血糖的作用，是糖尿病人的食疗佳品。山药含有多种微量元素、丰富的维生素和矿物质，而所含热量又相对较低，经常食用，有减肥健美的作用。

应用山药治病的单方甚多，且简便有效，其中，张锡纯《医学衷中参西录》介绍的一味薯蓣饮值得称道，方为：治瘰疬发热，或喘或嗽，和自汗，或心中怔忡，或因小便不利，致大便滑泻，及一切阴分亏损之证。生怀山药四两（120g）切片，煮汁两大盏，以之当茶，徐徐温饮之。

山药在民间最喜欢用于煮粥，山药粥被称为传统药膳，是延年益寿，美容养颜的佳品，用鲜山药配以粳米制成，此外还有多种做法，因配料的不同，有山药红枣粥、山药枸杞粥、山药桂圆粥、山药苡米粥、山药糯米粥等，可用白糖调味，也可加少许红糖或蜂蜜，对体弱、容易疲劳者，常服此粥，可常保好气色，增强免疫力。

非是花中偏爱菊

菊的原名为鞠，《礼记》："季秋之月，鞠有黄花"指的就是它。此外又有节华、女节、女华等异名。菊花为多年生草本植物，春由宿根抽苗，夏至分植，深秋开花，茎略带木质，叶互生，长椭圆形，有不整齐缺列，花冠周围为舌状，呈头状花序。

《神农本草经》就将菊花列为上品，但能入药的只有白菊（即滁菊、甘菊），黄菊（即杭菊）数种。

李时珍《本草纲目》中这样评价菊花："菊苗可蔬，叶可啜（菊花茎紫气香而味甘者叶可做菜羹食用）。花可饵，根实可药，囊之可枕，酿之可饮，自本至末，罔不有功。宜乎前贤比之君子，神农列之上品，隐士采入酒斝，骚人餐其落英。费长房言，九日饮菊酒，可以辟不祥。神康风子、朱孺子皆以服菊成仙。荆州记言湖广多病风羸，饮菊潭水多寿，菊之贵重如此，岂是群芳可伍哉。"

《新编实用本草大全》称菊花："味甘性平，主治各种风证及头眩肿痛、流泪、死肌、恶风及风湿性关节炎。长期服用利血气、轻身延年益寿。治腰痛，除胸中烦热，安肠胃，利五脉，调四肢。还可治头目风热、晕眩倒地、脑颅疼痛、全身水肿，用菊作枕头可聪耳明目、轻身、使人肌肤润泽，精力旺盛，不易衰老。生熟都可食，能养目血去翳膜，主要用于肝气不足。"

人们喜欢用菊花泡茶，但如何泡，也有讲究。顾玉潜《医门杂箸》对如何泡菊花茶，与菊花茶的宜忌介绍得颇为详尽："中医认为菊花味甘苦、性微寒，具有疏散风热，平抑肝阳，清肝明目，清热解毒的功效，现代研究认为，菊花含有多种药效物质，具有抗菌、抗病毒、解热，抗衰老等作用，体质偏寒的人不妨放点枸杞，而脾胃虚寒或血虚风重的人最好少喝。

喝菊花茶时，有人喜欢加上几颗冰糖以便有更好的口感，但是对于患有糖尿病或血糖偏高的人，最好不要加糖，单喝菊花。此外，还有一些脾虚的人也不宜加糖，因为过甜的茶会导致这类人口黏或口发酸唾液增多，感到不适。所以不清楚自己体质的人喝菊花茶还是别加冰糖为好。

菊花治病的民间单方众多，选录一二。

治用眼过度导致眼目昏花、视力减退：取菊花、枸杞子各10g，泡水代茶频服。

治咽喉炎：取菊花15g泡水，调入蜂蜜适量，代茶频服。

治过敏性肠炎：用菊花一味，每日30g，水煎分二次服。

治膝关节肿大疼痛：用菊花、陈艾作护膝，长期使用则自愈。

花中皇后—玫瑰

玫瑰花，一名赤蔷薇，为蔷薇科多年生落叶灌木，枝间密生锐刺，叶小，椭圆形或倒卵形，夏季开花，花色有紫红色，也有白色。

玫瑰花的经济价值很高，可制作各种产品，如玫瑰糖、玫瑰糕、玫瑰茶、玫瑰酒、玫瑰膏、玫瑰酱菜等，常食玫瑰制品，可以理气活血、美容养颜，令人神爽。

玫瑰以花香而著称，由花提炼而成的"玫瑰油"是价值极贵的香料，有"液体黄金"之称。有关资料记载，一公斤玫瑰油的价格相当于一点五二公斤黄金，而要获得一公斤玫瑰油，却需要三吨玫瑰花瓣的原料。

玫瑰初开的花朵可入药，《本草正义》载："玫瑰花，清而不浊，和而不猛，柔肝醒胃，疏气活血，宣通窒滞而绝无辛温刚燥之弊，断推气分药之中，最有捷效而最驯良，芳香诸品，殆无其匹。"

综合各家本草：玫瑰花性味甘微苦、温，功能行气解郁、和气止痛，可治疗肝胃气痛、肝风头痛、肝郁吐血、慢性胆囊炎、气郁胸闷、月经不调、乳痈肿毒、乳癖（乳腺增生）等。

《百草镜》载：治肿毒初起，乳痈初起及郁证，俱用本品一味，或陈酒煎服，或焙研酒冲服，或冲汤代茶服。

赵学敏《本草纲目拾遗》载：治肝胃气痛，玫瑰花阴干，冲汤代茶服（每次用量10g，也可将玫瑰花研末，开水冲服，每服1至2g）。

《泉州本草》载：治肺病咳嗽吐血，鲜玫瑰花捣汁炖冰糖服。

清热良药—金银花

金银花，原名忍冬，为忍冬科半常绿蔓性小灌木，因其叶经冬不凋，故称忍冬。忍冬夏季开花，花色初为白色，渐变为黄色，黄白相映，故被称为金银花，此外，还有银花、双花、二花等名称。

金银花自古被尊为清热解毒的良药，其性甘寒，气芳香，甘寒清热而不伤胃，芳香透达又可祛邪，可用于各种热性病，如身热、发疹、发斑、热毒疮痛、咽喉肿痛等症，均效果显著。此外，其美容、减肥和保健养生的作用更为神奇。

李时珍在《本草纲目》中详细论述了金银花具有"久服轻身，延年益寿"的功效，曾引起历代医家的关注。20 世纪 80 年代，国家卫生部曾先后组织对金银花进行研究。结果表明，金银花含有多种人体必需的微量元素和成分，同时含有多种对人体有利的活性酶物质，具有抗衰老、防癌变、轻身健体的良好功效。

金银花常被炼制为"银花露""银花茶"，在炎热夏季供小儿饮用，成人则可直接用金银花泡茶作为夏季清凉饮料，可预防中暑、感冒及肠道传染病。

金银花还是治疮要药。《外科精义》载有一妙方，治发背恶疮：金银花四两（120g），无花用苗叶嫩茎代之，甘草一两（30g），为粗末，分为三服，酒水各一盏，同煎至一盏，温服无时。

宋代诗人陆游的《老学庵笔记》载有用金银花消背疽的验案："陆放翁之族子相，少服菟丝子，凡数年，所服至多，饮食倍常，气血充盛。忽因浴，去背垢者告以背肿。急视之，随视随长，赤燉异常，盖大疽也。适四五月间，金银藤开花时，乃大取依良方所载法饮之，两日至数斤，背肿消尽。"

金银花虽是治病良药，但脾胃虚寒及气虚患者应慎用。《本草害利》谓："其气寒凉，凡虚寒体及脾胃薄弱者勿服，恐有寒中腹痛，便溏泄泻之患。痈疽溃后宜少用，经谓寒则血涩，不宜收敛也。"

幽香高雅的百合

百合的地下鳞茎犹如大蒜，味似山薯，故百合又有"蒜脑薯"的俗称。又因其茎是由许多肉质鳞叶，片片紧紧地抱在一起，故而得名"百合"。百合的鳞茎多为扁圆形，鳞片肉皮肥厚、细腻、软糯，洁白如玉、醇甜清香、风味别致。每年七八月间，当百合的地上部分枯萎时，挖取鳞茎，经过加工，便成了食用百合或药用百合。

百合性味甘平，功能为润肺止咳，养阴清热，清心安神，美容养颜，利大小便等。《神农本草经》称其："利大小肠，补中益气。"《日华子本草》称其：

"安心、定胆、益志、养五脏。"

百合富含淀粉、蛋白质、脂肪等营养成分，为药食兼优的滋补佳品，四季皆可用，如果用于食疗，则以新鲜的百合为宜。干品打粉煮食有滋补营养之功，特别是对病后体弱、神经衰弱等症大有裨益。

百合还是夏令消暑佳品，在赤日炎炎、暑气逼人的盛夏，用百合和薏米、怀山、芡实等配合煮成汤加糖饮服，不仅暑热全消，并能开胃，增进食欲。

萝卜奇功值品题

萝卜，又称"莱菔""芦菔""紫花松"，为十字科莱菔属一年生或越年生草本植物。

明代医药学家李时珍特别推许萝卜，说它"可生可熟，可菹可酱，可豉可醋，可糖可腊可饭，乃蔬中之最有利益者。"

萝卜除作菜蔬外，还有很高的药用价值。本草记载，萝卜性味辛甘凉，功能润肺化痰，止渴宽中，祛风涤热，可治肺热吐血，气胀食滞饮食不化，痰多口干，小便不畅，酒毒等。

萝卜的种子称"莱菔子"，一般用作消化药及祛痰止咳平喘药。中医治疗慢性气管炎的"三子养亲汤"，主药便是莱菔子。

应用萝卜治病的单方甚多。

急救煤气中毒：取大量生萝卜打汁，频频灌服，有急救回甦之效。(《实用经效单方》)

下痢噤口：萝卜捣汁1小盅，蜜1盏，水1盏，同煎，分2次服。

胃热口臭、口渴：萝卜适量，切片，捣烂绞汁，分数次服。

面食消化不良：嚼食生萝卜，或用莱菔子30g，煎汤服，有良效。(《实用经效单方》)

肠风下血：可用蜜炙萝卜，任意食之，有效。

偏正头痛：萝卜捣汁滴入鼻中。此方在《东坡杂记》有生动的描述："裕陵传王荆公偏头疼方，云是禁中秘方，用生萝卜汁一蚬壳，注鼻中，左痛注右，右痛注左，或两鼻皆注亦可，虽数十年患，皆一注而愈。"

治反胃吐食：萝卜捣碎，蜜煎，细细嚼咽。(《普济方》)

天然的抗生素—大蒜

大蒜又名"葫"，为百合科多年生宿根草本植物。

大蒜除供食用外，还是一味良药。明代李时珍称其："其气熏烈，能通五脏，达诸窍，去寒湿，辟邪恶，消痈肿，化癥积肉食，此其功也。"清代名医王孟英《随息居饮食谱》称其："生者辛热，熟者甘温，除寒湿，辟阴邪，下气暖中，消谷化肉，破恶血，攻冷积，治暴泻腹痛，通关格便秘，辟秽解毒，消痞杀虫，外灸痈疽，行水止衄。"根据现代药理研究，大蒜所以能治病，是因为它含有一种挥发性的大蒜辣素。大蒜辣素有特殊的香味和辛辣味，具有强大的抗菌力，能杀灭金黄色葡萄球菌、脑膜炎球菌、痢疾杆菌、结核杆菌和百日咳杆菌，对立克次体、阿米巴原虫、阴道滴虫、蛲虫、钩虫，也有很大的杀灭力。据试验，平时若把一瓣生蒜放在嘴里咀嚼，就能杀死口腔里所有细菌。因此，大蒜被誉为"天然的抗生素"。

大蒜的药用，在我国已有悠久的历史，三国时的名医华佗就曾用蒜汁调酒驱虫，唐宋以来的诸家本草中，也有不少关于大蒜治病的记载。此外，大蒜在国外也深受重视，古罗马人曾用大蒜治疗伤风和麻疹等症，古希腊运动员则经常吃大蒜以增强体质。第二次世界大战期间，由于药品缺乏，英国曾购买数千吨大蒜，用于治疗士兵的创伤，大蒜在当时竟成了宝贵的药物。

但需要注意的是大蒜辛温，多吃可动火、耗血、有碍视力，因此一次不能吃过多，有些人不宜吃大蒜，如阴虚火旺证（常出现面红，午后低烧，口干便秘、烦热口渴等）者宜少吃或不吃。

大蒜熟吃没有气味，生吃后会产生一股难闻的气味。对于生吃大蒜引起的气味，可在吃后嚼上一点茶叶或用浓茶漱口，或者嚼两枚大枣，气味顿时即可大减或消除。

大蒜治病方法很简便，一般人都能掌握。

每天吃 1 到 2 球蒜头，可预防痢疾、肠炎、感冒。

气管炎咳嗽、百日咳等剧烈咳嗽，用大蒜去皮膜，切细片，约30g至60g（小儿酌减），开水一杯，泡浸2、3点钟，去渣，一日分数回，频频饮服，也可加冰糖或白糖，简便有效。（《实用经效单方》）

治鼻衄不止、服药不应：蒜1枚，去皮，研如泥，作钱大饼子，厚一豆许，左鼻血出，贴左足心，右鼻血出，贴右足心，两鼻俱出，俱贴之。（《简要济众方》）

治妇人阴肿作痒，蒜汤洗之，效乃止。（《永类钤方》）

毒虫咬伤肿痒：大蒜适量，捣烂敷患处。

灰指甲：大蒜10瓣，捣烂，加醋120ml，浸泡2小时后，将患指浸泡于蒜醋中约10分钟，每日3次，连用10天至15天。

伤口化脓，用蒜汁加凉开水冲洗，有消炎作用。

可蔬可药的姜

姜为姜科多年生宿根草本植物，茎高40至100cm，叶似竹叶而长，两两相对，根茎扁平肥厚，如指状分枝，有芳香辛辣味，可作菜蔬、调味品。姜初生嫩者，名紫姜或子姜。可制酱菜，味道甚美，深为世人所好。

明代医药学家李时珍《本草纲目》对生姜有这样的评价："姜辛而不荤，去邪辟恶，生啖熟食，醋酱盐蜜煎调和，无不宜之，可蔬、可和，可果、可药，其利博矣。"苏轼《东坡杂记》载："钱塘净慈寺一和尚，年纪已八十多，颜色犹如童子，有人奇而问之，和尚自言服生姜四十年，故不老云。"

姜除食用外，也可入药。药典记载生姜功能发表、散寒、止呕、开痰，治感冒风寒、呕吐、痰饮、咳喘、胀满、泄泻；解半夏、天南星及鱼蟹、鸟兽肉毒。

在民间，生姜是最方便的药物。

伤风感冒：可将拇指大一块生姜切片，加葱白五根，红糖适量，煎汤热服，盖被出汗即见效。

头痛腹痛：用生姜和盐少许捣烂敷之，有缓和疼痛之效。

闪挫手足、跌打损伤、风寒骨痛、关节疼痛：用生姜、葱白等量切碎捣烂，炒热，以布裹熨患处，冷则重温，每日 3 次，效果颇佳。

蜈蚣咬伤：用老姜捣烂取汁涂患处有效。

呕吐不止：生姜捣汁 1 汤匙，蜂蜜 2 汤匙，加水 3 汤匙，蒸熟 1 次服，每日 4~5 次。

夜雨剪春韭

韭菜，又名起阳草，草钟乳、扁菜等，为百合科多年生宿根草本植物，四季都可生长，一年能割多次，但以春初早韭为最佳。韭菜有着"春菜第一美食"之称，每当春天刚刚来临，特别是在我国北方地区，料峭寒风尚在袭人的时候，有带着浓郁香味的鲜嫩韭菜佐餐，确实使人耳目一新，一尝为快。韭菜应用遮光黄化处理之后，称为韭黄。韭黄幼嫩香柔，味美可口，历来被用作烹调山珍海味的配料。

韭菜营养丰富，含有较多的胡萝卜素、多种维生素、蛋白质以及钙、磷、铁等矿物质，具有刺激食欲，温胃补肾的功用。

韭菜性温热，一般认为，胃虚有热、下部有火和消化不良者不宜食用。同时，韭菜含粗纤维较多，不易被胃肠消化吸收，因此不宜一次食入太多，特别是不宜吃老韭菜，因为越老，粗纤维越多，而且比较坚韧，不好消化。

韭菜旳叶、根、种子均可入药。韭菜功能健胃、提神、止汗固涩、补肾助阳、固精。可用于治疗腰膝酸痛、阳痿早泄、遗尿遗精、盗汗、顽固性呃逆、痛经、皮炎等。

应用韭菜治病的单方颇多。

跌打损伤、瘀血肿痛，或外伤出血不止：用韭菜叶或根捣烂敷患处，可消肿止痛、止血。

荨麻疹（俗称风瘤）：用韭菜叶擦患处，可使疹块很快消失。

生漆过敏性皮炎（漆疮）：鲜韭菜适量捣烂绞汁，湿敷患处。

百虫入耳不出：鲜韭菜适量，洗净，捣烂，绞汁，灌滴耳中。

阳痿遗精：韭子研粉，每早晚各 9g，开水送服。

韭菜还是治疗误吞金属异物的妙药，《百病良方》中就有相关记载：吞金属异物（包括缝衣针、回形针、大头针、铁钉、硬币等），在儿童中较为常见，交通不便之山区及农村，送患儿到医院手术，困难较多，用中药治疗，常能就地施救。生韭菜一斤，洗净，切细，用一般炒菜的方法略炒一下（勿炒过头），或用开水烫成半熟，多放些油，再放少许盐或酱油，让患儿一次吃下（空腹吃，尽可能一次吃完），吃后注意观察大便，如误吞金属异物尚未随大便出，可反复吃韭菜，直到排出为止。一般吃韭菜后，8-24小时，金属异物被韭菜纤维包裹，韭菜纤维又能促进胃肠蠕动，加速误吞之金属异物的排出。

附录 3 　名医与单方

　　单方是祖国医学宝库中的重要组成部分，它们大多就地取材，具有简、便、廉、验的特点，不仅深为广大民众所喜爱，也为历代名医大儒所重视。历代医家不仅从民间搜集单方中汲取营养，还反复实践验证，并著书立说，将之传于后世，使前人的宝贵结晶，成为普济之方。在此，仅采撷部分名医和医著中对单方的应用体会和见解，供读者参考，从不同侧面佐证单方确有不可小视的妙用。

重视民间单方收集的名医叶橘泉

　　近代名医叶橘泉一生著作颇丰，至93岁辞世时，先后编著出版44册著作，其中《叶蹻泉实用经效单方》《叶橘泉食物中药与便方》便收集了大量的民间单方。

　　《名老中医之路》第二辑中叶橘泉这样谈应用单方治病的体会："新中国成立前农村极端贫困，农民往往'贫病相连'，记得有一年我去乡里出诊时，一病家邀我顺便一诊。患者是中年妇女，病由黄疸后变成黑疸，面目青褐色，胸满腹胀，大便顽固秘结，邻人悄悄说:'黄病变成臌胀，怕是不治之症了吧！'患者呻吟病床已年余，因长期负担医药费用，家中已典卖一空，寡妇孤儿，情殊堪怜，故给予免费诊治，并送了几服药，稍稍好转。乃教给她十多岁的儿子，自挖蒲公英（当地农民叫'奶汁草'），每天大量（三四两或更多）煮汤喝，喝了一个多月，不花分文，竟把这迁延了一年零七个月的慢性肝胆病治愈了。这对我触动很大。蒲公英过去我也常用，而这次鲜草大量单独用，未料竟有如此的威力，可见生草药单方对症使用，其力专，见效确。这就增加了我对中药的用法、剂量与疗效关系的新认识，使用单味药，剂量应增加，而复方则不然。根据我的经验，复方成人每日一帖的总量，二三两已足够了。中药的定量问题希望有专人研究讨论之。关于生草药，曾以一味野菊花治愈重症口唇疔。一位三十岁左右的男性，鼻旁生一小疖，一夜之间，肿胀蔓延面颧，口唇坚硬紧张，疼痛高热，神志恍惚，人都知道这是疔疮走黄。其时，我急命采取野菊花一大把（约半斤）煎汤，一天连喝数大碗，当夜即安静，翌日退热，痛大减，不过一星期而愈。还有一个二十多岁的女性，患慢性肾盂肾炎、膀胱炎、带浊淋漓、痛苦不堪，半年多来，抗生素用了不少，时轻时重，已失去了治疗信心。我介绍其自采新鲜车前草十至二十棵煎水，多量饮服，很快见效。连服一个月，后未复发。以上这些生动事例不是偶然的一次两次，而且是可以重复的。如野菊花还可用于湿疹的感染化脓，煎汤作洗剂，往往一扫而光。蒲公英亦可治乳痈，车前草并能治泻痢等等，还有很多，不能多举。这更使我深深感到：中国医药学这一伟大宝库中，对人民有利的东西太多了，作为一个医生来说，不管经方、时方、单方、复方、内服、外用，只要效果可靠，就应该兼收并蓄，为人民保健服务。"

岳美中谈玉米须治小儿慢性肾炎

中医大家岳美中善用单方，《老中医医案医话选》中收录有岳美中谈应用玉米须治小儿慢性肾炎的体会："小儿肾脏脆弱，或因感冒，或因有病用药不慎，常发生急性肾炎。若再一失治，变成慢性肾炎者，为数亦不少。对小儿肾炎，通过长期临床，摸索到凡在 15 岁以下的男女儿童，用玉米须持久服用，一般无特殊情况者，均能趋向好转或达到治愈。"

玉米须性味甘、淡、平，功效利水通淋，用于肾炎水肿、热淋、石淋等证。配方用量 15~30g。此药在秋季很容易大量收到，晒干后备用。病家可自己采备，很经济，在多年经验中，唯经济较困难者，才能坚持服此药，达到治愈。因为经济富裕者，延医买药不难，不能长期守服此药，数日更一医、换一方，不知慢性肾炎，长期不愈有伤正气，应调护其正气，使其伤损由渐而复。假使中途易辙，培补不终，甚至操之过急，继以损伐，其结果不但会延长病期，甚至导致恶化。所以岳美中先生几年中治愈几个儿童慢性肾炎患者，多是经济不足的家庭，能持久守方不替，才收到预期的疗效。

玉米须服法：先储备干燥玉米须 12 公斤，用时，取玉米须 60g 洗净，煎汤代茶，作 1 日量，渴即饮之，不拘次数，勿饮其他饮料，到睡时若饮不完，次晓即倾去，再煎新汤饮之，要逐日坚持，切勿间断，间断则效果差，饮到3个月时，做检查，观察病情的趋向，若见效果，再继续服3个月，则可痊愈。但仍须避风寒以防感冒，节劳累以速康复。

岳美中先生多年临床经验是本品用于15岁以下男女患慢性肾炎儿童，坚持服用6个月，不需要服其他中西药品及针灸，基本上可达到治愈。儿童患慢性肾炎服玉米须效果良好，已有肯定的临床疗效，但施之于成年人，则效果不显著。若小儿兼有浮肿，可服六味地黄丸，禁用八味丸，因小儿为纯阳之体，温补肾阳，会有不良反应。

干祖望谈单方

近代名医干祖望治病喜用单方，每每留意从历代典籍及民间收集单方，在其《干祖望医话》里多次谈到单方，评价颇高，其中《单方一味 气死名医》一文，更是值得一读："偶阅明·谢肇淛进士《五杂俎》中有一故事，渭：'宋徽宗赵佶，有贵妃病咳，李姓太医屡治无效。徽宗召李太医责之，并谓非治愈不可。李回家一筹莫展时，适门外有卖药者，询之有无止咳药，答曰有。乃以十钱购十剂，急呈取服。一服而愈。徽宗乃赐千缗以谢李太医。李恐万一查询方药，乃重金向卖药者求方。实乃天花粉与青黛两味，丸成丸子耳。'"

《冷庐医话·耳》载"乾隆时，杭州金氏以耳科致富，止恃一秘方……用之甚效。取大蚌壳全个，中装人粪、千年石灰、野猪脚爪，以铁丝匝（扎）紧，蚌壳外用泥涂，炭火上煅至青烟起，置地上去火性，研细末，入瓷瓶秘藏。凡患耳中烂及耳聤流水等症，以此掺之立愈。"

《历代名医蒙求·银匠下责》载"有女年七八岁，因将母金责子（耳环）咽入胸膈……打银匝未见，黑药一包抄三钱许，用米汤调令服，明日从大便下。与二百千相谢遂问此方，匠笑曰乃羊铤捣为末。"《名医别录》解释"羊铤"为羊胫骨。

故乡有蔡氏名幼科，治小儿赤游丹，药到病除，惜乎其方保守，历百年而无人知之者。1949年后，以组合联合诊所而作为同事，每见有小儿赤游丹者，必旁观之。见其取药不一定，有时以金黄散，有时取绿袍散，甚至有时用滑石粉……唯俱嘱取黄鳝血以调制，而且并嘱"药调得愈薄愈佳"，旁观百例以上，用药纵然不同，而嘱用黄鳝血与"药调得愈薄愈佳"则例例如此。原来作用全在鳝血，所谓药者，不过作为形式而已。而且不给以药，怎能向病家索取药资。之后，一遇小儿赤游丹，一涂鳝血，无一例不灵验。

可见有些不值钱的单方，其效能令名医大医瞠目惊视，你的真才实学毫无用武之地，哪能不把你气死！

靳文清善用小方

山东名老中医靳文清诊病重视辨证，处方灵活多变，善于古今结合。《靳文清 50 年临证得失录》对靳老的医事传略和学术思想作了全面介绍。

1966 年，靳文清被下放到属全国贫困县的原籍农村，此时虽含冤受屈，但救人之心从未泯灭。劳动之余，他热情接诊十里八乡的农民患者。为减轻农民经济负担，靳老尽量使用偏、验方给患者治疗疾病。这样取材方便，又无不良反应，医者、病者均可放心使用。

在多年的行医经历中，靳老不仅善用大方，也善于用小方。他常用单味药治病，而且用量也是根据病情可大可小。他认为一味药出奇，而不必多味取胜。药味多，未免牵制，反而不能单刀直入。独取一味，用之直达于病所之处，自能攻坚而奏功如神。他善用偏方、验方，如蛋黄油外敷治疗烧伤、湿疹、体癣、皮肤皲裂；蒲公英根健脾、和胃、疏肝、利胆、止热痢、清湿热；井中苔藓治疗感冒后引起的鼻塞；炒南瓜子治疗产后乳汁缺少及驱绦虫；枯矾治疗闪腰、扭伤性腰痛；海螵蛸治疗小儿支气管哮喘；吴茱萸治小儿流口水、口腔溃疡、流行性腮腺炎等；车前子利小便、止泻、治疗慢性咳嗽、急性水泻及妇女崩漏、鼻衄；炒麸皮治疗皮肤瘙痒；苦菜通淋利尿、治赤痢等等。

秘方宜广传

自明代医家王肯堂首倡秘方广传则不效后，不少后世医者为自己挟技自重的行为找到了依据，从而振振有词，为自己辩护。对此，片仓元周在其《青囊琐探》中力斥其非，呼吁秘方宜广传。

王损庵笔尘云：秘方广传则不效。此王氏偶得稀痘妙方，以当广传人，令试之其验甚少，遂为此言者尔。今之矜方者，动辄引王氏语，以为秘方不可传人矣。夫痘者胚胎之始，阴血浊气所固有者，生来之后，触时气而发出也，故其轻重元自有分尔，岂有预服药而痘稀之理乎。王氏未悟此义，见稀痘一方不效，而概言其他者，不亦过乎。若以秘方人人隐惜不广传，虽有神验妙方，经久则恐湮没矣。夫芋梗治蜂螫，老胡瓜治火伤，香薷解鲩鱼毒之类，不暇枚举，传之千万人，而千万人皆效。噫王氏之一语，可谓殆非仁人之言也。

朱炳林谈小方

江西名医朱炳林《困学斋中医随笔》为其多年发表的随笔及医话医论，颇受好评，其学识广博，思路活跃，文笔精彩，医理深透，颇能给人启迪。该集中有《小方与大方》一文，谈及小方，持论中肯，很有见地。

如"小方虽小，作用不小，小病能医，沉疴可疗，拯救危亡，单刀直入，药简方纯，卓有成效。诚如许允宗所言：'病之于药，有正相当，唯须单用一味，直攻彼病，药力自专，病即之愈。'（《唐书·许允宗传》）研究药物的李时珍深谙此道，其《本草纲目》中的小方占有相当大比例。他20岁时病骨蒸，肤如火燎，咳嗽烦渴，濒临寝食几废之险境，以一味黄芩治愈。明李士材治鲁藩阳阳极似阴证，以生石膏三斤，煎汤三碗，药尽病失……读《王孟英医案》，深感其用小方治病得心应手，他曾说，一病原有一药主治，识之既真，何须多品？的确，临床上认证准，用单味药可以制胜的疾病就不必多加药味，或弃小取大。当然，小方的使用也须慎重态度，不是随心所欲就能收效的，用得不好，也会坏事。《程杏轩医案》中便有一外感咳嗽，误用一味贝母三钱，造成肢冷、口张鼻翕、痰涌气促之危证；赵晴初曾亲见一妇人用密陀僧截疟，一男子用蕲蛇酒治痛风，皆顷刻告殂（《存存斋医话篇》）。相信这是真实的，非危言耸听。我曾见一患儿因家长误煎服一味旋覆花子而产生较重之过敏症状，不能不引起同行的注意。小方应用得好，医患二者无不心喜，在患者药到病除，三两味药，花钱少、疗效高，无不感叹中医中药之神奇；在医者既达到了治病救人之目的，又获得了经验，何乐而不为？"